楊甲三
針灸取穴圖解

（第2版）

主　編　郭長青　劉乃剛
副主編　劉清國　郭　妍　胡　波
編　者（以姓氏筆畫為序）
　　　　　王　彤　方　婷　盧　婧
　　　　　劉乃剛　劉清國　劉婉寧
　　　　　劉福水　芮　娜　張慧方
　　　　　陳幼楠　林沿岑　胡　波
　　　　　郭　妍　郭長青　梁婷婷
　　　　　梁楚西

今日軒

國家圖書館出版品預行編目（CIP）資料

楊甲三針灸取穴圖解/郭長青, 劉乃剛主編. -- 二版. --
臺中市：今日軒文化事業有限公司, 2025.05
　　面；　公分
ISBN 978-986-99856-6-6 (平裝)

1.CST: 針灸　2.CST: 經穴

413.91　　　　　　　　　　　　114005994

楊甲三針灸取穴圖解

主編	郭長青　劉乃剛
特約編輯	陳忠坤
封面／編排	吳朝洪
發行人	林銘鴻
出版發行	今日軒文化事業有限公司
地址	台中市北區中清路一段89號10樓之8
電話	04-2207-7408
傳真	04-2207-7409
總經銷	紅螞蟻圖書有限公司
地址	台北市內湖區舊宗路2段121巷19號
電話	02-27953656
傳真	02-27954100
定價	新臺幣350元
ISBN	978-986-99856-6-6
二版一刷	2025年5月

本著作物經廈門外圖集團有限公司代理，由科學出版社
授權今日軒文化事業有限公司出版、發行中文繁體字版版權。
Copyright © by Science Press.

前言

楊甲三教授是我國著名的針灸專家，是北京中醫藥大學（原北京中醫學院）針灸推拿系首任主任，教授、博士生導師。楊教授以其精湛的醫術和獨到的學術觀點，享譽國內外，是我國近現代首屈一指的針灸臨床和針灸理論大家。

楊教授一生致力於發展中醫針灸事業，在中醫針灸臨床、教育、科研等方面取得了卓越成就，在腧穴取穴方法、臨床配穴應用、毫針進針方法、毫針補瀉手法、臨床論治等方面積纍了豐富的經驗，尤其是在腧穴方面，提出的"三邊、三間"取穴法，具有取穴準、針感強、針刺安全、可靠的特點，一直應用於臨床教學中，影響廣泛。

第1版較為系統地介紹了楊教授的取穴方法，並配以精美的圖片將楊教授的取穴方法清晰地呈現給讀者，使讀者能直觀形象地學習楊教授的取穴經驗並運用於臨床。

本書在第1版的基礎上對針灸穴位的特异性、穴位操作提示進行了詳細介紹，對針灸穴位圖譜進行了修改和完善，使讀者更直觀、更準確地掌握取穴要領，內容更實用。

全書共分為17章，第1章介紹了楊甲三教授臨床經驗概要，第2章介紹了針灸基本的取穴方法和要領，第3章到第17章分別介紹了十四經穴及經外奇穴的取穴方法。

本書特別適合於中醫院校學生、針灸愛好者學習使用，同時也可供針灸臨床、教學、科研工作者參考使用。

北京中醫藥大學針灸推拿學院　郭長青

2018年3月

目 錄

第1章　楊甲三教授臨床經驗概要 /1

一、楊甲三十四經脈取穴要點 /2
二、楊甲三針刺手法經驗 /3
三、楊甲三配穴經驗 /4
四、楊甲三臨床治療經驗舉隅 /5

第2章　基本針灸取穴方法 /7

一、骨度分寸取穴法 /7
二、體表標誌取穴法 /9
三、手指同身寸取穴法 /9
四、簡易取穴法 /10

第3章　手太陰肺經 /11

中府（LU1）/12
雲門（LU2）/12
天府（LU3）/13
俠白（LU4）/13
尺澤（LU5）/13
孔最（LU6）/14
列缺（LU7）/14
經渠（LU8）/14
太淵（LU9）/15
魚際（LU10）/15
少商（LU11）/15

第4章　手陽明大腸經 /16

商陽（LI1）/17
二間（LI2）/17
三間（LI3）/17
合谷（LI4）/18
陽溪（LI5）/18
偏歷（LI6）/19
溫溜（LI7）/19
下廉（LI8）/19
上廉（LI9）/20
手三里（LI10）/20
曲池（LI11）/20
肘髎（LI12）/21
手五里（LI13）/21
臂臑（LI14）/21
肩髃（LI15）/22
巨骨（LI16）/22
天鼎（LI17）/23
扶突（LI18）/23
口禾髎（LI19）/24
迎香（LI20）/24

第5章　足陽明胃經 /25

承泣（ST1）/26
四白（ST2）/26
巨髎（ST3）/26
地倉（ST4）/26
大迎（ST5）/27
頰車（ST6）/27
下關（ST7）/28
頭維（ST8）/28
人迎（ST9）/29
水突（ST10）/29
氣舍（ST11）/30
缺盆（ST12）/30
氣戶（ST13）/31
庫房（ST14）/31
屋翳（ST15）/31
膺窗（ST16）/32
乳中（ST17）/32
乳根（ST18）/32
不容（ST19）/33
承滿（ST20）/33
梁門（ST21）/33
關門（ST22）/34
太乙（ST23）/34
滑肉門（ST24）/35
天樞（ST25）/35
外陵（ST26）/36
大巨（ST27）/36
水道（ST28）/36
歸來（ST29）/37
氣衝（ST30）/37
髀關（ST31）/38
伏兔（ST32）/38
陰市（ST33）/39
梁丘（ST34）/39
犢鼻（ST35）/39
足三里（ST36）/40
上巨虛（ST37）/40
條口（ST38）/41
下巨虛（ST39）/41
豐隆（ST40）/41
解溪（ST41）/42
衝陽（ST42）/42
陷谷（ST43）/43
內庭（ST44）/43
厲兌（ST45）/43

第6章　足太陰脾經 /44

隱白（SP1）/45
大都（SP2）/45
太白（SP3）/45
公孫（SP4）/46
商丘（SP5）/46
三陰交（SP6）/47
漏谷（SP7）/47
地機（SP8）/48
陰陵泉（SP9）/48
血海（SP10）/49
箕門（SP11）/49
衝門（SP12）/50
府舍（SP13）/50
腹結（SP14）/50
大橫（SP15）/51

腹哀（SP16）/51
食竇（SP17）/52
天溪（SP18）/52
胸鄉（SP19）/53
周榮（SP20）/53
大包（SP21）/54

第7章　手少陰心經 /55

極泉（HT1）/56
青靈（HT2）/56
少海（HT3）/56
靈道（HT4）/57
通裡（HT5）/57
陰郄（HT6）/58
神門（HT7）/58
少府（HT8）/59
少衝（HT9）/59

第8章　手太陽小腸經 /60

少澤（SI1）/61
前谷（SI2）/61
後溪（SI3）/61
腕骨（SI4）/62
陽谷（SI5）/62
養老（SI6）/63
支正（SI7）/63
小海（SI8）/63
肩貞（SI9）/64
臑俞（SI10）/64
天宗（SI11）/65
秉風（SI12）/65
曲垣（SI13）/65

肩外俞（SI14）/66
肩中俞（SI15）/66
天窗（SI16）/67
天容（SI17）/67
顴髎（SI18）/68
聽宮（SI19）/68

第9章　足太陽膀胱經 /69

睛明（BL1）/71
攢竹（BL2）/71
眉衝（BL3）/72
曲差（BL4）/72
五處（BL5）/72
承光（BL6）/73
通天（BL7）/73
絡卻（BL8）/73
玉枕（BL9）/74
天柱（BL10）/74
大杼（BL11）/75
風門（BL12）/75
肺俞（BL13）/75
厥陰俞（BL14）/76
心俞（BL15）/76
督俞（BL16）/77
膈俞（BL17）/77
肝俞（BL18）/78
膽俞（BL19）/78
脾俞（BL20）/79
胃俞（BL21）/79
三焦俞（BL22）/80
腎俞（BL23）/80
氣海俞（BL24）/81

大腸俞（BL25）/81
關元俞（BL26）/82
小腸俞（BL27）/82
膀胱俞（BL28）/83
中膂俞（BL29）/83
白環俞（BL30）/83
上髎（BL31）/84
次髎（BL32）/84
中髎（BL33）/85
下髎（BL34）/85
會陽（BL35）/85
承扶（BL36）/86
殷門（BL37）/86
浮郄（BL38）/87
委陽（BL39）/87
委中（BL40）/87
附分（BL41）/88
魄戶（BL42）/88
膏肓（BL43）/88
神堂（BL44）/89
譩譆（BL45）/89
膈關（BL46）/89
魂門（BL47）/90
陽綱（BL48）/90
意舍（BL49）/91
胃倉（BL50）/91
肓門（BL51）/92
志室（BL52）/92
胞肓（BL53）/93
秩邊（BL54）/93
合陽（BL55）/94
承筋（BL56）/94

承山（BL57）/94
飛揚（BL58）/95
跗陽（BL59）/95
昆侖（BL60）/96
僕參（BL61）/96
申脈（BL62）/96
金門（BL63）/97
京骨（BL64）/97
束骨（BL65）/98
足通谷（BL66）/98
至陰（BL67）/98

第10章　足少陰腎經/99

涌泉（KI1）/100
然谷（KI2）/100
太溪（KI3）/100
大鐘（KI4）/101
水泉（KI5）/101
照海（KI6）/101
復溜（KI7）/102
交信（KI8）/102
築賓（KI9）/102
陰谷（KI10）/103
橫骨（KI11）/104
大赫（KI12）/104
氣穴（KI13）/104
四滿（KI14）/105
中注（KI15）/105
肓俞（KI16）/105
商曲（KI17）/106
石關（KI18）/106
陰都（KI19）/106

腹通谷（KI20）/107
幽門（KI21）/107
步廊（KI22）/108
神封（KI23）/108
靈墟（KI24）/108
神藏（KI25）/109
彧中（KI26）/109
俞府（KI27）/109

第11章　手厥陰心包經/110

天池（PC1）/111
天泉（PC2）/111
曲澤（PC3）/111
郄門（PC4）/112
間使（PC5）/112
內關（PC6）/113
大陵（PC7）/113
勞宮（PC8）/114
中衝（PC9）/114

第12章　手少陽三焦經/115

關衝（TE1）/116
液門（TE2）/117
中渚（TE3）/117
陽池（TE4）/117
外關（TE5）/118
支溝（TE6）/118
會宗（TE7）/118
三陽絡（TE8）/119
四瀆（TE9）/119
天井（TE10）/120
清泠淵（TE11）/120

消濼（TE12）/120
臑會（TE13）/120
肩髎（TE14）/121
天髎（TE15）/121
天牖（TE16）/122
翳風（TE17）/122
瘛脈（TE18）/123
顱息（TE19）/123
角孫（TE20）/123
耳門（TE21）/124
耳和髎（TE22）/124
絲竹空（TE23）/125

第13章　足少陽膽經/126

瞳子髎（GB1）/128
聽會（GB2）/128
上關（GB3）/128
頷厭（GB4）/129
懸顱（GB5）/129
懸厘（GB6）/129
曲鬢（GB7）/130
率谷（GB8）/130
天衝（GB9）/131
浮白（GB10）/131
頭竅陰（GB11）/132
完骨（GB12）/132
本神（GB13）/133
陽白（GB14）/133
頭臨泣（GB15）/134
目窗（GB16）/134
正營（GB17）/135
承靈（GB18）/135

腦空（GB19）/136
風池（GB20）/136
肩井（GB21）/137
淵腋（GB22）/138
輒筋（GB23）/138
日月（GB24）/138
京門（GB25）/139
帶脈（GB26）/139
五樞（GB27）/140
維道（GB28）/140
居髎（GB29）/141
環跳（GB30）/142
風市（GB31）/143
中瀆（GB32）/143
膝陽關（GB33）/143
陽陵泉（GB34）/144
陽交（GB35）/144
外丘（GB36）/144
光明（GB37）/145
陽輔（GB38）/145
懸鐘（GB39）/146
丘墟（GB40）/146
足臨泣（GB41）/147
地五會（GB42）/147
俠溪（GB43）/148
足竅陰（GB44）/148

第14章　足厥陰肝經/149

大敦（LR1）/150
行間（LR2）/150
太衝（LR3）/151
中封（LR4）/151
蠡溝（LR5）/152
中都（LR6）/152
膝關（LR7）/153
曲泉（LR8）/153
陰包（LR9）/154
足五里（LR10）/155
陰廉（LR11）/155
急脈（LR12）/155
章門（LR13）/156
期門（LR14）/156

第15章　督脈/157

長強（GV1）/158
腰俞（GV2）/158
腰陽關（GV3）/158
命門（GV4）/159
懸樞（GV5）/159
脊中（GV6）/160
中樞（GV7）/160
筋縮（GV8）/161
至陽（GV9）/161
靈臺（GV10）/162
神道（GV11）/162
身柱（GV12）/163
陶道（GV13）/163
大椎（GV14）/163
啞門（GV15）/164
風府（GV16）/164
腦戶（GV17）/164
強間（GV18）/165
後頂（GV19）/165
百會（GV20）/165

前頂（GV21）/166
囟會（GV22）/166
上星（GV23）/167
神庭（GV24）/167
素髎（GV25）/168
水溝（GV26）/168
兌端（GV27）/168
齦交（GV28）/169
印堂（GV29）/169

第16章　任脈/170

會陰（CV1）/171
曲骨（CV2）/172
中極（CV3）/172
關元（CV4）/172
石門（CV5）/172
氣海（CV6）/173
陰交（CV7）/173
神闕（CV8）/173
水分（CV9）/174
下脘（CV10）/174
建裡（CV11）/174
中脘（CV12）/174
上脘（CV13）/175
巨闕（CV14）/175
鳩尾（CV15）/175
中庭（CV16）/175
膻中（CV17）/176
玉堂（CV18）/176
紫宮（CV19）/176
華蓋（CV20）/176
璇璣（CV21）/176
天突（CV22）/176
廉泉（CV23）/177
承漿（CV24）/177

第17章　經外奇穴/178

一、頭頸部經外奇穴（EX-HN）/178
四神聰（EX-HN1）/178
當陽（EX-HN2）/179
魚腰（EX-HN4）/179
太陽（EX-HN5）/180
耳尖（EX-HN6）/180
球後（EX-HN7）/181
上迎香（EX-HN8）/181
內迎香（EX-HN9）/182
聚泉（EX-HN10）/182
海泉（EX-HN11）/183
金津（EX-HN12）/183
玉液（EX-HN13）/183
翳明（EX-HN14）/184
牽正/184
安眠/184
頸百勞（EX-HN15）/185
血壓點/185
二、胸腹部經外奇穴（EX-CA）/186
子宮（EX-CA1）/186
三角灸/186
利尿/186
三、背部經外奇穴（EX-B）/187
定喘（EX-B1）/187
夾脊（EX-B2）/187
胃脘下俞（EX-B3）/187
痞根（EX-B4）/188

下極俞（EX-B5）/188
腰宜（EX-B6）/189
腰眼（EX-B7）/189
十七椎（EX-B8）/189
腰奇（EX-B9）/190
接脊/190
四、上肢部經外奇穴（EX-UE）/191
肘尖（EX-UE1）/191
二白（EX-UE2）/191
中泉（EX-UE3）/192
中魁（EX-UE4）/192
大骨空（EX-UE5）/192
小骨空（EX-UE6）/193
腰痛點（EX-UE7）/193
外勞宮（EX-UE8）/193
八邪（EX-UE9）/194

四縫（EX-UE10）/194
十宣（EX-UE11）/194
五、下肢部經外奇穴（EX-LE）/195
髖骨（EX-LE1）/195
鶴頂（EX-LE2）/195
百蟲窩（EX-LE3）/196
內膝眼（EX-LE4）/196
膽囊（EX-LE6）/197
闌尾（EX-LE7）/197
內踝尖（EX-LE8）/198
外踝尖（EX-LE9）/198
八風（EX-LE10）/199
獨陰（EX-LE11）/199
氣端（EX-LE12）/199
裡內庭/200

第1章　楊甲三教授臨床經驗概要

　　楊甲三教授（1919—2001年），1919年出生於江蘇武進縣，1932年拜吳秉森為師，1935年從師承淡安，畢業于無錫中國針灸醫學專門學校，復受師岳父華慶雲。其為歷任南京中民學校針灸教師、北京中醫藥大學（原北京中醫學院）針灸教研室主任、中醫學院針推系主任，北京中醫藥大學附屬醫院針灸科主任，北京中醫藥大學院務委員會委員、教授、博士生導師；中華中醫藥學會（全國中醫學會）理事，中國針灸學會常務委員，北京中醫學會針灸分會技術顧問；中華人民共和國科學技術部（原國家科委）中醫專業組成員，國家衛健委（原國家衛生部、衛計委）醫學科學委員會主席，中國中醫科學院（原國家衛生部中醫研究院）學術委員會委員，北京中醫藥大學學術委員會副主任委員；《中級醫刊》編審委員會委員，全國高等醫藥院校針灸教材編審委員會委員，光明中醫函授大學顧問，健康報振興中醫刊授學院顧問，張仲景國醫大學名譽教授，中日友好醫院專家委員會委員。

　　他擅長治療中風、痿病、痹病、帕金森病、更年期綜合徵、糖尿病、泌尿繫結石等，曾先後赴印度尼西亞、斯裡蘭卡、朝鮮、羅馬尼亞、菲律賓、法國等為外國元首和領導人診療疾病。還多次被日本、法國、西班牙等國家邀請做學術講座及進行學術交流。主編的科教片電影《針灸取穴法》獲國家衛健委乙級科技成果獎。《毫針單手進針法》一文被評為北京中醫藥大學優秀論文。主要著作有《十四經、奇經八脈經絡掛圖》《針灸臨床取穴圖解》《楊甲三取穴經驗》（1982年易名《針灸取穴法》，外文出版社翻譯成英文、西班牙文對外出版發行）《腧穴學》《袖珍取穴圖片解》。楊老自1958年開始參加國家衛健委外事局舉辦的蘇聯針灸班教學後，多次參加各種外事教學，學生遍及世界各地。幾十年來，楊老培養碩士生6名，博士生15名，為中醫針灸事業培養了一批出色的接班人。

　　他獨創的毫針單手進針法，將傳統的"刺手"與"押手"歸於一手。根據進針部位、針具長短及治療需要分為空壓式、角度壓式、撚壓式、連續壓式。他的取穴配伍，在繼承前賢經驗的基礎上多有發揮，有較強的規律性、實用性，僅以原穴的應用配伍為例，就有臟腑原穴相配、原輸相配、原絡相配、原合相配等多種方法。他結合解剖學知識，提出"三邊、三間"取穴法，具有取穴準，針感強，針刺安全、可靠的特點，一直有效地應用於臨床教學中，影響廣泛。

一、楊甲三十四經脈取穴要點

根據古代記載，臨床取穴需要有縱橫兩個方面的坐標定位。縱向定位通常是根據骨度分寸定位，還需結合橫向定位，縱橫相交才能準確定位。楊甲三教授將橫向定位規律概括為"三邊""三間"。"三邊"是指骨邊、筋邊、肉邊；"三間"是指骨間、筋間、肉間及筋骨間、筋肉間等。這種方法簡單易用，療效可靠。

根據這一規律，楊教授結合西醫解剖學知識和自己多年的臨床經驗，逐經進行了腧穴定位分析，形成了獨特的取穴經驗。各經取穴要點如下。

1.肺經　主要應掌握肱二頭肌的橈側緣、肱二頭肌肌腱的橈側緣、腕橫紋、以及掌指關節後方等解剖標誌。

2.大腸經　主要掌握第2掌指關節前後、掌骨間、筋骨間、屈肘紋頭、胸鎖乳突肌與喉結（中醫稱為結喉）等解剖標誌。

3.胃經　主要掌握對瞳孔的直線、口角、下頜角、鬢角、顴弓、胸鎖乳突肌、喉結、肋間隙、髂前上棘、髕骨外上緣、外膝眼、脛骨前脊、外踝高點、第2跖趾關節等解剖標誌。

4.脾經　主要掌握第1跖趾關節前後、脛骨內側後緣、股內側肌等解剖標誌。

5.心經　主要掌握指甲根、掌指關節、尺側腕屈肌腱、肘橫紋、肱二頭肌側緣等解剖標誌。

6.小腸經　主要掌握指甲根、第5掌指關節前後、三角骨前後、尺骨掌側緣、肩胛岡中點和兩端、喉結、胸鎖乳突肌、下頜角等解剖標誌。

7.膀胱經　主要掌握目內眥、眉頭、髮際、脊椎棘突、臀橫紋、股後正中線、膕橫紋、腓腸肌、外踝、跖趾關節等解剖標誌。

8.腎經　主要掌握足底、內踝、跟腱、半腱肌腱、半膜肌腱、臍、肋骨等解剖標誌。

9.心包經　主要掌握乳頭、肱二頭肌、掌長肌腱與橈側腕屈肌腱、掌指關節、中指端等解剖標誌。

10.三焦經　主要掌握第4、5掌指關節，指伸肌腱，尺骨，橈骨，尺骨鷹嘴，肩峰，下頜角，胸鎖乳突肌，耳郭等解剖標誌。

11.膽經　主要掌握目外眥、耳郭、乳突、顴弓、髮際、肋骨、乳頭、臍、股骨大轉子、髂前上棘、股外側面正中線、腓骨、外踝、跖趾關節等解剖標誌。

12.肝經　主要掌握第1跖趾關節、內踝、脛骨內側面、屈膝橫紋頭、乳頭、肋骨等解剖標誌。

13.督脈　主要掌握尾骶骨、脊椎棘突、髮際、人中溝、髂脊、肩胛骨下角肩胛岡等解剖標誌。

14.任脈　主要掌握恥骨聯合、臍、劍胸結合、胸骨上窩、喉結、頦唇溝等解剖標誌。

熟悉這些解剖標誌，根據"三邊""三間"的規律，結合縱向的骨度分寸，就可以準確取穴。遵循"三間""三邊"規律取穴，有"二易二少"的特點。

二易：首先是易得氣。針刺中穴位，其氣運行如在巷道中暢行無阻礙，但刺中肌肉關節，針下澀滯而緊，全無寬鬆舒適之感，則會疼痛不舒。針感得氣與否，直接關係到針刺治療的效果，按照這樣的規律所取的穴位，對獲得適宜的針感及得氣是很有幫助的。其次是易於驅邪。腧穴所處之孔竅、縫隙，為肌肉薄弱處，最易受邪侵襲。將腧穴定于此處，刺激穴位，調整經氣，而使邪氣由此而祛。

二少：首先是組織損傷少。在"三邊""三間"部位定穴，穴下組織相對疏鬆，空隙較大，既便於行使各種手法操作，又不容易在運針操作時損傷組織而引起疼痛。其次，由於造成的組織損傷少，則針後的後遺不適感也就相應減少。

二、楊甲三針刺手法經驗

1.單手進針　楊甲三教授在臨床與教學實踐中，總結形成了獨特的進針方法。楊甲三認為傳統的雙手進針法遵循了古人經驗，雖然是一種可行方法，但也存在着速度慢、費時費力等不足。因此，創製出一種既具有"刺手""押手"雙重作用，又簡便易行的進針法，具體如下。

以右手持針為例，以拇指、示指捏持針柄（使用長針時捏持針身），環指、小指夾持針身，中指充當"彈怒爪切"之功，形成了獨特的毫針單手進針方法，而左手完全被解放出來，可以持針多枚備用。其進針方式有4種：懸空下壓式（簡稱空壓式）、角度轉變下壓式（簡稱角度壓式）、撚轉下壓式（簡稱撚壓式）、連續壓式。這四式進針法可根據腧穴所在部位的不同、臨床補瀉的操作需要等任意選用，每一式又都形成了操作規範，其特點是準確少痛、輕巧快速、規範實用。這種靈巧地運用手指分工、指力腕力、距離、角度的多要素有機融合的進針方式，適用於人體各部穴位，也適用於任何長度的毫針。

空壓式主要適用於皮部不須得氣時，可用於人體大部分穴位及各種長度的毫針進針。四肢、腹部肌肉豐厚或平坦處的穴位須直刺或深刺時多用之。

角度壓式主要適用於皮部須得氣時，可用於全身所有穴位的進針，腹部諸穴尤宜之，一般使用1寸至1寸半長度的毫針行直刺。

撚壓式適用於皮部須得氣及撚轉補瀉時，右撚進針為瀉法，左撚進針為補法。

連續壓式多用於頭皮部皮肉非常淺薄的部位，以及須沿皮刺、皮內刺的各種病症。

  2.注重補瀉　針刺補瀉為歷代醫家所重視。楊甲三遍習各派，刪繁就簡，形成了自己的針刺補瀉風格。根據《標幽賦》說"動退空歇，迎奪右而瀉凉；推內進搓，隨濟左而補暖"，將補瀉方法及刺激輕重精辟地總結為"搓緊固定加震動，推內搓左隨補功；動退搓右迎提瀉，刺激妙在強弱中。"意即在得氣的基礎上，拇指向前努出，針左轉搓緊，以慎守經氣，而後推內為補法。進針在得氣的基礎上，拇指向後，針右轉搓緊，以慎守經氣，而後震動為瀉法。楊甲三還特別強調針刺過程中"神"和"功力"的運用，在針刺過程中一定要全神貫注，注意調動醫師本人和病者之神，尤其是補瀉過程中，必須"手如握虎""心無旁騖"，才能達到最佳的補瀉效果。

  楊甲三對於刺激程度之強、中、弱也有獨特的見解：每日針刺時注意刺激要輕，間日刺激，強度宜中等；針下不得氣時，須強刺激；要氣至病所，須施強刺激；急性病須施強刺激。同時還應注意，強刺激時取穴要少。

三、楊甲三配穴經驗

  1.五輸穴　楊甲三在深入研究五輸穴特點的基礎上，認為五輸穴由於在人體部位的依次分佈和脈氣流注的深淺上有着明顯的規律，在主治作用上也有共同的規律可循。五輸穴的主治特點是：井穴應肝，理氣解鬱開竅；滎穴應心，清心瀉熱凉血；輸穴應脾，健脾和胃，運化水濕；經穴應肺，宣肺散邪，止咳降氣；合穴應腎，調補腎氣，和胃降逆。將五輸穴的主治作用與五臟病機統一起來，即在經絡學說的指導下，通過先定其經，次選其穴，後行補瀉的次序，初步形成一種"專病、專經、專穴、專法"的診治方法，據此，楊甲三擬訂了一套比較完整而系統的五輸穴辨證適用程序，具體如下。

  以十二經病候為主要依據，先確定病變屬於哪一經，再進一步認清是外經病變還是內部臟腑病變。外經病變的治療，實證取滎穴用瀉法，虛證取輸穴用補法。內部臟腑病變，取其相應的五輸穴。如果除本臟病變以外，還兼他臟病變，加取其相應的五輸穴。以心經為例，外經實證瀉滎穴少府，虛證補輸穴神門。內臟病證取經穴靈道。這種診治特點是把"經脈所過，主治所及"的取穴治療原則與五輸穴所具有的特定主治作用結合起來，以經脈病證縱向定位，以五輸穴的主治橫向定位，擴大了五輸穴的主治範圍，提高了針灸療效。

  2.頭部腧穴　楊甲三善於運用頭部腧穴，強調頭部腧穴在治療腦病、頭面五官疾病方面的作用。根據臨床病歷資料統計分析，頭部腧穴的主治規律如下：①精神神志疾病，多取神庭、本神、四神聰，配合皮內刺，形成了療效卓著的"調神針法",廣泛應用於癲癇、精神分裂症、神經衰弱、失眠、健忘等疾病;②風證取風池、風府等頸項部腧穴;③頭頂部腧穴無論外感還是內傷雜症均可應用。

在頭部腧穴的補瀉方面,楊甲三認為首先是不同腧穴穴性具有偏補或偏瀉的作用,且頭蓋部腧穴所在皮肉淺薄,故補瀉與常法有所不同。皮內刺為補法,是指將針沿頭皮約15°刺入頭皮內而不穿透;皮下刺為瀉法,即按常規將毫針沿頭皮約30°刺於頭皮與顱骨之間。頭項部腧穴組織相對較厚,且多為風陽之邪侵襲所在,故風池、風府等穴當用深刺,得氣後採用開提、右撚之瀉法,不留針,以使風陽之邪氣速祛。

3.原穴配伍 通過對三焦的研究,楊甲三認為原穴作為三焦原氣經過和留止的部位,不僅具有理氣祛邪的作用,還具有補虛扶正的功能,在臨證中常和其他特定穴配伍應用。歸納為臟腑原穴相配(臟—臟、臟—腑、腑—腑)、原絡相配(主客原絡相配、本經原絡相配)、原俞相配、原合(下合)相配、原募相配等多種方法,有較強的規律性與實用性。如常取太淵透經渠、大陵透內關、太白透公孫,理氣降逆治療頑固性呃逆;用太衝配合谷治療鬱怒傷肝出現的手足拘緊或陰虛肝旺所致的頭暈目眩等症。對臟腑虛證,原穴和背俞穴配伍功效卓著;對臟腑同病,陽經原穴配陰經合穴或下合穴效果良好。如脾胃不和而致脘腹脹滿,嘔惡瀉泄,可用太白配足三里,健脾和胃、昇清降濁;肝氣犯胃所致胃脘不適,胸脅竄痛,煩急易怒,可用太衝配足三里,疏肝理氣、和胃降逆。

四、楊甲三臨床治療經驗舉隅

1.糖尿病 楊甲三認為其病復雜,且常伴有多種併發症,不易根治。但可通過治療減輕症狀,控制其併發症的發展。糖尿病的發病原因是脾陰虛,脾陰不足勢必引起胃陽燥亢,從而影響到機體肺腎的功能,出現津液運化陞降失常導致口渴善飢等症;體內糖分不能正常吸收利用,反而通過小便排出體外,導致精微散失,臟腑組織失養,併發各種器官的病症,如併發腦病、心臟病、腎病、脈病、末梢神經病、眼底血管病、視網膜病,以及皮膚瘙癢、皮膚感染等。他針對這一病變發展的內在規律,在治療中重點採取補脾陰、清胃燥之法。針灸取穴根據病程的變化,取手足陽明經、足太陰脾經、手太陽小腸經,以及腹部募穴、背俞穴為主,配合中藥,能較好地控制病情,使血糖恢復正常。其合併症治療在此基礎上,結合辨病、辨證施治,也能收到較為滿意的療效。

2.哮喘 老年性哮喘為臨床常見性難治病,病人發病時呼吸困難,汗出多,易感冒,冬季尤甚,纏綿難愈,久則發為肺氣腫、肺源性心臟病(簡稱肺心病)。

楊甲三根據其發病規律，針對其虛實並見的特點，在治療上採取既治其本，又治其標；既治其裡，也治其表的方法；既注重發病時的治療，也根據季節變換適時調理。發病時針灸加中藥湯劑，收效甚佳；調理時或單用中藥或獨施針灸，注重療效的同時，也方便了病人。

3. 帕金森　帕金森病又稱震顫麻痹，以運動遲緩、肌肉強直和震顫為主要臨床特徵。病情發展後期則出現行走困難，生活不能自理。楊甲三認為此病多因肝腎陰虧，氣血不足，腦髓失充，筋脈失養，虛風內動所致，日久則頑痰死血阻滯經絡，發為痼疾。治療上以補益肝腎，益氣養血，填精補髓，化痰通絡為主。針灸取穴以頭部腧穴及任督經脈、陰陽二蹺、足少陰太陽經穴為主，臨床療效較為顯著。

4. 中風　楊甲三認為中風的病因病機為腎陰不足，水不涵木，橫逆犯脾，化風上逆，或風陽挾痰瘀上擾，阻痹腦絡。在治療上將中風一病分為急性期和恢復期，採用兩種治療方案。

急性期採用"清上補下法"，即清心肝之陽熱于上為主，兼以調肝腎之陰于下。針灸取穴：頭部取風池、風府、百會、前頂、後頂、通天；上肢取曲池、支溝、列缺、陽谷、八邪；下肢取足三里、三陰交、昆侖、照海、八風。針刺方法：雙側肢體同取，先針健側，後取患側。風池、風府瀉法不留針，百會、前頂、後頂、通天皮內刺補法；曲池、陽谷、支溝、昆侖、八邪、八風用瀉法；列缺、照海、足三里、三陰交用補法。其特點是重在瀉火祛風，兼以補陰。

恢復期的治療，採用"補下清上法"，即以補肝腎之陰于下為主，兼以清心肝之陽于上。針灸取穴：頭部取風池、風府、百會、前頂、後頂、通天；上肢取曲池、合谷、列缺、腕骨；下肢取足三里、懸鐘、太衝、三陰交、昆侖。針刺方法：風池、風府瀉法不留針，百會、前頂、後頂、通天皮內刺補法；曲池、合谷、昆侖用瀉法；列缺、腕骨、照海、懸鐘、足三里、三陰交、太衝用補法。其兼挾症的治療，多在分期辨證上靈活加減。如屬"中風癡呆"，則在上述治療上重用調神針法，即神庭、本神、四神聰、神門針刺用補法。

據上述治療方法可見其治療特點如下：①陰經陽經腧穴同時選取。②重視頭部腧穴，補瀉兼施。在疾病的不同時期，採用不同的治療方法，體現了辨證論治、整體觀念等中醫的理論精華。治療中風不取肩、髖關節的腧穴，楊甲三認為中風病位在頭而不在肢體，所以肢體取穴隻取肘、膝關節以下腧穴即可。兼症加減，用穴精當，配伍靈活。

第2章　基本針灸取穴方法

一、骨度分寸取穴法

骨度分寸取穴法，又稱"骨度法"，即主要以骨節為標誌，將兩骨節之間的長度折量為一定的分寸，用來確定腧穴位置的方法。現代常用的骨度分寸法始見於《靈樞·骨度》篇，並在長期醫療實踐中經過修改和補充而來的（表2-1）。

表2-1　常用骨度分寸

部位	起止點	折量分寸	度量法	說明
頭部	·前髮際正中至後髮際正中	12寸	直寸	用於確定頭部穴位的縱向距離
	·眉間至前髮際正中	3寸	直寸	用於確定前髮際及其頭部穴位的縱向距離
	·兩額角髮際之間	9寸	橫寸	用於確定頭前部穴位的橫向距離
	·耳後兩乳突之間	9寸	橫寸	用於確定頭後部穴位的橫向距離
胸腹骨部	·胸骨上窩至劍胸結合中點	9寸	直寸	用於確定胸部任脈穴的縱向距離
	·劍胸結合中點至臍中	8寸	直寸	用於確定上腹部穴位的縱向距離
	·臍中至恥骨聯合上緣	5寸	直寸	用於確定下腹部穴位的縱向距離
	·兩肩胛骨喙突內側緣之間	12寸	橫寸	用於確定胸部穴位的橫向距離
	·兩乳頭之間	8寸	橫寸	用於確定胸腹部穴位的橫向距離
背腰部	·肩胛骨內側緣至後正中線	3寸	橫寸	用於確定背腰部穴位的橫向距離
上肢部	·腋前、後紋頭至肘橫紋（平尺骨鷹嘴）	9寸	直寸	用於確定上臂部穴位的縱向距離
	·肘橫紋（平尺骨鷹嘴）至腕掌（背）側遠端橫紋	12寸	直寸	用於確定前臂部穴位的縱向距離
下肢部	·恥骨聯合上緣至髕底	18寸	直寸	用於確定大腿部穴位的縱向距離
	·髕底至髕尖	2寸	直寸	
	·髕尖（膝中）至內踝尖	15寸	直寸	用於確定小腿內側部穴位的縱向距離
	·脛骨內側髁下方陰陵泉至內踝尖	13寸	直寸	用於確定小腿內側穴位的縱向距離

7

續表

部位	起止點	折量分寸	度量法	說　　明
	·股骨大轉子至膕橫紋（平髕尖）	19寸	直寸	用於確定大腿部前外側部穴位的縱向距離
	·臀溝至膕橫紋	14寸	直寸	用於確定大腿後部穴位的縱向距離
	·膕橫紋（平髕尖）至外踝尖	16寸	直寸	用於確定小腿外側部穴位的縱向距離
	·內踝尖至足底	3寸	直寸	用於確定足內側部穴位的縱向距離

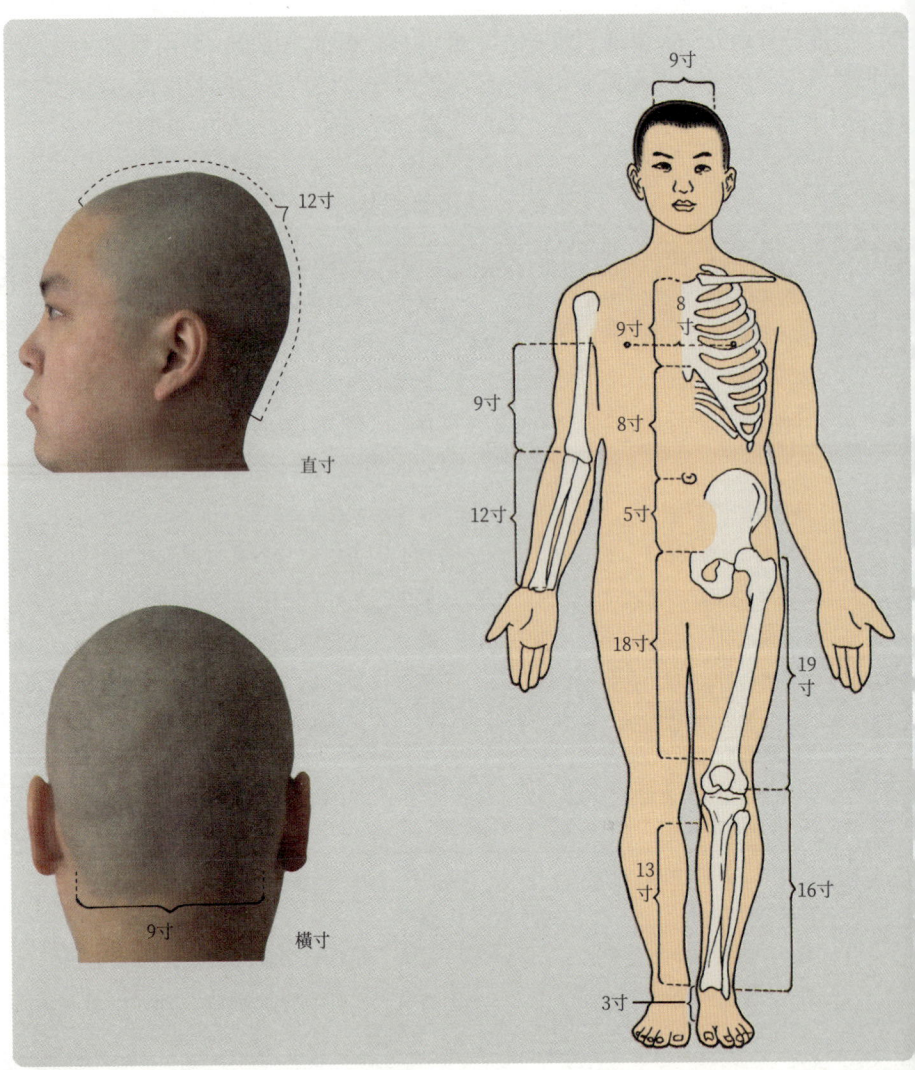

二、體表標誌取穴法

體表標誌取穴法是以人體解剖學的各種體表標誌為依據來確定腧穴位置的方法。可分為固定標誌和活動標誌兩類。

（一）固定標誌

固定標誌是指人體表面固定不移，又有明顯特徵的部位。如依據人的五官、髮際線、爪甲、乳頭、臍、關節處的橫紋，以及骨骼凸起或凹陷處、肌肉隆起等部位作為取穴的標誌而言。因此，這些穴位標誌都是相對固定的。

（二）活動標誌

活動標誌是指人體某局部活動後出現的隆起、凹陷、孔隙、皺紋等，是通過肌肉筋腱的伸縮、關節的屈伸旋轉及活動後皮膚皺起的紋理等形成的標誌。如耳門、聽宮、聽會等當張口時出現凹陷處取之；下關當閉口時凹陷處取之。又如曲池必屈肘于橫紋頭取之；取陽溪時，將拇指翹起，當拇長、短伸肌腱之間的凹陷中取之。

三、手指同身寸取穴法

手指同身寸取穴法，是指依據本人手指為尺寸折量標準來選取穴位的方法，又稱"指寸法"。由於人體生長規律的緣故，機體各局部間是相互關聯而生長發育的。因此人的手指與身體其他部位在生長發育過程中，在大小、長度上有相對的比例。這樣選定同一人體的某手指一部分來作為長度單位，量取本身其他部位的長度是合理可行的。常用的手指同身寸有三種。

（一）橫指同身寸法

橫指同身寸法，又稱"一夫法"。將示指、中指、環指、小指相並攏，以中指中節橫紋處為准，量取四橫指之橫度，定為3寸。

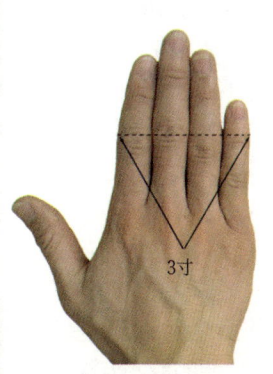

橫指同身寸

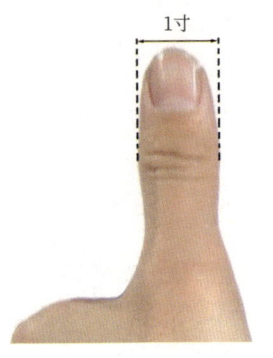

拇指同身寸

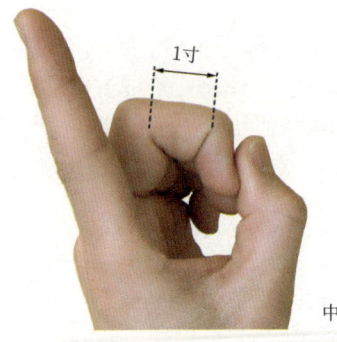

中指同身寸

（二）拇指同身寸法

將拇指伸直，以拇指的指間關節的寬度作為1寸。

（三）中指同身寸法

將中指屈曲，以中指指端抵在拇指指腹，形成一環狀，將示指伸直，顯露出中指的橈側面，取其中節上下兩橫紋頭之間的長度為1寸。

手指同身寸取穴法在應用時較為便利，但取穴的準確性稍差。因此，該法必須在骨度分寸規定的基礎上加以運用，因此，手指同身寸取穴法可以看作是骨度分寸取穴法的補充。

四、簡易取穴法

簡易取穴法，是歷代醫家在臨床實踐中形成的簡便易行的量取穴位的方法。這種方法多用於較為主要的穴位取法上。如列缺，讓病人左、右兩手之虎口交叉，一手示指壓在另一手腕後高骨之正中上方，當示指尖到達處的小凹陷處即為本穴。又如勞宮，半握掌，以中指的指尖切壓在掌心的第一節橫紋上，就是本穴。再如風市，患者兩手臂自然下垂，于股外側中指尖到達處就是本穴。又如垂肩屈肘，肘尖到達軀幹側面的位置即是章門穴。兩耳角直上連線中點取百會穴等。這些取穴方法雖不十分精確，但由於穴位並非針尖大的範圍，所以完全可以尋找到有較強的感應處，因此在臨床上是比較實用、簡便的取穴方法。

第3章　手太陰肺經

手太陰肺經（Lung Meridian of Hand-taiyin, LU），本經一側11個穴（左、右兩側共22個穴），2個穴在胸上部，9個穴分佈在上肢掌面橈側，首穴中府，末穴少商。

LU

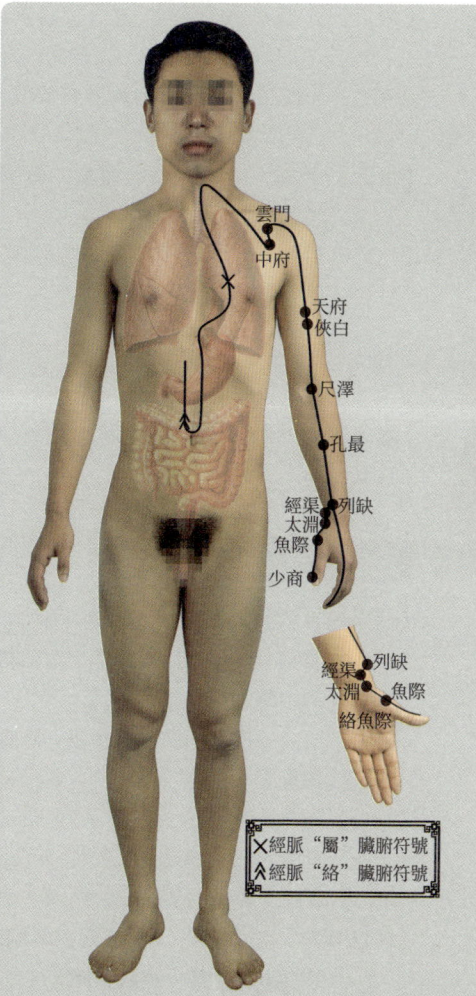

【經穴速記歌訣】
LU十一是肺經，起于中府少商停，
胸肺疾患咳嗽喘，咯血發熱咽喉痛，
中府雲門下一寸，雲門鎖骨下窩尋，
二穴相差隔一肋，距胸中線六寸平，
天府腋下三寸取，俠白府下一寸擒，
尺澤肘中肌腱處，孔最腕上七寸憑，
列缺交叉示指盡，經渠一寸突脈中，
太淵紋上動脈動，魚際大魚骨邊中，
少商指甲根外角，去指甲角韭葉明。

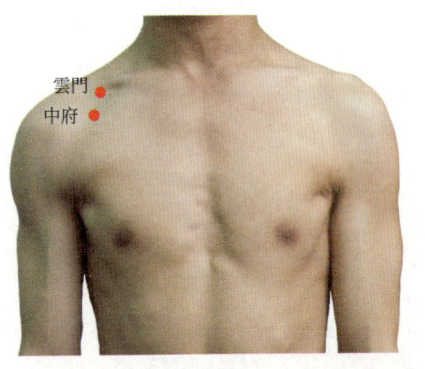

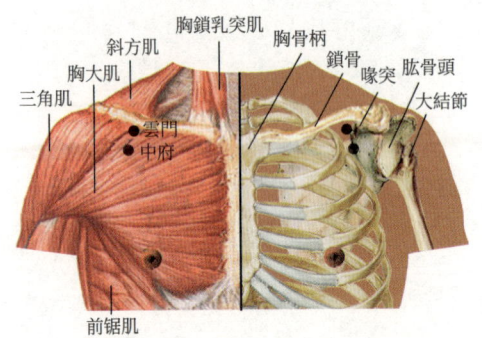

中府（Zhōngfǔ，LU1）

【特异性】肺之募穴。

【楊甲三取穴技巧】正坐位，以手叉腰，先取鎖骨外端下方凹陷處的雲門穴，當雲門穴直下約1寸，與第1肋間隙平齊處是穴。

【解剖】皮膚→皮下組織→胸大肌→胸小肌。

【刺灸】①直刺：0.3～0.5寸。②斜刺：向外斜刺0.5～0.8寸。針感：局部酸脹，可向前胸及上肢放散。可灸。

【主治】咳嗽，氣喘，咳吐膿血，胸膈脹滿。

【注意事項】不宜直針深刺或向內斜刺，以免刺傷肺臟，造成意外。

中府
小提示：肺熱咳嗽加肺俞、合谷。痰熱阻肺哮喘配合谷、大椎、豐隆、膻中。

雲門（Yúnmén，LU2）

【楊甲三取穴技巧】正坐位，用手叉腰，當鎖骨外端下緣出現的三角凹窩的中點處。

【解剖】皮膚→皮下組織→三角肌→胸喙鎖筋膜→喙突。

【刺灸】向外斜刺0.5～1.0寸。針感：局部酸脹，可向前胸及腋下放散。可灸。

【主治】咳嗽，氣喘，胸痛，肩痛。

【注意事項】不宜直針深刺或向內斜刺，以免刺傷肺臟，造成意外。

第3章　手太陰肺經

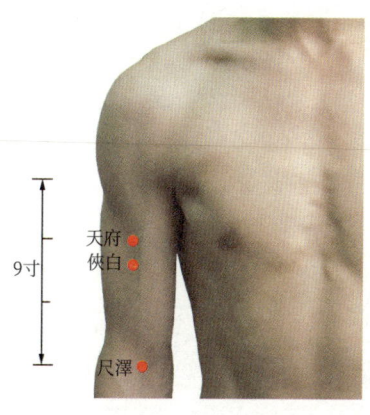

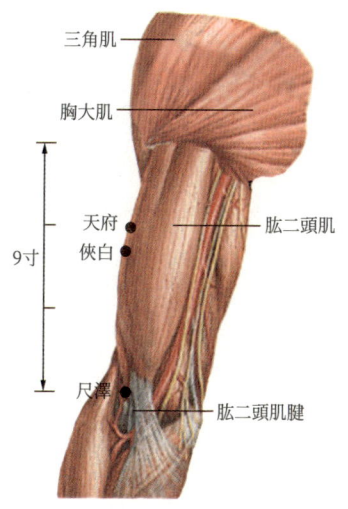

天府（Tiānfǔ, LU3）

【楊甲三取穴技巧】坐位，臂向前平舉，俯頭，鼻尖接觸上臂側處是穴；坐位，微屈肘，肱二頭肌橈側溝，腋橫紋下3寸處是穴。

【解剖】皮膚→皮下組織→肱骨。

【刺灸】直刺0.5～1.0寸。針感：局部酸脹，可向臂部或肘部放散。可灸。

【主治】咳嗽，氣喘。

俠白（Xiábái, LU4）

【楊甲三取穴技巧】肱二頭肌橈側溝，天府下1寸。

【解剖】同天府。

【刺灸】同天府。

【主治】咳嗽，氣喘，煩滿，上臂內側神經痛。

尺澤（Chǐzé, LU5）

【特異性】肺經合穴。

【楊甲三取穴技巧】仰掌，微屈肘，肘橫紋上，肱二頭肌腱橈側緣凹陷中。

【解剖】皮膚→皮下組織→肱橈肌→肱肌。

【刺灸】①直刺：0.5～1.0寸。針感：局部酸脹，或者麻電感向前臂、手部放散。②點刺：三稜針點刺出血。可灸。

【主治】咳喘，咯血，咽喉腫痛，小兒驚風，吐瀉，肘臂攣痛。

13

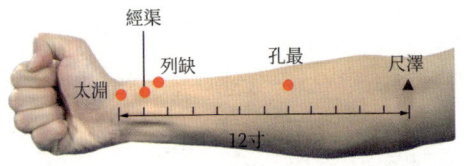

孔最（Kǒngzuì, LU6）

【特异性】肺經郤穴。

【楊甲三取穴技巧】尺澤與太淵連線上，腕橫紋上7寸處。

【解剖】皮膚→皮下組織→肱橈肌→橈側腕屈肌→旋前圓肌→指淺屈肌→拇長屈肌。

【刺灸】直刺0.5～0.8寸，局部酸脹。可灸。

【主治】咯血，衄血。

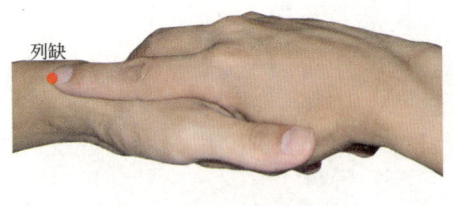

列缺（Lièquē, LU7）

【特异性】肺經絡穴；八脈交會穴，通任脈。

【楊甲三取穴技巧】腕上1.5寸。兩手虎口交叉，一手示指押在另一手的橈骨莖突上，當示指尖到達之凹陷處。

【解剖】皮膚→皮下組織→拇長展肌腱→旋前方肌。

【刺灸】斜刺0.2～0.3寸，局部酸脹。可灸。

【主治】項強，頭痛，咽喉痛。

經渠（Jīngqú, LU8）

【特异性】肺經經穴。

【楊甲三取穴技巧】腕橫紋上1寸，橈骨莖突內側與橈動脈之間。

【解剖】皮膚→皮下組織→拇長展肌腱→旋前方肌。

【刺灸】直刺0.1～0.3寸，局部酸脹。可灸。

【主治】喉痹，胸背痛。

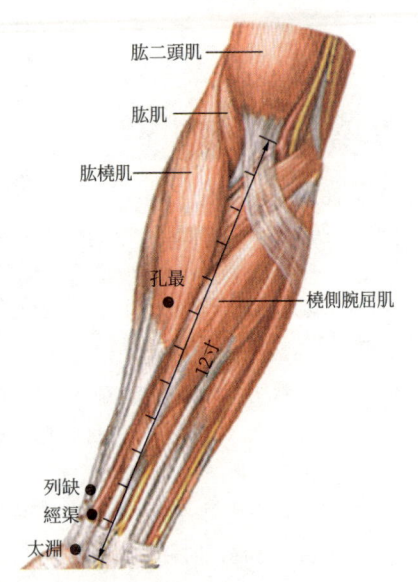

第 3 章　手太陰肺經

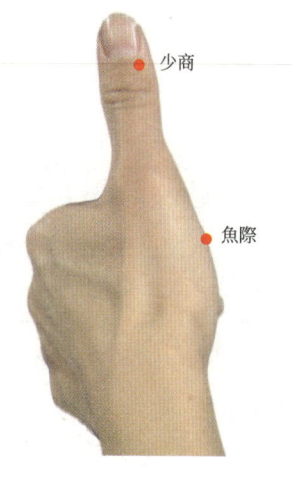

太淵（Tàiyuān, LU9）

【特异性】肺經輸穴、原穴；脈之會穴。
【楊甲三取穴技巧】腕橫紋上，脈搏跳動處的橈側凹陷處。
【解剖】皮膚→皮下組織→橈側腕屈肌腱。
【刺灸】直刺0.2～0.3寸，局部麻脹。可灸。
【主治】咳喘，無脈症，腕關節痛。

魚際（Yújì, LU10）

【特异性】肺經滎穴。
【楊甲三取穴技巧】側掌，微握掌，腕關節稍向下屈，于第1掌骨中點赤白肉際處，掌面骨邊取穴。
【解剖】皮膚→皮下組織→拇短展肌→拇對掌肌。
【刺灸】①直刺0.3～0.5寸，局部脹痛向拇指放散。②三稜針點刺出血或挑治。可灸。
【主治】咳血，咽喉疼痛。掌心熱。

少商（Shàoshāng, LU11）

【特异性】肺經井穴。
【楊甲三取穴技巧】拇指爪甲橈側緣和基底部各做一線，相交處取穴，去指甲角0.1寸。
【解剖】皮膚→皮下組織→指甲根。
【刺灸】①淺刺0.1～0.2寸，局部脹痛。②三稜針點刺出血。可灸。
【主治】喉痹，鼻衄，昏迷，小兒驚風，中暑嘔吐。

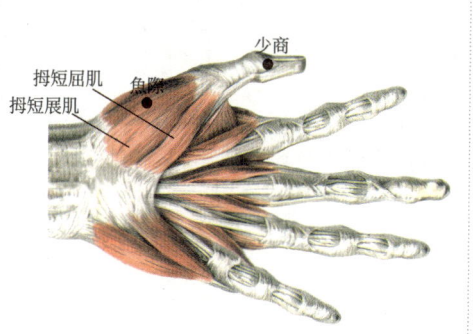

第4章 手陽明大腸經

手陽明大腸經（Large Intestine Meridian of Hand-yangming, LI），本經一側20個穴（左、右兩側共40個穴），2個穴在面部，3個穴在頸肩部，15個穴分佈在上肢背面橈側，首穴商陽，末穴迎香。

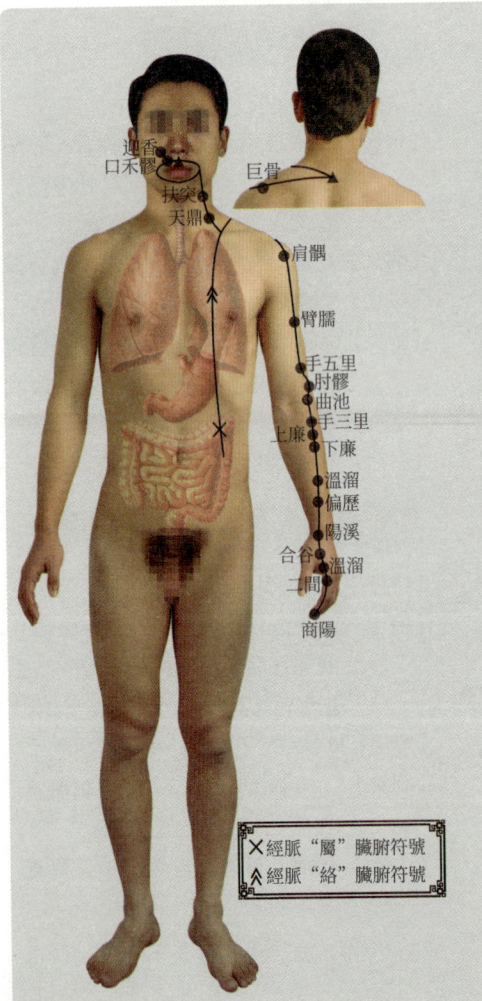

【經穴速記歌訣】

LI 二十手大腸，起于商陽止迎香，
頭面眼鼻口齒喉，皮膚神熱與胃腸，
商陽示指外側取，二間握拳節前方，
三間握拳節後取，合谷虎口岐骨當，
陽溪腕上兩筋陷，偏歷腕上三寸良，
溫溜腕後上五寸，池前四寸下廉鄉，
池下三寸上廉穴，三里池下二寸長，
曲池尺澤髁中央，肘髎肱骨內廉旁，
池上三寸尋五里，臂臑三角肌下方，
肩髃肩峰舉臂取，巨骨肩尖骨陷當，
天鼎扶下一寸取，扶突肌中喉結旁，
禾髎孔外平水溝，鼻旁唇溝取迎香。

✕ 經脈"屬"臟腑符號
✦ 經脈"絡"臟腑符號

第 4 章　手陽明大腸經

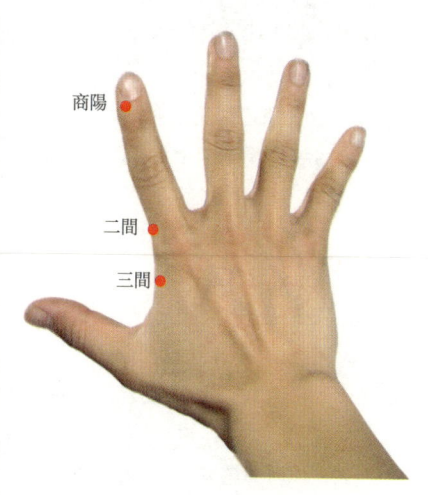

商陽（Shāngyáng, LI1）

【特异性】大腸經井穴。

【楊甲三取穴技巧】示指爪甲橈側緣和基底部各做一線，相交處取穴，去指甲角0.1寸。

【解剖】皮膚→皮下組織→指甲根。

【刺灸】①直刺0.1～0.2寸，局部有脹痛感。②三稜針點刺出血。可灸。

【主治】喉痹，昏厥，熱病汗不出。

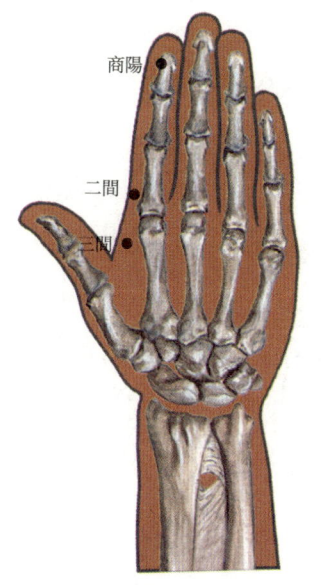

二間（Èrjiān, LI2）

【特异性】大腸經滎穴。

【楊甲三取穴技巧】第2掌指關節橈側前緣，赤白肉際處。

【解剖】皮膚→皮下組織→指背腱膜→示指近節指骨骨膜。

【刺灸】直刺0.2～0.4寸，局部有脹痛感。可灸。

【主治】喉痹，牙痛。

三間（Sānjiān, LI3）

【特异性】大腸經輸穴。

【楊甲三取穴技巧】第2掌指關節橈側後緣，赤白肉際處。

【解剖】皮膚→皮下組織→第1骨間背側肌→指淺、深層肌腱的背側。

【刺灸】直刺0.3～0.5寸，局部麻脹，或向手背放散。可灸。

【主治】咽喉腫痛，身熱胸悶。

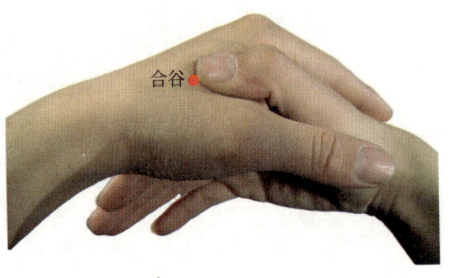

合谷 (Hégǔ, LI4)

【特異性】大腸經之原穴。

【楊甲三取穴技巧】第1、2掌骨之間，第2掌骨橈側的中點處。簡便取法：拇、示兩指張開，以另一手的拇指關節橫紋放在虎口指蹼緣上，當屈指拇尖處。

【解剖】皮膚→皮下組織→第1骨間背側肌→拇收肌。

【刺灸】①直刺0.5～1.0寸，局部酸脹，擴散至肘、肩。②透勞宮或後溪時，出現手掌酸麻並向指端擴散。可灸。

【主治】熱病無汗，頭痛，鼻塞，牙痛，口瘡，口眼喎斜，腹痛，痛經。

【注意事項】針尖不宜偏向腕側，以免刺破手背靜脈網和掌動脈弓而引起出血。孕婦不宜針刺。

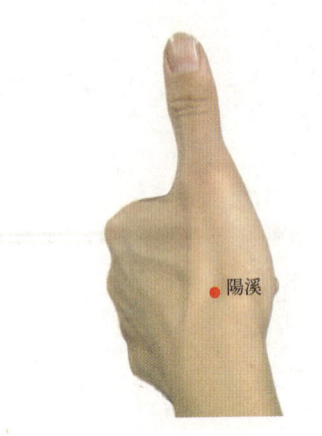

陽溪 (Yángxī, LI5)

【特異性】大腸經經穴。

【楊甲三取穴技巧】腕背側遠端橫紋橈側，拇指上翹，當兩筋（拇長伸肌腱與拇短伸肌腱）之間。

【解剖】皮膚→皮下組織→橈側腕長伸肌腱。

【刺灸】直刺0.5～0.8寸，局部酸脹。可灸。

【主治】頭痛，耳鳴，咽喉腫痛，腕關節扭傷。

> 陽溪
>
> 小提示：風熱頭痛配風池、頭維、合穀；耳鳴、耳聾配翳風、聽會、中渚、完骨、風池；腕痛、活動不利配陽池、外關、腕骨、合谷。

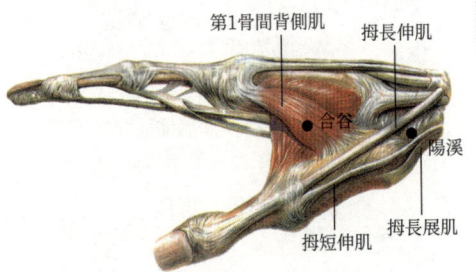

第4章 手陽明大腸經

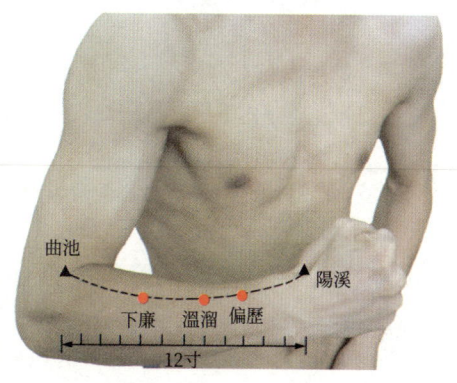

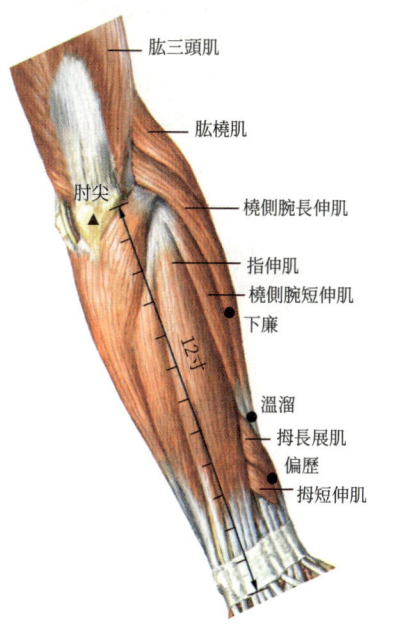

偏歷（Piānlì，LI6）

【特異性】大腸經絡穴。

【楊甲三取穴技巧】側腕屈肘，在陽溪穴與曲池穴連線上，陽溪上3寸，橈骨外側。

【解剖】皮膚→皮下組織→前臂筋膜→拇短伸肌→橈側腕長伸肌腱→拇長展肌腱。

【刺灸】①直刺0.3～0.5寸，局部酸脹。②針尖向肘部方向斜刺入0.5～0.8寸，局部酸脹，可向前臂、肘部放散。可灸。

【主治】發熱，耳鳴，鼻衄，腸鳴腹痛。

溫溜（Wēnliū，LI7）

【特异性】大腸經郄穴

【楊甲三取穴技巧】側腕屈肘，在陽溪穴與曲池穴連線上，陽溪上5寸，橈骨外側。

【解剖】皮膚→皮下組織→前臂筋膜→橈側腕長、短伸肌。

【刺灸】直刺0.5～1.0寸，局部酸脹，針感向手部放散。可灸。

【主治】頭痛，面腫，舌痛。

下廉（Xiàlián，LI8）

【楊甲三取穴技巧】側腕屈肘，在陽溪穴與曲池穴連線上，曲池下4寸，橈骨外側。

【解剖】皮膚→皮下組織→前臂筋膜→肱橈肌→橈側腕短伸肌→旋後肌。

【刺灸】直刺1.0～1.5寸，局部酸脹，針感可向手臂及手指放散。可灸。

【主治】腹痛，腹脹，上肢不遂。

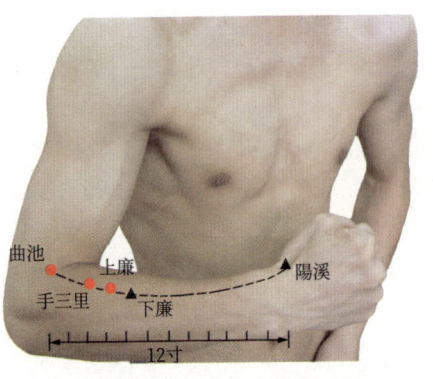

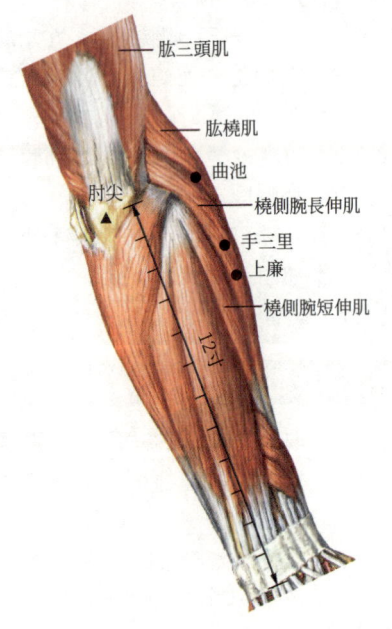

上廉（Shànglián, LI9）

【楊甲三取穴技巧】側腕屈肘，在陽溪穴與曲池穴連線上，曲池下3寸，橈骨內側。

【解剖】皮膚→皮下組織→前臂筋膜→橈側腕短伸肌→旋後肌。

【刺灸】直刺1.0～1.5寸，局部酸脹向下放散至手。可灸。

【主治】腹痛，吐瀉，手臂腫痛。

手三里（Shǒusānlǐ, LI10）

【楊甲三取穴技巧】側腕屈肘，在陽溪穴與曲池穴連線上，曲池下2寸，橈骨內側。

【解剖】皮膚→皮下組織→前臂筋膜→橈側腕長、短伸肌→旋後肌。

【刺灸】直刺1.0～2.0寸，局部酸脹沉重，針感可向手背部擴散。可灸。

【主治】腹痛，吐瀉，手臂麻木。

曲池（Qūchí, LI11）

【特異性】大腸經合穴。

【楊甲三取穴技巧】側腕屈肘，肘橫紋盡頭處，橈骨內側。

【解剖】皮膚→皮下組織→前臂筋膜→橈側腕長、短伸肌→肱橈肌→肱肌。

【刺灸】直刺1.0～2.5寸，局部酸脹或向上放散至肩部或向下放散至手指。可灸。

【主治】咽喉腫痛，發熱，腹痛，吐瀉，癮疹，上肢不遂，高血壓。

第4章 手陽明大腸經

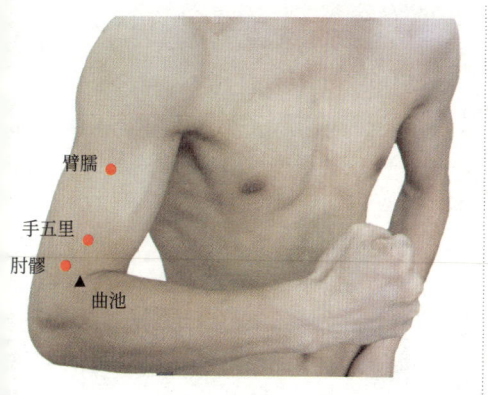

肘髎（Zhǒuliáo, LI12）

【楊甲三取穴技巧】肱骨外上髁上1寸，肱骨外緣骨邊。

【解剖】皮膚→皮下組織→肘筋膜→肱三頭肌。

【刺灸】直刺0.5～0.8寸，或斜刺，局部酸脹，可向前臂或肘部放射。可灸。

【主治】臂肘痛，上肢麻木拘攣。

手五里（Shǒuwǔlǐ, LI13）

【楊甲三取穴技巧】肱骨外上髁上3寸，肱骨內緣骨邊。

【解剖】皮膚→皮下組織→肱骨。

【刺灸】直刺0.5～1.0寸，局部酸脹，可傳至肩部或肘部。可灸。

【主治】手臂腫痛，上肢不遂，瘰癧，瘧疾。

> 手五里
> 　　肘臂攣急、疼痛配曲池、外關、合谷、手三里。瘰癧配支溝、曲池、大椎、液門。

臂臑（Bìnào, LI14）

【楊甲三取穴技巧】三角肌前下緣與肱骨的交點處。曲池與肩髃連線上，曲池上7寸。

【解剖】皮膚→皮下組織→三角肌。

【刺灸】直刺0.5～1.0寸；或向上斜刺1.0～2.0寸，透入三角肌中。局部酸脹，可向前臂傳導。可灸。

【主治】肩臂痛，上肢不遂，頸項拘急，目赤痛，目不明，瘰癧。

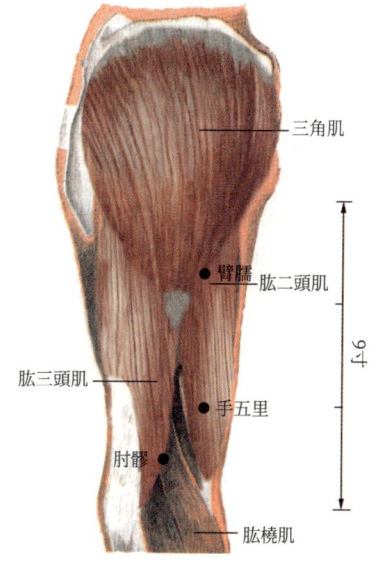

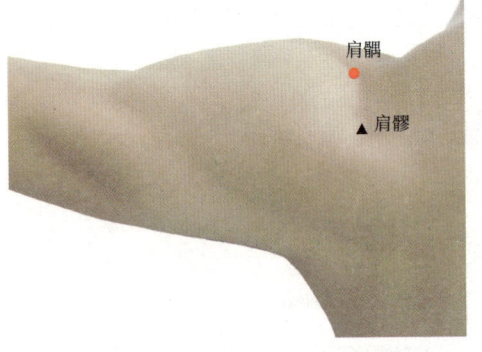

肩髃 (Jiānyú, LI15)

【楊甲三取穴技巧】在肩峰前下方，當肩峰與肱骨大結節之間凹陷處。上臂平舉，肩部出現2個凹陷，前方凹陷即是該穴。

【解剖】皮膚→皮下組織→三角肌→三角肌下囊→岡上肌腱。

【刺灸】直刺1.0～1.5寸，酸脹感擴散至肩關節周圍，或有麻電感向臂部放散。可灸。

【主治】肩臂痛，手臂攣急，半身不遂。

> 肩髃
> 小提示：肩背痛配肩髎、肩貞、大椎、臑俞。上肢不遂、疼痛配曲池、手三里、外關、合谷。風熱風疹配大椎、魚際、三陰交。

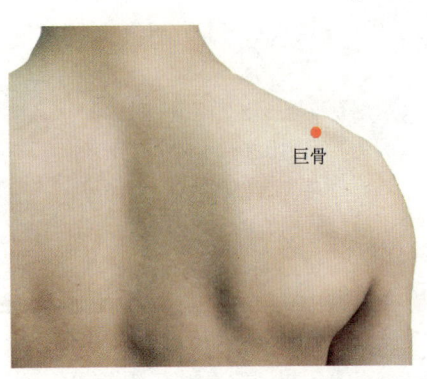

巨骨 (Jùgǔ, LI16)

【楊甲三取穴技巧】正坐垂肩，在肩鎖關節後緣，鎖骨肩峰端與肩胛岡之間凹陷中。

【解剖】皮膚→皮下組織→肩鎖韌帶→岡上肌。

【刺灸】直刺0.4～0.6寸，肩關節周圍酸脹，可向鎖骨或肩胛骨放射，可灸。

【主治】肩痛，手臂痛。

【注意事項】不可深刺，以免刺入胸腔造成氣胸。

> 巨骨
> 小提示：肩痛配肩髎、肩髃、臑俞。

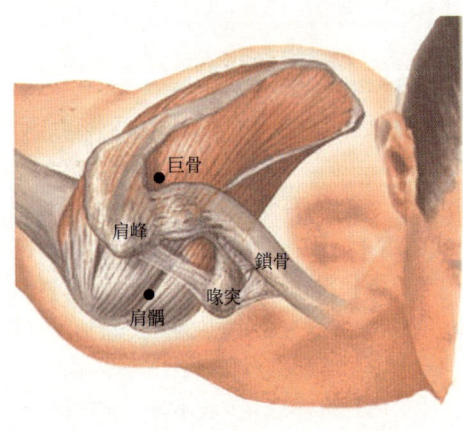

第4章　手陽明大腸經

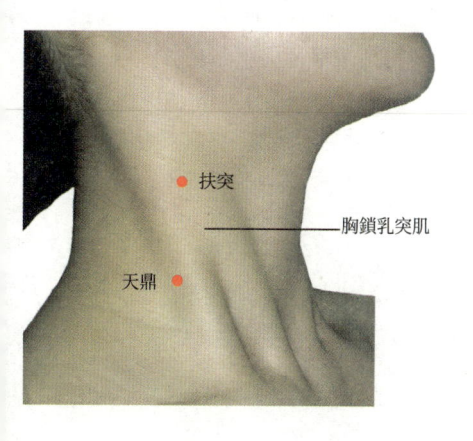

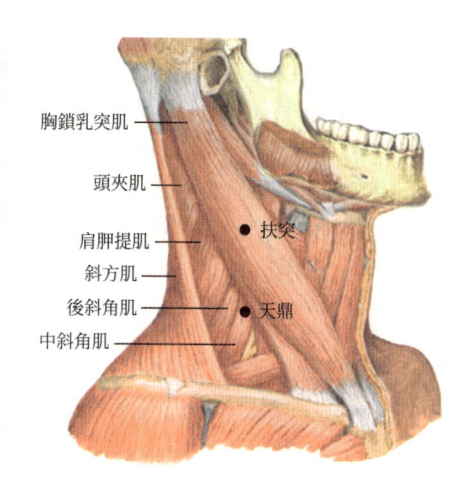

天鼎（Tiāndǐng, LI17）

【楊甲三取穴技巧】扶突穴直下1.0寸，當胸鎖乳突肌後緣。

【解剖】皮膚→皮下組織→頸闊肌→胸鎖乳突肌後緣→臂叢神經。

【刺灸】直刺0.3～0.5寸，局部酸脹並向咽喉放散。可灸。

【主治】咳嗽，氣喘，咽痛。

【注意事項】針刺天鼎穴時應避開血管和神經。

> 天鼎
> 　　小提示：風寒咳嗽配天突、合谷、列缺。風熱咽喉腫痛配少商、尺澤、合谷、曲池。痰火阻竅暴喑配商陽、內庭、豐隆、天突。

扶突（Fútū, LI18）

【楊甲三取穴技巧】正坐，仰頭，喉結旁約3寸，當胸鎖乳突肌的前、後緣中間。

【解剖】皮膚→皮下組織→頸闊肌→胸鎖乳突肌後緣→頸動脈鞘。

【刺灸】直刺0.5～0.8寸，局部酸脹，可向咽喉部放散，出現發緊發脹感。可灸。

【主治】咳喘，咽喉腫痛，暴喑，瘰癧，梅核氣，呃逆。

【注意事項】針刺扶突穴時，要避開血管和神經。針刺不可過深，以免引起迷走神經反應。

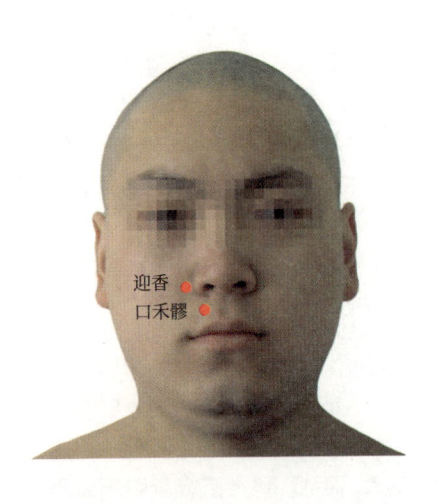

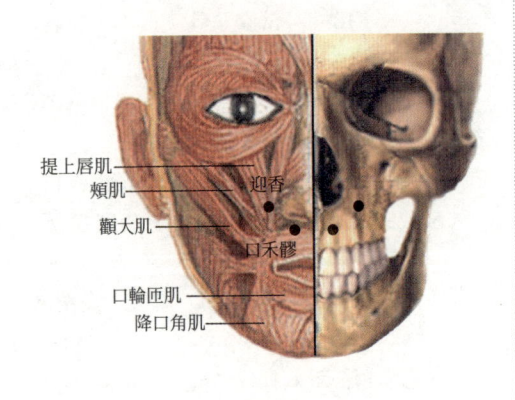

口禾髎（Kǒuhéliáo，LI19）

【楊甲三取穴技巧】在面部，平水溝，鼻孔外緣直下。

【解剖】皮膚→皮下組織→口輪匝肌。

【刺灸】直刺0.3～0.5寸，局部脹痛。禁灸。

【主治】鼻塞流涕，鼻衄，面癱。

> **口禾髎**
> 小提示：鼻塞流清涕配列缺、合谷、迎香、印堂。鼻衄配風池、合谷、迎香。面癱配合谷、地倉、頰車、陽白。

迎香（Yíngxiāng，LI20）

【楊甲三取穴技巧】在面部，鼻翼外緣中點，鼻唇溝中。

【解剖】皮膚→皮下組織→提上唇肌。

【刺灸】向內上平刺0.5～1.0寸，透鼻通穴，局部酸脹，可擴散至鼻部，或有眼淚流出。不宜灸。

【主治】鼻炎，鼻竇炎，鼻衄，口眼喎斜，嗅覺減退，膽道蛔蟲病，便秘，面肌痙攣。

> **迎香**
> 小提示：鼻炎、鼻竇炎配印堂、風池、翳風、列缺、合谷。胃火鼻衄配內庭、上星、二間。口眼喎斜配地倉、頰車、合谷、陽白、四白。

第5章　足陽明胃經

　　足陽明胃經（Stomach Meridian of Foot-yangming, ST），本經一側45個穴（左、右兩側共90個穴），8個穴在頭面部，3個穴在頸肩部，19個穴在胸腹部，15個穴分佈在下肢前外側面。首穴承泣，末穴厲兌。

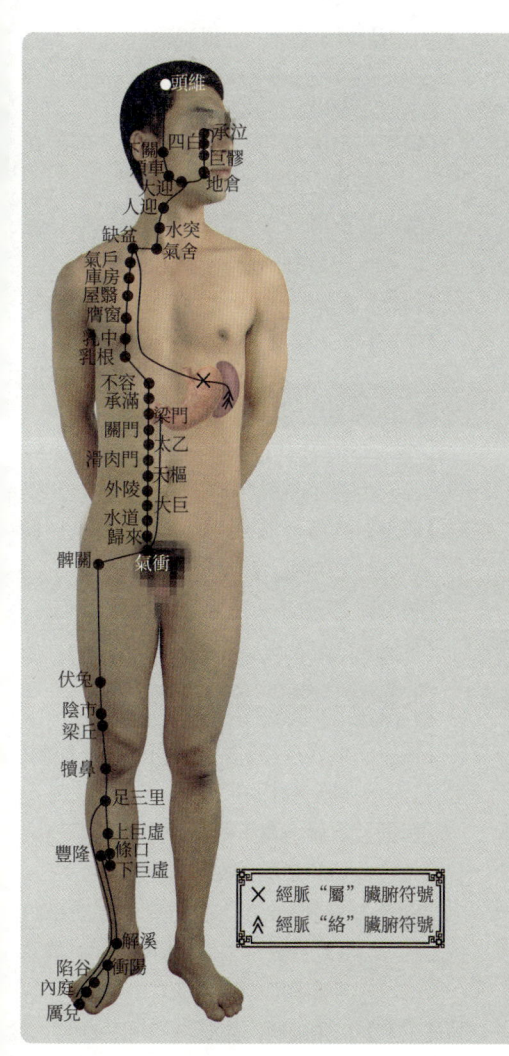

ST

【經穴速記歌訣】

ST四五是胃經，　起於承泣屬兌停，
胃腸血病與神志，　頭面熱病皮膚病，
承泣下眶邊緣上，　四白穴在眶下孔，
巨髎鼻旁直瞳子，　地倉吻旁四分靈，
大迎頷前寸三陷，　頰車咬肌高處迎，
下關張口骨支起，　頭維四五旁神庭，
人迎喉結旁動脈，　水突人迎氣舍中，
肌間氣舍平天突，　缺盆鎖骨上窩中，
氣戶鎖下一肋上，　相去中線四寸平，
庫房屋翳膺窗接，　都隔一肋乳中停，
乳根乳下一肋處，　胸部諸穴要記清，
不容巨闕旁二寸，　其下承滿與梁門，
關門太乙滑肉門，　天樞臍旁二寸平，
外陵大巨水道穴，　歸來氣衝曲骨鄰，
髀關髂下平會陰，　伏兔膝上六寸中，
陰市膝上方三寸，　梁丘膝上二寸呈，
膝外下陷是犢鼻，　膝下三寸三里迎，
膝下六寸上巨虛，　膝下八寸條口行，
再下一寸下巨虛，　條外一指是豐隆，
解溪跗上系鞋處，　衝陽跗上動脈憑，
陷谷跖趾關節後，　次中指縫尋內庭，
厲兌次指外甲角，　四十五穴要記清。

✕ 經脈「屬」臟腑符號
━ 經脈「絡」臟腑符號

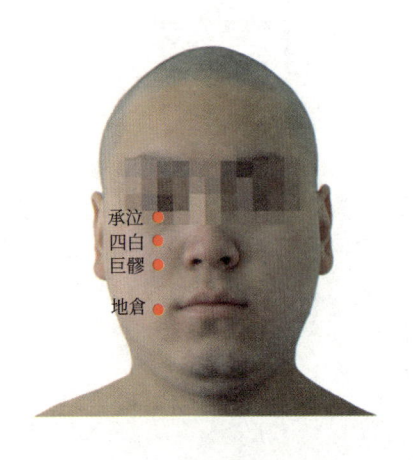

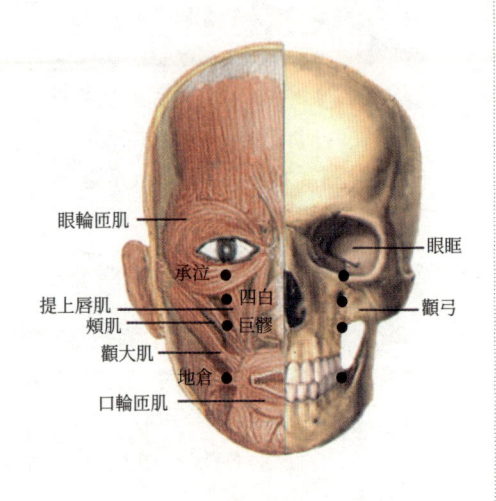

承泣（Chéngqì, ST1）

【楊甲三取穴技巧】兩目直視，眼球與眶下緣之間，瞳孔直下。

【解剖】皮膚→皮下組織→眼輪匝肌→下瞼板肌→下斜肌→下直肌。

【刺灸】直刺0.5～0.8寸，左手推動眼球向上固定，右手持針沿眶下緣緩慢刺入。禁灸。

【主治】目赤腫痛，迎風流淚。

四白（Sìbái, ST2）

【楊甲三取穴技巧】承泣下3分，眶下孔處。正坐或仰臥位取穴。

【解剖】皮膚→皮下組織→眼輪匝肌→提上唇肌→眶下孔。

【刺灸】直刺0.5～0.8寸，局部酸脹。不宜灸。

【主治】目赤痛癢，眼瞼瞤動，口眼喎斜。

巨髎（Jùliáo, ST3）

【楊甲三取穴技巧】兩目正視，瞳孔直下，橫平鼻翼下緣。

【解剖】皮膚→皮下組織→提上唇肌→提口角肌。

【刺灸】直刺0.3～0.6寸，局部酸脹。可灸。

【主治】口眼喎斜，牙痛，鼻衄。

地倉（Dìcāng, ST4）

【楊甲三取穴技巧】巨髎直下，當口角旁開0.4寸。

【解剖】皮膚→皮下組織→口輪匝肌→笑肌和頰肌→咬肌。

【刺灸】直刺0.2寸，或向頰車方向平刺1.0～2.5寸，局部酸脹，可擴散至半側面部。可灸。

【主治】口角喎斜，流涎。

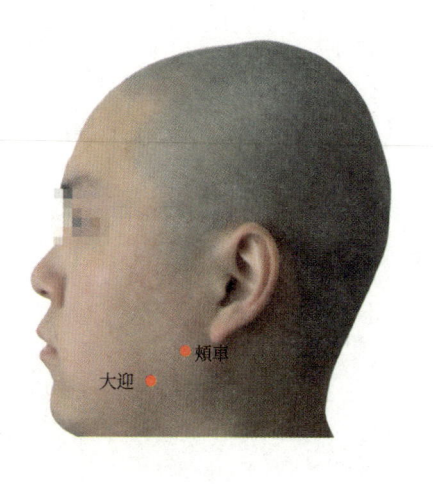

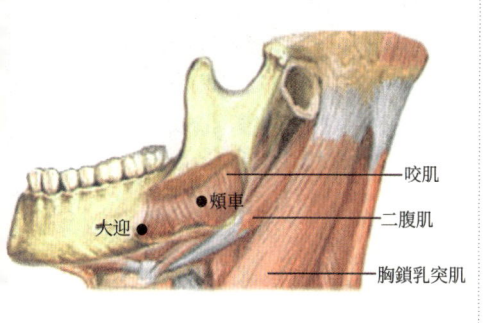

大迎（Dàyíng, ST5）

【楊甲三取穴技巧】下頜角前下1.3寸，咬肌附著部的前緣凹陷中，下頜骨上。簡便取穴，閉口鼓腮，在下頜骨邊緣現一溝形凹陷。

【解剖】皮膚→皮下組織→頸闊肌與降口角肌→咬肌前緣。

【刺灸】直刺0.2～0.5寸，局部酸脹，可擴散至半側面部。可灸。

【主治】牙關緊閉，口眼喎斜。

> **大迎**
> 小提示：口眼喎斜配地倉、翳風、頰車、四白、合谷。牙關緊閉配地倉、頰車、水溝、合谷。

頰車（Jiáchē, ST6）

【楊甲三取穴技巧】上下齒用力咬緊，咬肌隆起的最高點。

【解剖】皮膚→皮下組織→咬肌。

【刺灸】直刺0.5～0.8寸，局部酸脹，並向周圍擴散。可灸。

【主治】口眼喎斜，牙痛，牙關緊閉。

> **頰車**
> 小提示：口眼喎斜配地倉、下關、風池、太陽、合谷。牙關緊閉配下關、合谷、水溝。胃火頰腫、齒痛配合谷、下關、內庭、勞宮。

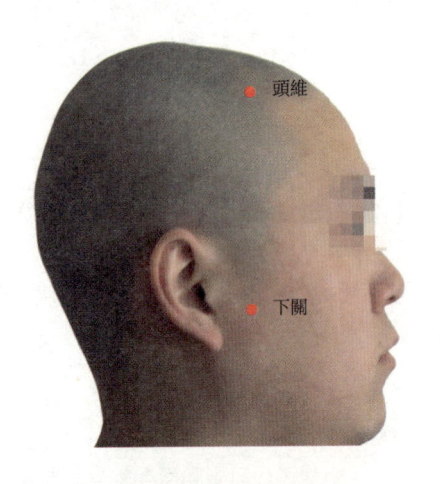

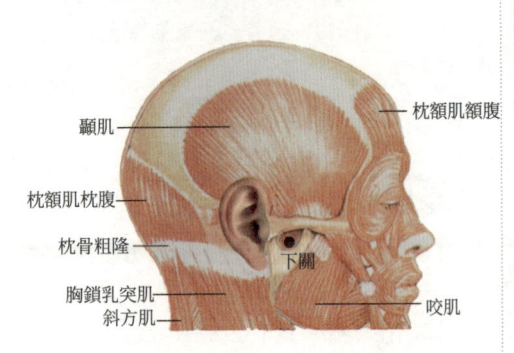

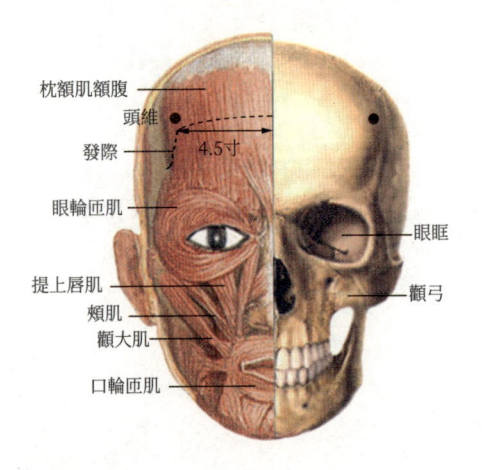

下關 (Xiàguān, ST7)

【楊甲三取穴技巧】顴弓下緣，下頜骨髁突稍前方，閉口取穴。

【解剖】皮膚→皮下組織→腮腺→咬肌→顳下窩。

【刺灸】直刺0.3～0.5寸，周圍酸脹或麻電感放射至下頜。可灸。

【主治】口眼喎斜，牙痛，牙關開合不利，耳鳴。

下關

　　小提示：牙關開合不利配合谷、頰車、翳風。口眼喎斜配太陽、翳風、陽白、四白、頰車、地倉、合谷。胃火齒痛配合谷、頰車、地倉、外關、內庭。少陽膽火耳鳴、耳聾配翳風、聽宮、中渚、俠溪。

頭維 (Tóuwéi, ST8)

【楊甲三取穴技巧】額角髮際直上0.5寸，頭正中線旁開4.5寸處。

【解剖】皮膚→皮下組織→顳肌上緣帽狀腱膜→腱膜下結締組織→顱骨外膜。

【刺灸】向後平刺0.5～1.0寸，局部脹痛或向周圍擴散。可灸。

【主治】頭痛，目眩，眼痛。

頭維

　　小提示：少陽頭痛配率谷、角孫、太陽、風池。風熱目痛、迎風流淚配風池、角孫、睛明、太陽、合谷。

第 5 章　足陽明胃經

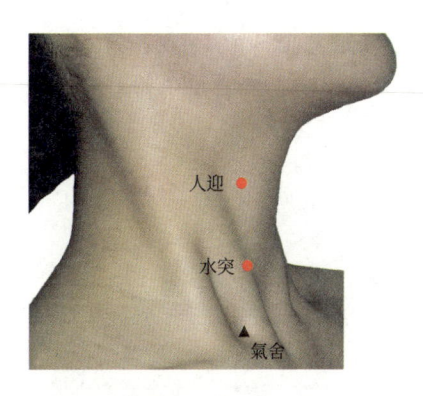

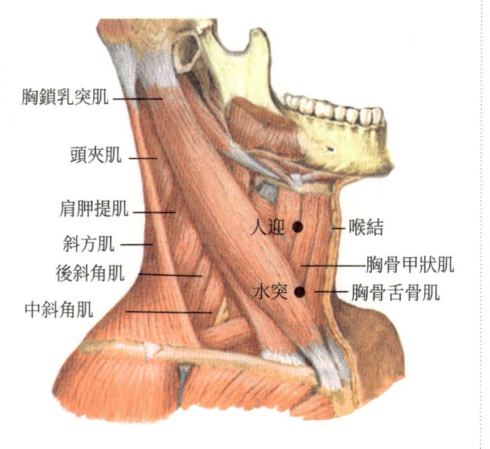

人迎（Rényíng，ST9）

【楊甲三取穴技巧】在頸部，橫平喉結，胸鎖乳突肌前緣。

【解剖】皮膚→皮下組織→頸闊肌→頸動脈三角。

【刺灸】直刺0.2～0.4寸，局部酸脹，有時向肩部放散。可灸。

【主治】呃逆，咽喉腫痛，高血壓。

【注意事項】避開動脈針刺，不宜多提插，以免傷及血管，引起不良後果。

人迎

小提示：呃逆配膻中、天突、翳風、足三里。胃熱咽喉腫痛配商陽、內庭、天突、豐隆。肝鬱痰凝瘰癧、癭氣配章門、天井、足臨泣、天突、太衝、太溪。頭痛、眩暈配風池、百會、四神聰、太陽、率谷。

水突（Shuǐtū，ST10）

【楊甲三取穴技巧】人迎直下1寸，胸鎖乳突肌前緣。

【解剖】皮膚→皮下組織→頸闊肌→胸骨舌骨肌→胸骨甲狀肌。

【刺灸】直刺0.3～0.4寸，局部酸脹。可灸。

【主治】咳喘，咽痛。

【注意事項】避開動脈針刺，不宜向內刺，以免損傷甲狀腺。

水突

小提示：風熱咳嗽配雲門、肺俞、尺澤、曲池、大椎。肺虛喘息配定喘、肺俞、膏肓、太淵。胃火咽喉腫痛配商陽、豐隆、合谷、內庭。

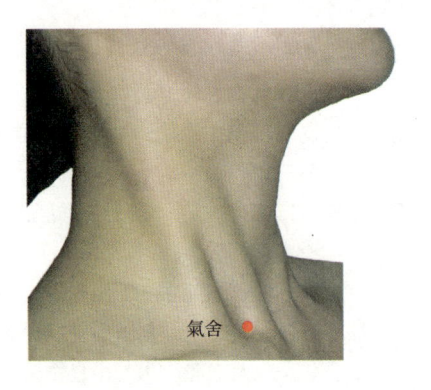

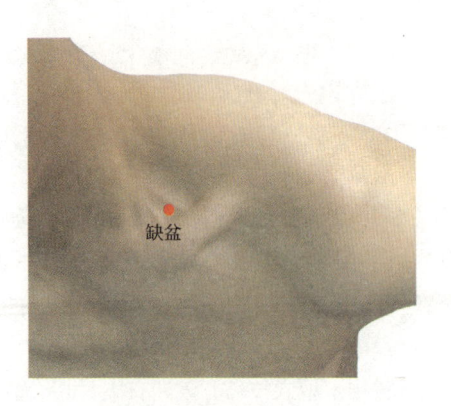

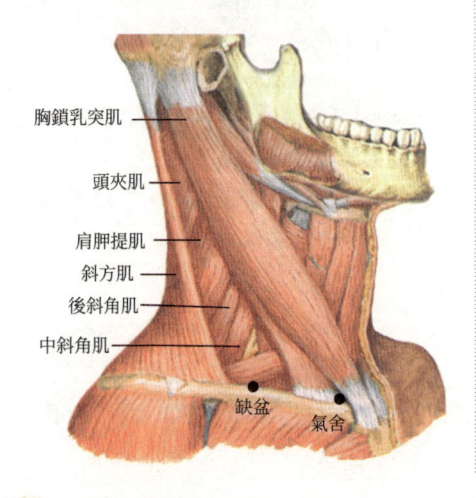

氣舍（Qìshè, ST11）

【楊甲三取穴技巧】鎖骨胸骨端上緣，胸鎖乳突肌的胸骨頭與鎖骨頭中間的凹陷中。
【解剖】皮膚→皮下組織→頸闊肌→胸骨舌骨肌→頸動脈鞘。
【刺灸】直刺0.3～0.5寸，局部酸脹。可灸。
【主治】咽痛，呃逆。

> 氣舍
> 小提示：風熱咽喉腫痛配少商、尺澤、合谷。胃火咽喉腫痛配商陽、內庭、天突。胃氣上逆呃逆配中脘、內關、足三里、膈俞。

缺盆（Quēpén, ST12）

【楊甲三取穴技巧】鎖骨上窩與乳中線相交處。
【解剖】皮膚→皮下組織→頸闊肌→氣管前筋膜→臂叢神經。
【刺灸】直刺0.3～0.5寸，局部酸脹，可向上臂放散。可灸。
【主治】咳喘，咽痛，呃逆，上肢麻木。
【注意事項】不可深刺，以免發生氣胸。

> 缺盆
> 小提示：痰熱咳嗽配合谷、大椎、豐隆、中府、雲門。上肢麻木配中府、曲池、合谷。

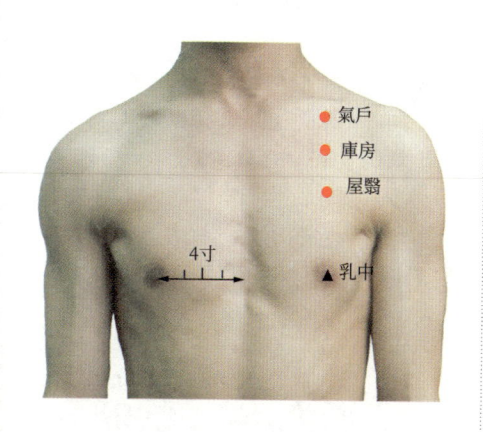

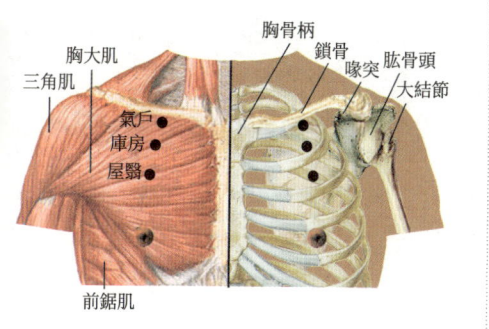

氣戶（Qìhù, ST13）

【楊甲三取穴技巧】鎖骨下緣，鎖骨中線與第1肋骨之間凹陷處，前正中線旁開4寸。

【解剖】皮膚→皮下組織→胸大肌→鎖骨下肌。

【刺灸】斜刺或平刺0.5～0.8寸，局部酸脹。可灸。

【主治】氣喘，咳嗽，胸痛。

【注意事項】不可深刺，以防氣胸。

庫房（Kùfáng, ST14）

【楊甲三取穴技巧】在乳中線上，第1肋間隙。

【解剖】皮膚→皮下組織→胸大肌→肋間外肌→肋間內肌。

【刺灸】斜刺0.5～0.8寸，局部酸脹。可灸。

【主治】咳嗽，氣喘，胸悶。

【注意事項】不可深刺，以防氣胸。

屋翳（Wūyì, ST15）

【楊甲三取穴技巧】在乳中線上，第2肋間隙。

【解剖】皮膚→皮下組織→胸大肌→肋間外肌→肋間內肌。

【刺灸】斜刺0.5～0.8寸，局部酸脹。可灸。

【主治】咳嗽，胸痛。

【注意事項】不可深刺，以防氣胸。

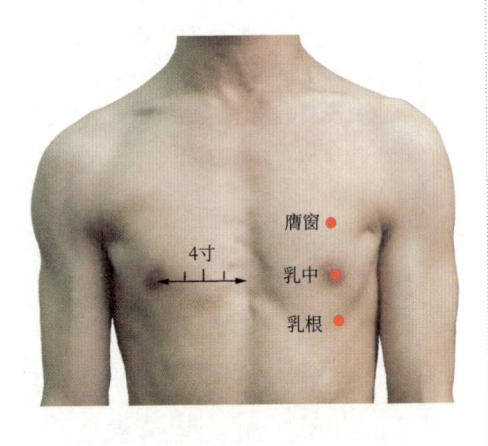

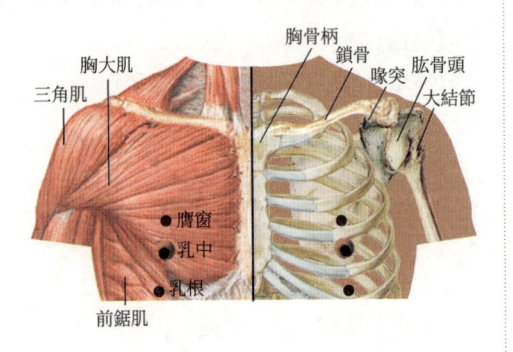

膺窗（Yīngchuāng，ST16）

【楊甲三取穴技巧】在乳中線上，第3肋間隙。
【解剖】皮膚→皮下組織→胸大肌→肋間外肌→肋間內肌。
【刺灸】斜刺0.5～0.8寸，局部酸脹。可灸。
【主治】咳喘，胸痛，乳癰。
【注意事項】不可深刺，以防氣胸。

> 膺窗
> 　　小提示：痰熱咳嗽配肺俞、太淵、豐隆、尺澤、曲池、合谷。胃熱乳癰配下巨虛、豐隆、溫溜、內庭。

乳中（Rǔzhōng，ST17）

【楊甲三取穴技巧】乳頭中央。
【解剖】皮膚→輸乳孔→輸乳竇→輸乳管→乳腺組織→胸大肌。
【刺灸】禁針，禁灸。作為胸腹部取穴定位標誌。

乳根（Rǔgēn，ST18）

【楊甲三取穴技巧】在乳中線上，第5肋間隙。
【解剖】皮膚→皮下組織→胸大肌→肋間外肌→肋間內肌。
【刺灸】斜刺0.5～0.8寸，局部酸脹，可擴散至乳房。可灸。
【主治】胸痛，乳癰，乳汁少。
【注意事項】不可深刺，以防氣胸。

第5章 足陽明胃經

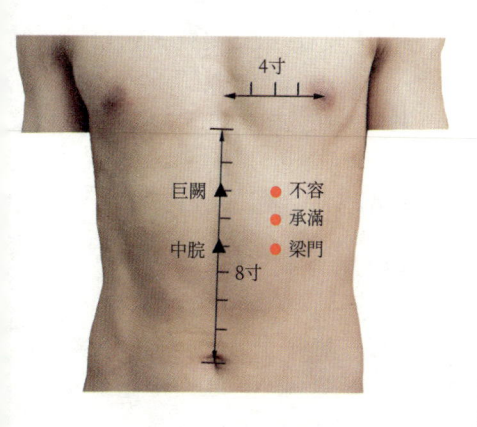

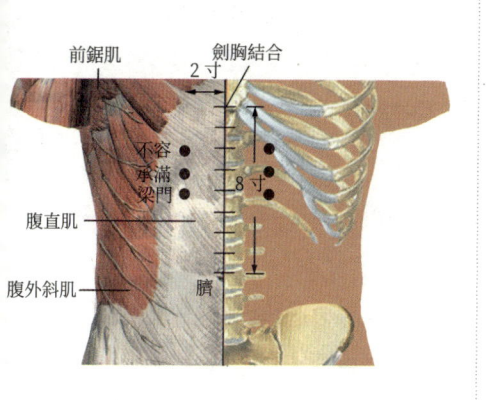

不容（Bùróng, ST19）

【楊甲三取穴技巧】在上腹部，臍中上6寸，前正中線旁開2寸處。
【解剖】皮膚→皮下組織→腹直肌鞘及腹直肌→第7肋間結構→胸橫肌。
【刺灸】直刺0.5～0.8寸，局部酸脹。可灸。
【主治】腹脹，胃痛，嘔吐，食欲不振。
【注意事項】不宜深刺，防止刺傷肝、胃。

承滿（Chéngmǎn, ST20）

【楊甲三取穴技巧】在上腹部，臍中上5寸，前正中線旁開2寸處。
【解剖】皮膚→皮下組織→腹直肌鞘前層→腹直肌→腹直肌鞘後層→腹橫肌筋膜。
【刺灸】直刺0.5～0.8寸，上腹部沉重發脹。可灸。
【主治】胃痛，嘔吐。
【注意事項】不宜深刺。

梁門（Liángmén, ST21）

【楊甲三取穴技巧】在上腹部，臍中上4寸，前正中線旁開2寸處。
【解剖】皮膚→皮下組織→腹直肌鞘前層→腹直肌→腹直肌鞘後層→腹橫肌筋膜。
【刺灸】直刺0.5～0.8寸，上腹部沉重發脹。可灸。
【主治】胃痛，嘔吐，食欲不振。

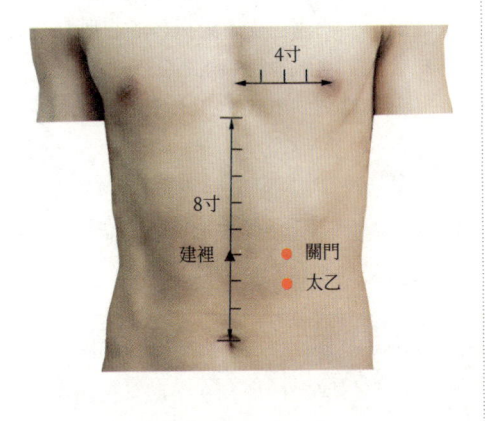

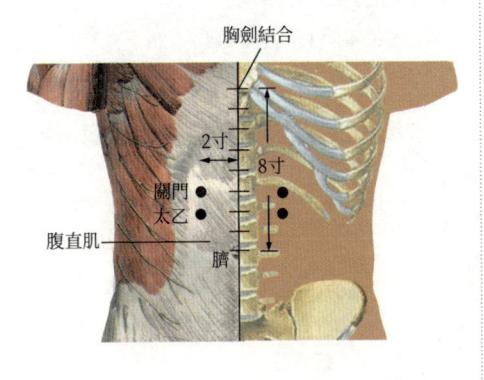

關門（Guānmén, ST22）

【楊甲三取穴技巧】在上腹部，臍中上3寸，前正中線旁開2寸處。

【解剖】皮膚→皮下組織→腹直肌鞘前層→腹直肌→腹直肌鞘後層。

【刺灸】直刺1.0～1.5寸，局部沉重發脹。可灸。

【主治】胃痛，腹脹，水腫。

> **關門**
> 小提示：食滯腹痛配下脘、梁門、天樞、章門。脾虛食欲不振配天樞、中脘、下脘、梁門、足三里。脾虛遺尿配足三里、脾俞、三陰交。

太乙（Tàiyǐ, ST23）

【楊甲三取穴技巧】在上腹部，臍中上2寸，前正中線旁開2寸處。

【解剖】皮膚→皮下組織→腹直肌鞘前層→腹直肌→腹直肌鞘後層。

【刺灸】直刺1.0～1.5寸，局部沉重發脹。可灸。

【主治】胃痛，消化不良，心煩不寧。

> **太乙**
> 小提示：脾胃虛弱胃痛配脾俞、中脘、三陰交、章門。脾虛泄瀉配天樞、中脘、足三里。

第5章　足陽明胃經

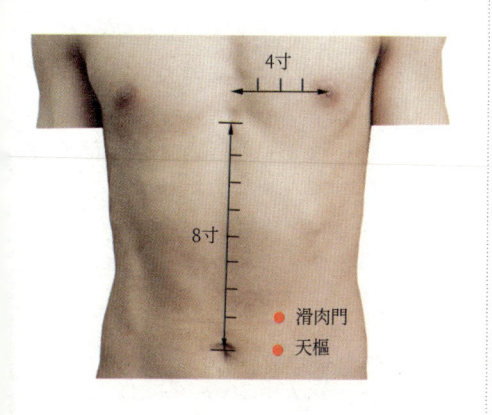

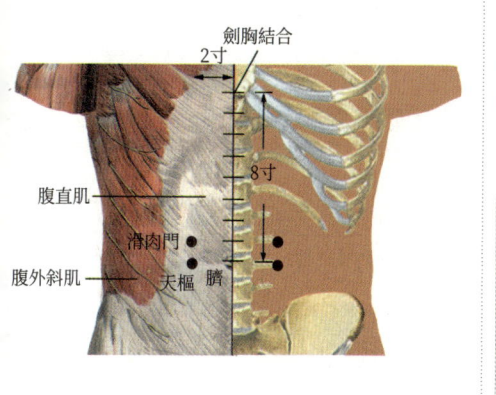

滑肉門（Huáròumén, ST24）

【楊甲三取穴技巧】在上腹部，臍中上1寸，前正中線旁開2寸處。
【解剖】皮膚→皮下組織→腹直肌鞘前層→腹直肌→腹直肌鞘後層。
【刺灸】直刺1.0～1.5寸，局部酸脹。可灸。
【主治】癲狂，嘔吐，腹脹。

> **滑肉門**
> 小提示：痰濁嘔吐配章門、公孫、中脘、豐隆。癲狂配勞宮、水溝、上脘、大椎、百會。

天樞（Tiānshū, ST25）

【特異性】大腸募穴。
【楊甲三取穴技巧】在腹部，橫平臍中，前正中線旁開2寸處。
【解剖】皮膚→皮下組織→腹直肌鞘前層→腹直肌→腹直肌鞘後層。
【刺灸】直刺1.0～1.5寸，局部酸脹。可灸。
【主治】嘔吐納呆，腹脹腸鳴，繞臍切痛，脾泄不止，赤白痢疾，便秘。

> **天樞**
> 小提示：寒濕泄瀉配下脘、梁門、梁丘、上巨虛、下巨虛、陰陵泉。脾胃虛弱泄瀉配中脘、足三里、脾俞、胃俞。脾腎陽虛泄瀉配腎俞、命門、足三里、脾俞。熱結便秘配合谷、曲池、腹結、上巨虛。氣血虛弱便秘配脾俞、胃俞、大腸俞、三陰交、足三里、關元。

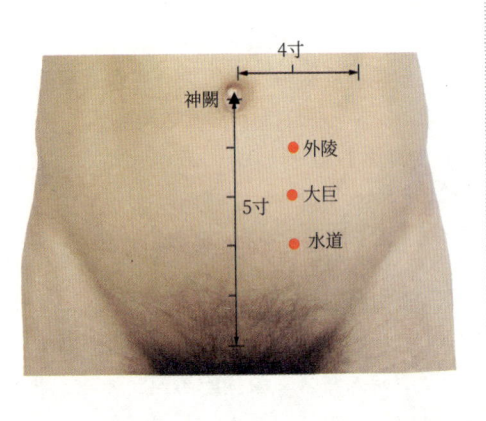

外陵（Wàilíng, ST26）

【楊甲三取穴技巧】在下腹部，臍中下1寸，前正中線旁開2寸處。

【解剖】皮膚→皮下組織→腹直肌鞘前層→腹直肌→腹直肌鞘後層。

【刺灸】直刺1.0～1.5寸，局部酸脹。可灸。

【主治】腹痛，腹脹，疝氣，痛經。

大巨（Dàjù, ST27）

【楊甲三取穴技巧】在下腹部，臍中下2寸，前正中線旁開2寸處。

【解剖】皮膚→皮下組織→腹直肌鞘前層→腹直肌→腹直肌鞘後層。

【刺灸】直刺1.0～1.5寸，局部酸脹。可灸。

【主治】便秘，腹痛，遺精，小便不利。

水道（Shuǐdào, ST28）

【楊甲三取穴技巧】在下腹部，臍中下3寸，前正中線旁開2寸處。

【解剖】皮膚→皮下組織→腹直肌鞘前層→腹直肌→腹直肌鞘後層。

【刺灸】直刺1.0～1.5寸，局部酸脹。可灸。

【主治】便秘，腹痛，痛經，水腫，小便不利。

歸來（Guīlái, ST29）

【楊甲三取穴技巧】在下腹部，臍中下4寸，前正中線旁開2寸處。

【解剖】皮膚→皮下組織→腹直肌鞘前層→腹直肌→腹直肌鞘後層。

【刺灸】直刺1.0～1.5寸，局部酸脹。可灸。

【主治】腹痛，疝氣，經閉，白帶。

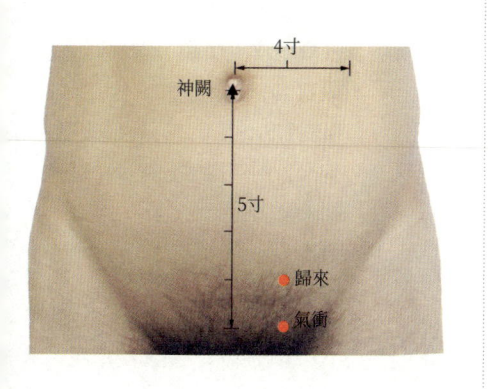

> **歸來**
>
> 小提示：寒積腹痛配中脘、足三里、關元、合谷。陰睪上縮入腹配期門、大橫、氣海、三角灸。脾虛陰挺配百會、氣海、維道、足三里、三陰交。脾虛帶下配氣海、帶脈、白環俞、三陰交、足三里。

氣衝（Qìchōng, ST30）

【楊甲三取穴技巧】恥骨聯合上緣，前正中線旁開2寸。

【解剖】皮膚→皮下組織→腹外斜肌腹腱膜→腹內斜肌→腹橫肌。

【刺灸】直刺0.5～1.0寸，局部重脹。不宜灸。

【主治】陽痿，疝氣，不孕，腹痛，月經不調。

> **氣衝**
>
> 小提示：肝鬱月經不調配三陰交、太衝、肝俞、期門。肝鬱腹痛配太衝、三陰交、陽陵泉、內關、氣海。外陰腫痛、陰莖腫痛配中極、三陰交、蠡溝、大敦、下髎。中氣下陷狐疝配歸來、關元、三角灸、足三里。呃逆配膻中、太衝、內關。

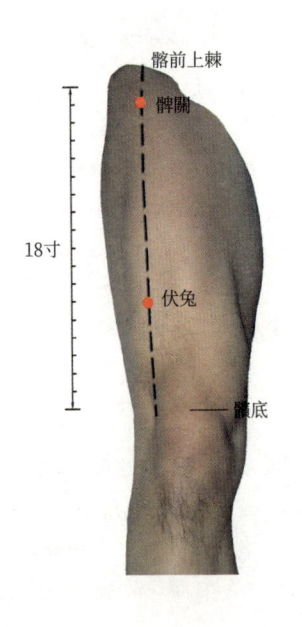

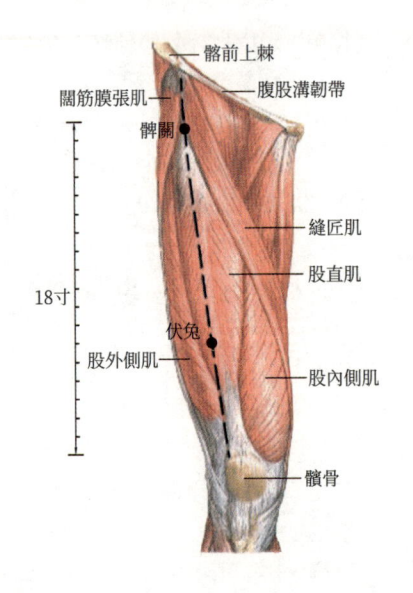

髀關（Bìguān, ST31）

【楊甲三取穴技巧】髂前上棘至髕底外緣連線，平恥骨下緣。

【解剖】皮膚→皮下組織→闊筋膜張肌→股直肌→股外側肌。

【刺灸】直刺1.5～2.0寸，局部酸脹，可向股外側部擴散。可灸。

【主治】腰膝痛，下肢麻木。

> **髀關**
> 小提示：腰痛配腎俞、命門、腰陽關、委中。下肢麻木、癱瘓配環跳、風市、足三里、陽陵泉、承扶。足麻不仁配解溪、內庭、俠溪、足三里。

伏兔（Fútù, ST32）

【楊甲三取穴技巧】髂前上棘至髕底外緣連線，髕底上6寸。

【解剖】皮膚→皮下組織→股直肌→股中間肌。

【刺灸】直刺1.0～1.5寸，局部酸脹，可向膝部擴散。可灸。

【主治】下肢痿痹。

> **伏兔**
> 小提示：下肢麻木、癱瘓配環跳、風市、委中、陽陵泉、足三里。腰胯痛配膝陽關、髀關、環跳。

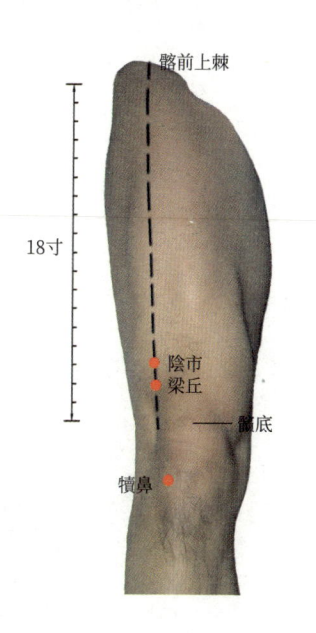

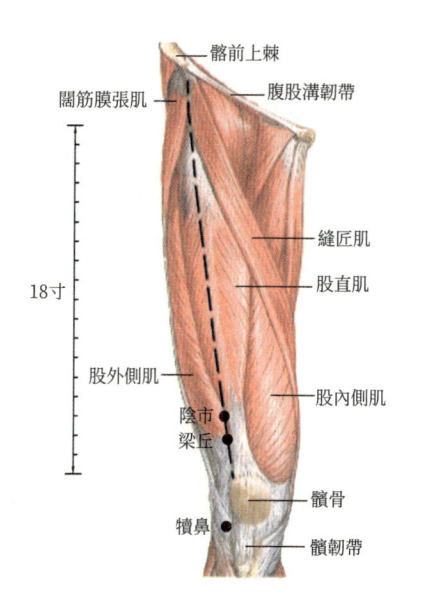

陰市（Yīnshì, ST33）

【楊甲三取穴技巧】髂前上棘至髕底外緣連線，髕底上3寸。
【解剖】皮膚→皮下組織→股外側肌。
【刺灸】直刺1.0～1.5寸，局部酸脹，擴散至膝關節。可灸。
【主治】腿膝冷痛，麻痹，下肢不遂。

梁丘（liángqiū, ST34）

【特異性】胃經郄穴。
【楊甲三取穴技巧】髂前上棘至髕底外緣連線，髕底上2寸。
【解剖】皮膚→皮下組織→股外側肌。
【刺灸】直刺1.0～1.5寸，局部酸脹，擴散至膝關節。可灸。
【主治】胃脘痛，腸鳴泄瀉，膝脚腰痛。

犢鼻（Dúbí, ST35）

【楊甲三取穴技巧】屈膝，髕韌帶外側凹陷中。
【解剖】皮膚→皮下組織→膝關節囊。
【刺灸】斜刺向髕韌帶內方0.8～1.2寸，膝關節酸脹。可灸。
【主治】膝脚腰痛，冷痹不仁。

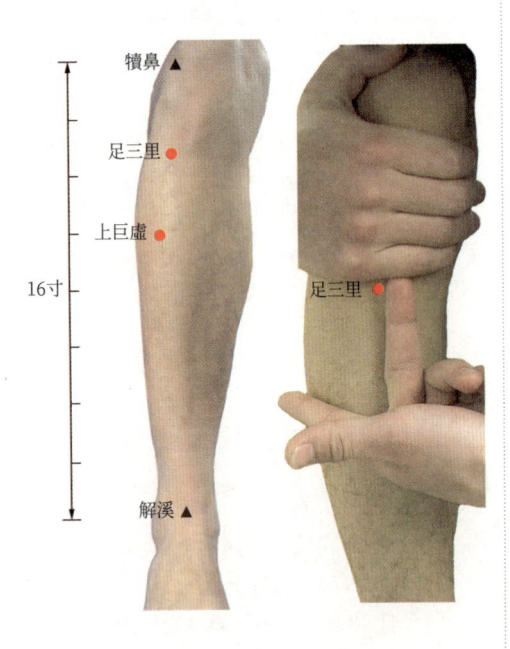

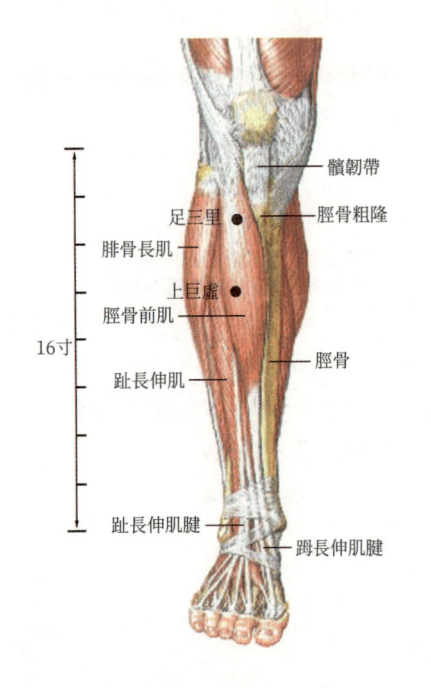

足三里（Zúsānlǐ，ST36）

【特異性】胃經合穴，胃之下合穴。

【楊甲三取穴技巧】犢鼻下3寸，距離脛骨前脊一橫指處，犢鼻與解溪連線上。

【解剖】皮膚→皮下組織→脛骨前肌→踇長伸肌→小腿骨間膜。

【刺灸】直刺0.5～1.5寸，其針感酸脹，放散至足。可灸。

【主治】胃痛，嘔吐，腹脹，泄瀉，便秘，心悸氣短，不寐，癲狂，下肢不遂，身體虛弱。

上巨虛（Shàngjùxū，ST37）

【特異性】大腸下合穴。

【楊甲三取穴技巧】犢鼻下6寸，犢鼻與解溪連線上。

【解剖】皮膚→皮下組織→脛骨前肌→踇長伸肌→小腿骨間膜。

【刺灸】直刺0.5～1.5寸，局部酸脹，針感可向上或向下傳導。可灸。

【主治】泄瀉，便秘，腹脹，腸鳴，腸癰。

上巨虛

小提示：寒積腹中切痛、腸鳴配中脘、足三里、大橫、公孫、合谷、神闕。食滯腹痛、腹脹配下脘、梁門、天樞、曲池。濕熱泄瀉配天樞、合谷、陰陵泉、下巨虛、內庭。熱結便秘配合谷、曲池、腹結、天樞。

第 5 章 　足陽明胃經

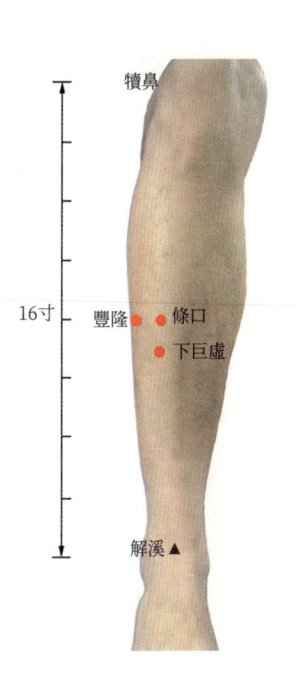

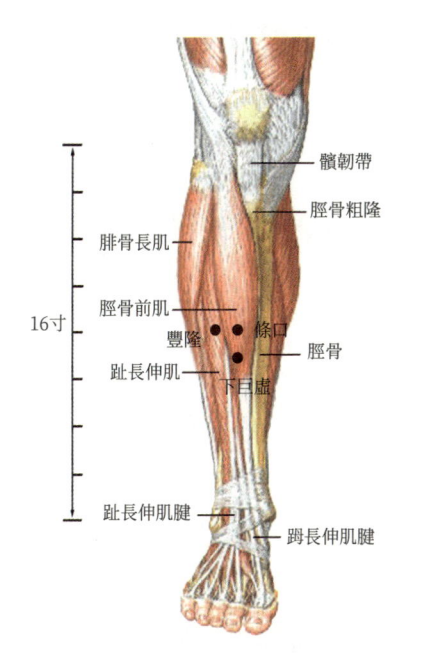

條口（Tiáokǒu, ST38）

【楊甲三取穴技巧】犢鼻下8寸，犢鼻與解溪連線上。
【解剖】皮膚→皮下組織→脛骨前肌→趾長伸肌→小腿骨間膜。
【刺灸】直刺0.5～1.0寸，局部酸脹，針感可向上或向下傳導。可灸。
【主治】下肢痿痹，肩背痛。

下巨虛（Xiàjùxū, ST39）

【特异性】小腸下合穴。
【楊甲三取穴技巧】犢鼻下9寸，犢鼻與解溪連線上。
【解剖】皮膚→皮下組織→脛骨前肌→趾長伸肌→小腿骨間膜。
【刺灸】直刺0.5～1.0寸，局部酸脹，針感可向上或向下傳導。可灸。
【主治】腹痛，便秘，腹瀉。

豐隆（Fēnglóng, ST40）

【特异性】胃經絡穴。
【楊甲三取穴技巧】犢鼻與外踝尖連線中點，條口穴外側一橫指。
【解剖】皮膚→皮下組織→趾長伸肌→腓骨長肌→腓骨短肌。
【刺灸】直刺0.5～1.0寸，局部酸脹，針感可向上或向下傳導。可灸。
【主治】腹痛，癲癇，咳逆，哮喘。

41

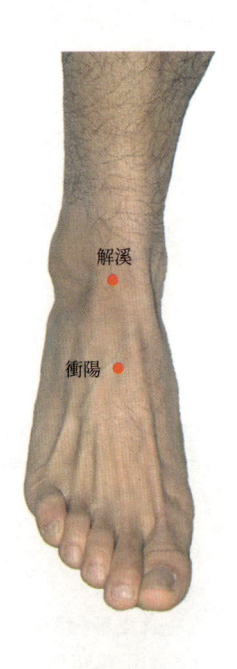

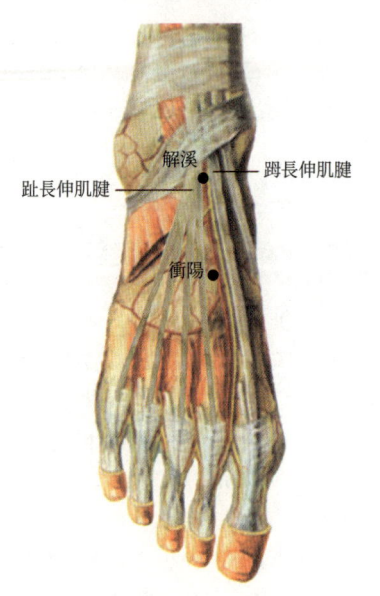

解溪（Jiěxī, ST41）

【特异性】胃經經穴。
【楊甲三取穴技巧】平齊外踝高點，在足背與小腿交界的橫紋上，踇長伸肌腱與趾長伸肌腱之間。
【解剖】皮膚→皮下組織→小腿十字韌帶→脛腓韌帶聯合。
【刺灸】直刺0.3～0.5寸，局部酸脹，可擴散至整個踝關節。可灸。
【主治】頭痛，腹痛，便秘，口臭，踝關節痛。

解溪
　　小提示：陽明眉稜骨痛、頭痛配頭維、陽白、太陽、上星、合谷、印堂。足踝腫痛配丘墟、商丘、申脈、三陰交。

衝陽（Chōngyáng, ST42）

【特异性】胃經原穴。
【楊甲三取穴技巧】解溪穴下約1.3寸，足背動脈搏動處。
【解剖】皮膚→皮下組織→踇長伸肌腱與趾長伸肌腱之間→趾短伸肌→第2楔骨。
【刺灸】直刺0.2～0.3寸，局部脹痛。可灸。
【主治】足軟無力，足背紅腫，癲狂。
【注意事項】針刺時避開動脈。

衝陽
　　小提示：脾胃虛弱胃痛配脾俞、中脘、胃俞、足三里。足痿無力配足三里、豐隆、陽陵泉、條口、三陰交。足背紅腫配解溪、丘墟、足臨泣、八風。

第 5 章　足陽明胃經

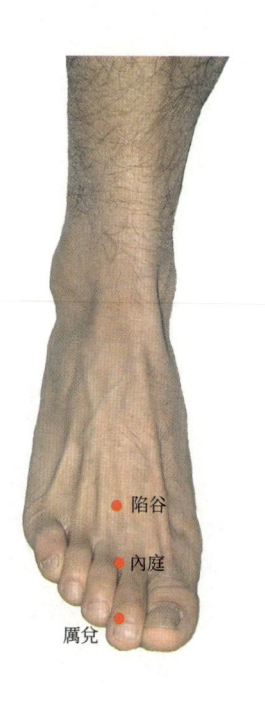

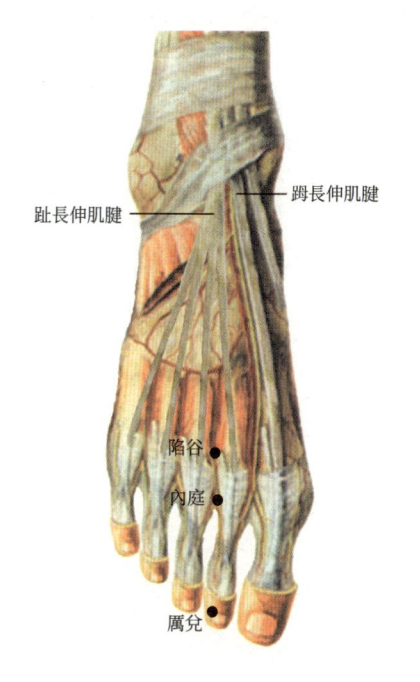

陷谷（Xiàngǔ, ST43）

【特异性】胃經輸穴。

【楊甲三取穴技巧】第2、3跖骨間，第2跖趾關節後方端凹陷中。

【解剖】皮膚→皮下組織→趾短伸肌→第2跖骨間隙。

【刺灸】直刺0.2～0.3寸，局部脹痛。可灸。

【主治】腹痛，便秘，足背腫痛。

內庭（Nèitíng, ST44）

【特异性】胃經滎穴。

【楊甲三取穴技巧】第2、3趾間，第2跖趾關節前方端凹陷中，趾蹼緣後方赤白肉際處。

【解剖】皮膚→皮下組織→趾背動靜脈。

【刺灸】直刺0.2～0.3寸，局部脹痛。可灸。

【主治】腹痛，泄瀉，齒痛，鼻衄，咽痛，失眠，發熱。

厲兌（Lìduì, ST45）

【特异性】胃經井穴。

【楊甲三取穴技巧】第2足趾爪甲外側緣和基底部各做一線，相交處取穴，去趾甲角0.1寸。

【解剖】皮膚→皮下組織→趾長伸肌第2趾肌腱的外側束。

【刺灸】①淺刺0.1～0.2寸，局部脹痛。②三稜針點刺出血。可灸。

【主治】鼻衄，面腫，咽痛，齒痛，發熱，多夢。

第6章 足太陰脾經

　　足太陰脾經（Spleen Meridian of Foot-taiyin, SP），本經一側21個穴（左、右兩側共42個穴），11個穴分佈在下肢內側面，10個穴分佈在腹部、側胸部。首穴隱白，末穴大包。

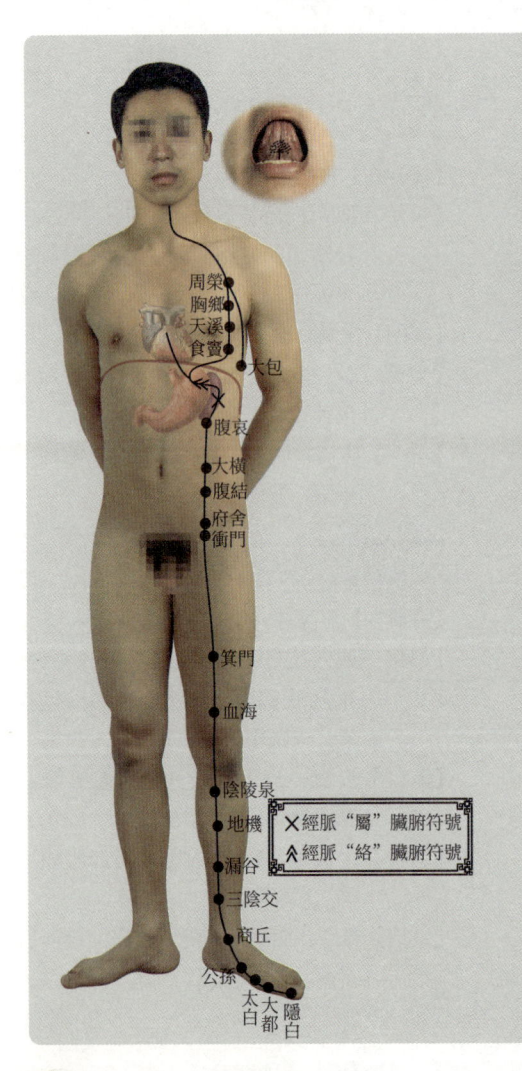

【經穴速記歌訣】

SP二一是脾經，起于隱白大包終，
脾胃腸腹泌尿好，五臟生殖血舌病，
隱白大趾內甲角，大都節前陷中尋，
太白節後白肉際，基底前下是公孫，
商丘內踝前下找，髁上三寸三陰交，
髁上六寸漏谷是，陵下三寸地機朝，
膝內輔下陰陵泉，血海股內肌頭間，
箕門血海上五寸，衝門曲骨三五偏，
衝上斜七是府舍，腹結大橫下寸三，
臍旁四寸大橫穴，腹哀建裡四寸旁，
中庭旁六食竇全，天溪胸鄉周榮上，
四肋三肋二肋間，大包腋下方六寸，
腋中線上六肋間，脾經二十一穴全。

✕ 經脈"屬"臟腑符號
✕ 經脈"絡"臟腑符號

第6章 足太陰脾經

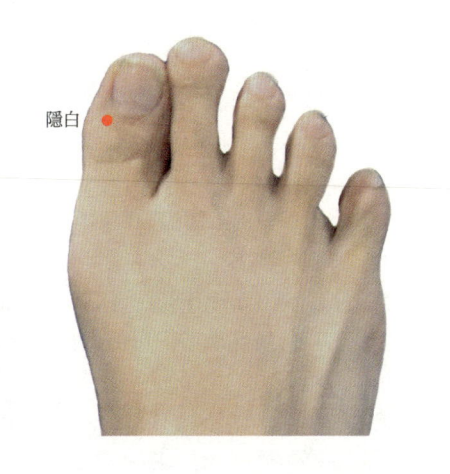

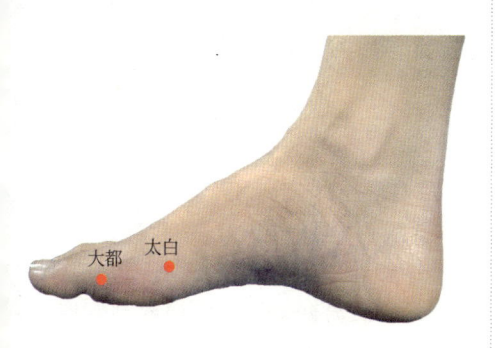

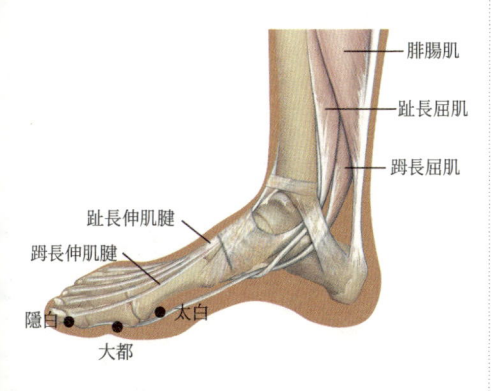

隱白（Yǐnbái, SP1）

【特异性】脾經井穴。

【楊甲三取穴技巧】大趾爪甲內緣和基底部各做一線，相交處取穴，去趾甲角0.1寸。

【解剖】皮膚→皮下組織→踇趾纖維鞘→踇長伸肌腱內側束。

【刺灸】①淺刺0.1～0.2寸，局部脹痛。②三稜針點出血。可灸。

【主治】月經不調，崩漏，癲狂，多夢，腹脹，腹瀉。

大都（Dàdū, SP2）

【特异性】脾經滎穴。

【楊甲三取穴技巧】在足內側，第1跖趾關節前方凹陷，赤白肉際處。

【解剖】皮膚→皮下組織→趾跖側筋膜→趾纖維鞘→踇長屈肌腱。

【刺灸】直刺0.3～0.5寸，局部酸脹。可灸。

【主治】腹脹，腹痛，胃痛。

太白（Tàibái, SP3）

【特异性】脾經輸穴；脾經原穴。

【楊甲三取穴技巧】在足內側，第1跖趾關節後方凹陷，赤白肉際處。

【解剖】皮膚→皮下組織→趾纖維鞘→踇展肌腱→踇短屈肌。

【刺灸】直刺0.3～0.5寸，局部酸脹。可灸。

【主治】胃痛，腹脹，嘔吐，泄瀉，身體沉重，骨節痛。

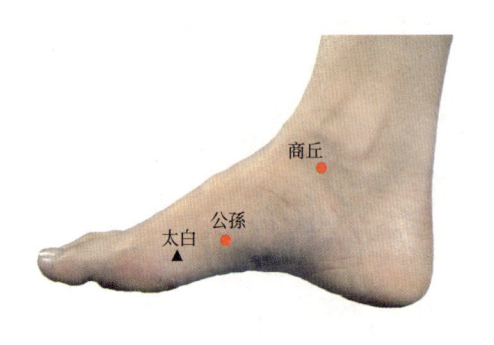

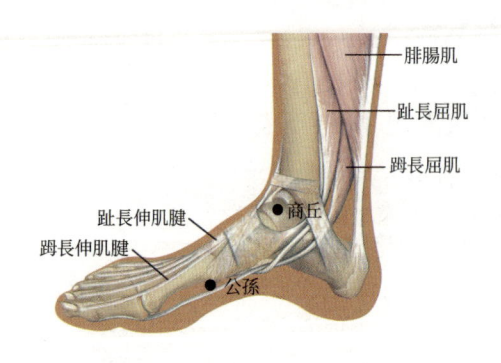

公孫 (Gōngsūn, SP4)

【特异性】脾經絡穴；八脈交會穴，通衝脈。

【楊甲三取穴技巧】當第1跖骨底的前下緣赤白肉際處，約太白後上1寸處。

【解剖】皮膚→皮下組織→跨展肌腱→跨短屈肌。

【刺灸】直刺0.5～0.8寸，深刺可透涌泉，局部酸脹，可擴散至足底。可灸。

【主治】嘔吐，胃脘痛，痢疾，水腫，煩心失眠，心悸，嗜臥。

商丘 (Shāngqiū, SP5)

【特异性】脾經經穴。

【楊甲三取穴技巧】內踝前下緣凹陷，舟骨粗隆與內踝尖連線中點。

【解剖】皮膚→皮下組織→屈肌支持帶。

【刺灸】直刺0.3～0.5寸，透解溪穴，局部酸脹，可擴散到踝關節。可灸。

【主治】腹瀉，便秘，舌痛，咳嗽，踝關節扭傷。

商丘

小提示：脾虛腹瀉配中脘、天樞、足三里、脾俞、關元俞。脾虛痰飲嗜臥配脾俞、豐隆、陰陵泉、神門。踝關節扭傷配丘墟、解溪、三陰交、昆侖。

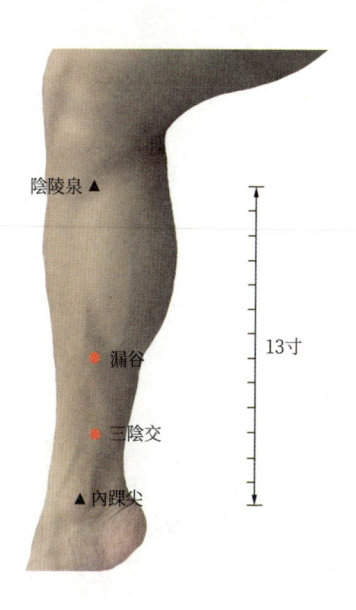

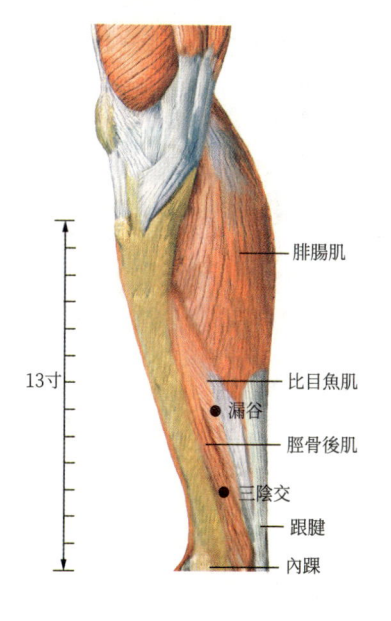

三陰交（Sānyīnjiāo, SP6）

【楊甲三取穴技巧】在小腿內側，內踝尖上3寸，脛骨後緣處。
【解剖】皮膚→皮下組織→趾長屈肌腱→踇長屈肌腱→脛骨後肌。
【刺灸】直刺0.5～1.0寸，局部酸脹，可有麻電感向足底放散。可灸。
【主治】腹痛，泄瀉，月經不調，崩漏，赤白帶下，水腫，小便不利，遺精，陽痿，失眠，足痿痹痛，蕁麻疹。
【注意事項】孕婦禁針。

漏谷（Lòugǔ, SP7）

【楊甲三取穴技巧】在小腿內側，內踝尖上6寸，脛骨後緣一橫指處。
【解剖】皮膚→皮下組織→小腿三頭肌→趾長屈肌→脛骨後肌。
【刺灸】直刺1.0～1.5寸，局部酸脹，可擴散至小腿外側或足。可灸。
【主治】腸鳴腹脹，腹痛，水腫，小便不利。

漏谷

小提示：脾腎兩虛小便不利配脾俞、腎俞、三焦俞、氣海。脾腎陽虛水腫配脾俞、腎俞、水分、氣海、太溪。腿膝麻木不仁配梁丘、血海、陽陵泉、三陰交。

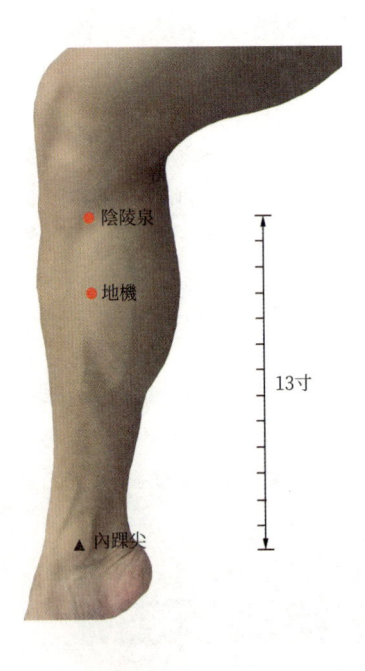

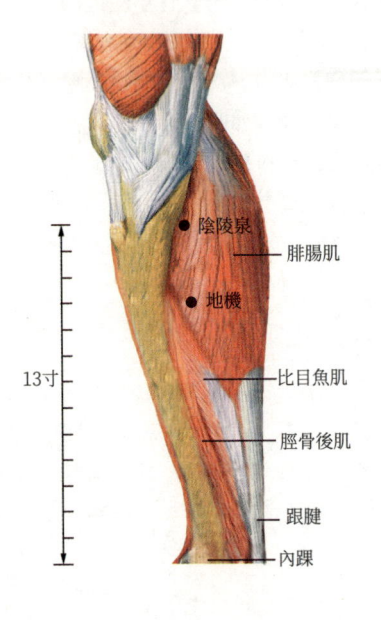

地機（Dìjī, SP8）

【特异性】脾經郄穴。
【楊甲三取穴技巧】陰陵泉下3寸，脛骨後緣一橫指。
【解剖】皮膚→皮下組織→趾長屈肌→脛骨後肌。
【刺灸】直刺1.0～1.5寸，局部酸脹，可擴散至小腿部。可灸。
【主治】腹脹腹痛，月經不調，痛經。

地機
小提示：脾虛腹痛配脾俞、章門、足三里、天樞。血滯經閉配中極、合谷、三陰交、太衝、豐隆。血瘀痛經配中極、石門、歸來。

陰陵泉（Yīnlíngquán, SP9）

【特异性】脾經合穴。
【楊甲三取穴技巧】在小腿內側，脛骨內側髁下緣凹陷處。
【解剖】皮膚→皮下組織→縫匠肌腱→半膜肌及半腱肌→膕肌。
【刺灸】直刺1.0～1.5寸，局部酸脹，可擴散至小腿部。可灸。
【主治】腹痛，腹瀉，水腫，小便不利。

陰陵泉
小提示：脾虛腹脹、腹瀉配脾俞、天樞、下脘、三陰交。濕熱黃疸配至陽、腕骨、太衝、陽陵泉。膀胱濕熱小便不利配三陰交、膀胱俞、中極。膝痛配陽陵泉、足三里、犢鼻、鶴頂。

第6章 足太陰脾經

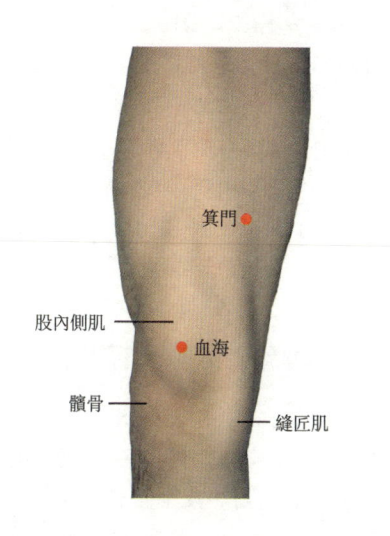

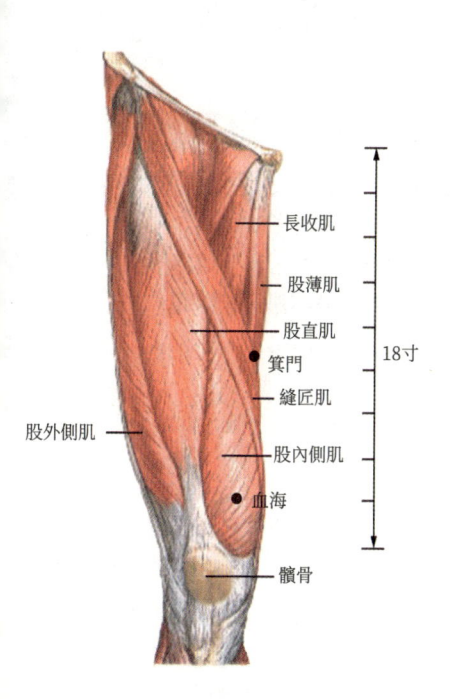

血海（Xuèhǎi, SP10）

【楊甲三取穴技巧】於髕骨內上緣上2寸，股內側肌凸起高點。簡便取法，醫師面對病人，用手掌按在病人髕骨上，掌心對準其頂端，拇指向內側，當拇指尖所指處。

【解剖】皮膚→皮下組織→股內側肌。

【刺灸】直刺1.0～2.0寸，局部酸脹，可向膝部放散。可灸。

【主治】腹脹，月經不調，痛經，蕁麻疹，皮膚瘙癢，膝關節炎。

箕門（Jīmén, SP11）

【楊甲三取穴技巧】血海上6寸，縫匠肌內側緣。

【解剖】皮膚→皮下組織→大收肌。

【刺灸】直刺0.5～1.0寸，局部酸脹，可向上下放散。可灸。

【主治】小便不通，遺尿。

> 箕門
> 小提示：膀胱濕熱小便不利配三陰交、陰陵泉、膀胱俞、中極。氣虛遺尿配脾俞、足三里、氣海、膀胱俞。

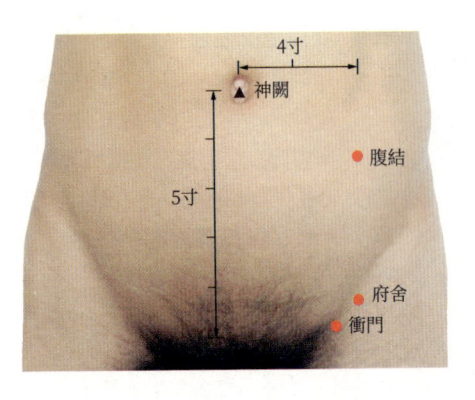

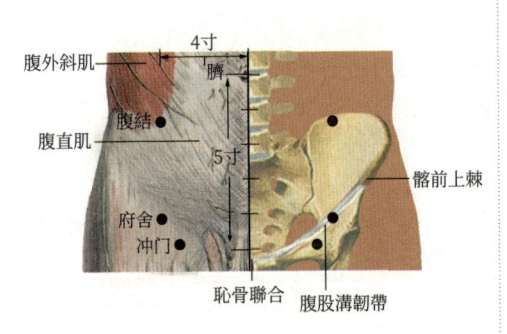

衝門 (Chōngmén, SP12)

【楊甲三取穴技巧】仰臥，先取曲骨穴，曲骨旁開3.5寸處。

【解剖】皮膚→皮下組織→腹外斜肌腱膜→腹內斜肌和腹橫肌腱。

【刺灸】直刺0.5～1.0寸，腹股溝酸脹，可擴散至外陰部。可灸。

【主治】腹痛，疝氣，小便不利。

府舍 (Fǔshè, SP13)

【楊甲三取穴技巧】衝門斜上1寸（垂直距離0.7寸），距正中線4寸。

【解剖】皮膚→皮下組織→腹外斜肌筋膜→腹內斜肌→腹橫筋膜。

【刺灸】直刺0.5～1.0寸，局部酸脹，可擴散至外陰部。可灸。

【主治】腹痛，霍亂吐瀉，疝氣。

腹結 (Fùjié, SP14)

【楊甲三取穴技巧】臍中下1.3寸，前正中線旁開4寸。

【解剖】皮膚→皮下組織→腹外斜肌→腹內斜肌→腹橫肌。

【刺灸】直刺1.0～1.5寸，局部酸麻重脹。可灸。

【主治】腹痛，腹瀉，疝氣，腹內症瘕。

腹結

小提示：寒邪腹痛繞臍配中脘、大橫、公孫、合谷、足三里。食滯腹痛配下脘、足三里、梁門、天樞、內庭。脾虛腹瀉配中脘、天樞、脾俞、關元俞、足三里。狐疝配歸來、關元、三角灸、中脘、足三里。

第6章　足太陰脾經

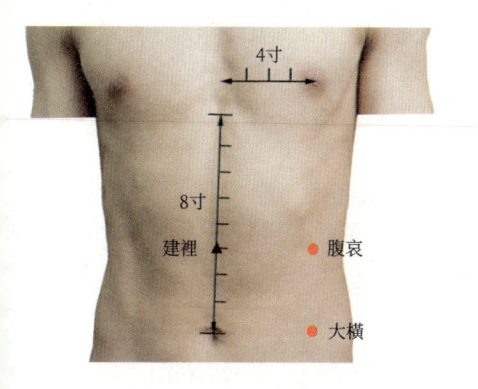

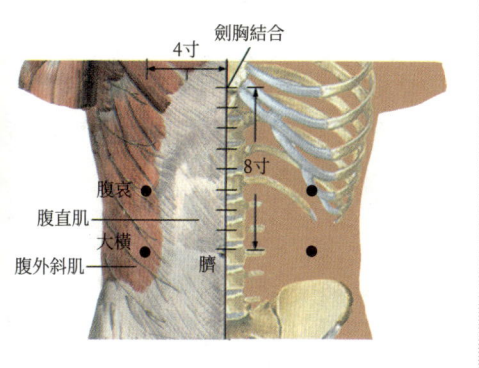

大橫（Dàhéng, SP15）

【楊甲三取穴技巧】平臍中，旁開4寸。
【解剖】皮膚→皮下組織→腹外斜肌→腹內斜肌→腹橫肌。
【刺灸】直刺1.0～1.5寸，局部酸脹。可灸。
【主治】繞臍痛，腹瀉，痢疾，便秘。

> **大橫**
> 　　小提示：脾虛泄瀉配中脘、天樞、脾俞、足三里。熱結便秘配合谷、曲池、腹結、上巨虛。寒積便秘配氣海、照海、石關、腎俞、關元俞。

腹哀（Fùāi, SP16）

【楊甲三取穴技巧】大橫直上3寸，建裡旁開4寸。
【解剖】皮膚→皮下組織→腹外斜肌→腹內斜肌→腹橫肌。
【刺灸】直刺1.0～1.5寸，局部酸麻重脹。
【主治】腹脹，消化不良，便秘，痢疾。

> **腹哀**
> 　　小提示：消化不良、食滯腹痛配下脘、梁門、天樞、曲池；痢疾配合谷、天樞、上巨虛。

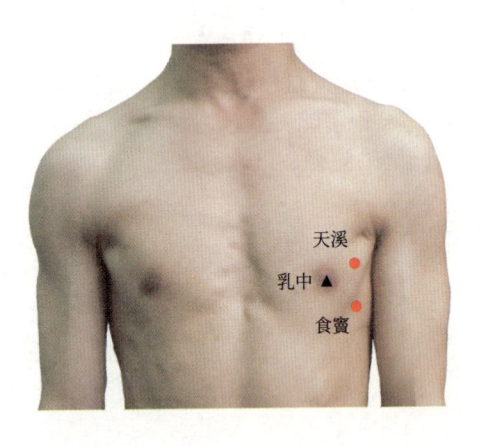

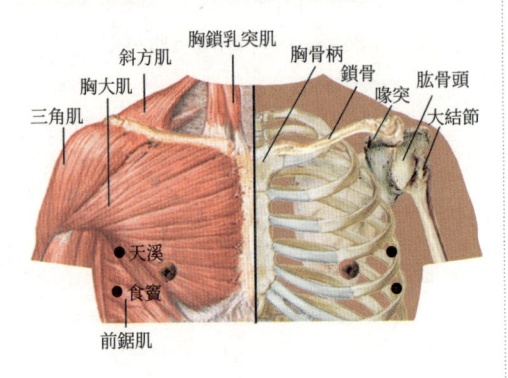

食竇（Shídòu, SP17）

【楊甲三取穴技巧】在胸部，第5肋間隙，前正中線旁開6寸處。

【解剖】皮膚→皮下組織→前鋸肌→第5肋間結構。

【刺灸】向外斜刺0.5～0.8寸，局部酸脹。可灸。

【主治】胸脅脹痛，嘔吐，噯氣。

【注意事項】不可直刺過深，以免傷及肺和胸膜。

> **食竇**
> 小提示：胸脅脹痛配膻中、期門、章門。噯氣配中脘、天樞、足三里、內關。

天溪（Tiānxī, SP18）

【楊甲三取穴技巧】在胸部，第4肋間隙，前正中線旁開6寸處。

【解剖】皮膚→皮下組織→胸大肌→前鋸肌→第4肋間結構。

【刺灸】向外斜刺0.5～0.8寸，局部酸脹。可灸。

【主治】咳嗽，胸脅痛，乳癰。

【注意事項】不可直刺過深，以免傷及肺和胸膜。

> **天溪**
> 小提示：痰濕咳嗽配脾俞、肺俞、豐隆、太淵、合谷。胃熱乳癰配膺窗、下巨虛、豐隆、溫溜、少衝。

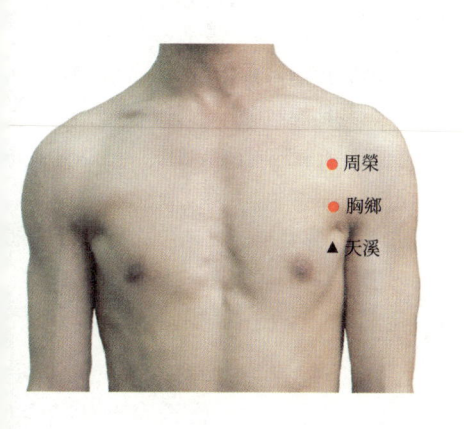

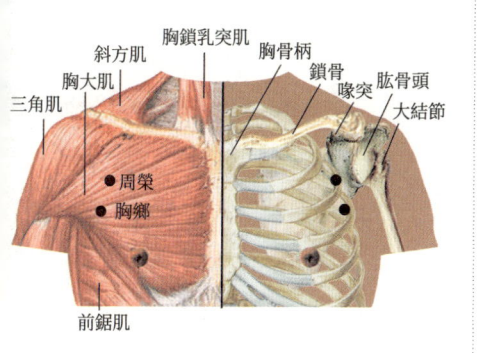

胸鄉（Xiōngxiāng，SP19）

【楊甲三取穴技巧】在胸部，第3肋間隙，前正中線旁開6寸處。
【解剖】皮膚→皮下組織→胸大肌→前鋸肌→第3肋間結構。
【刺灸】向外斜刺0.5～0.8寸，局部酸脹。可灸。
【主治】咳嗽，胸痛。
【注意事項】不可直刺過深，以免傷及肺和胸膜。

> **胸鄉**
> 小提示：氣滯胸脅脹痛配肝俞、中庭、期門、俠溪、日月。瘀血胸引背痛不得臥配膻中、巨闕、膈俞、太衝。

周榮（Zhōuróng，SP20）

【楊甲三取穴技巧】在胸部，第2肋間隙，前正中線旁開6寸處。
【解剖】皮膚→皮下組織→胸大肌→胸小肌→第2肋間結構。
【刺灸】向外斜刺0.5～0.8寸，局部酸脹。可灸。
【主治】咳嗽，氣喘，胸痛。
【注意事項】不可直刺過深，以免傷及肺和胸膜。

> **周榮**
> 小提示：肺虛咳喘痰多配中府、膻中、定喘、太淵、肺俞、豐隆。胸痛配膻中、缺盆、璇璣。

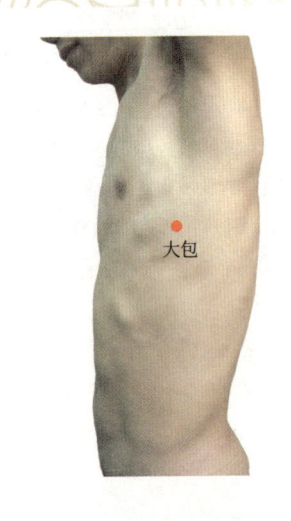

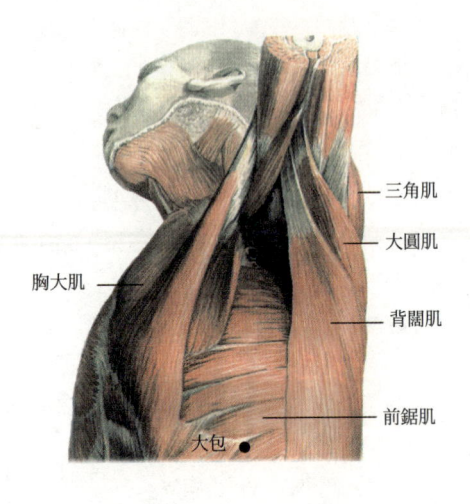

大包（Dàbāo, SP21）

【特异性】脾之大絡。

【楊甲三取穴技巧】在第6肋間隙，腋中線直下6寸處。

【解剖】皮膚→皮下組織→前鋸肌→第6肋間結構。

【刺灸】斜刺或向後平刺0.5～0.8寸，局部酸脹。可灸。

【主治】胸脅痛，氣喘，周身痛，四肢無力。

大包

　　小提示：氣滯胸脅痛配膻中、期門、中庭、肝俞、俠溪。痰飲遏肺氣喘配膻中、中府、孔最、豐隆、肺俞、合谷。

第7章 手少陰心經

　　手少陰心經（Heart Meridian of Hand-shaoyin, HT），本經一側9個穴（左、右兩側共18個穴），1個穴分佈在腋窩部，8個穴分佈在上肢掌側面的尺側。首穴極泉，末穴少衝。

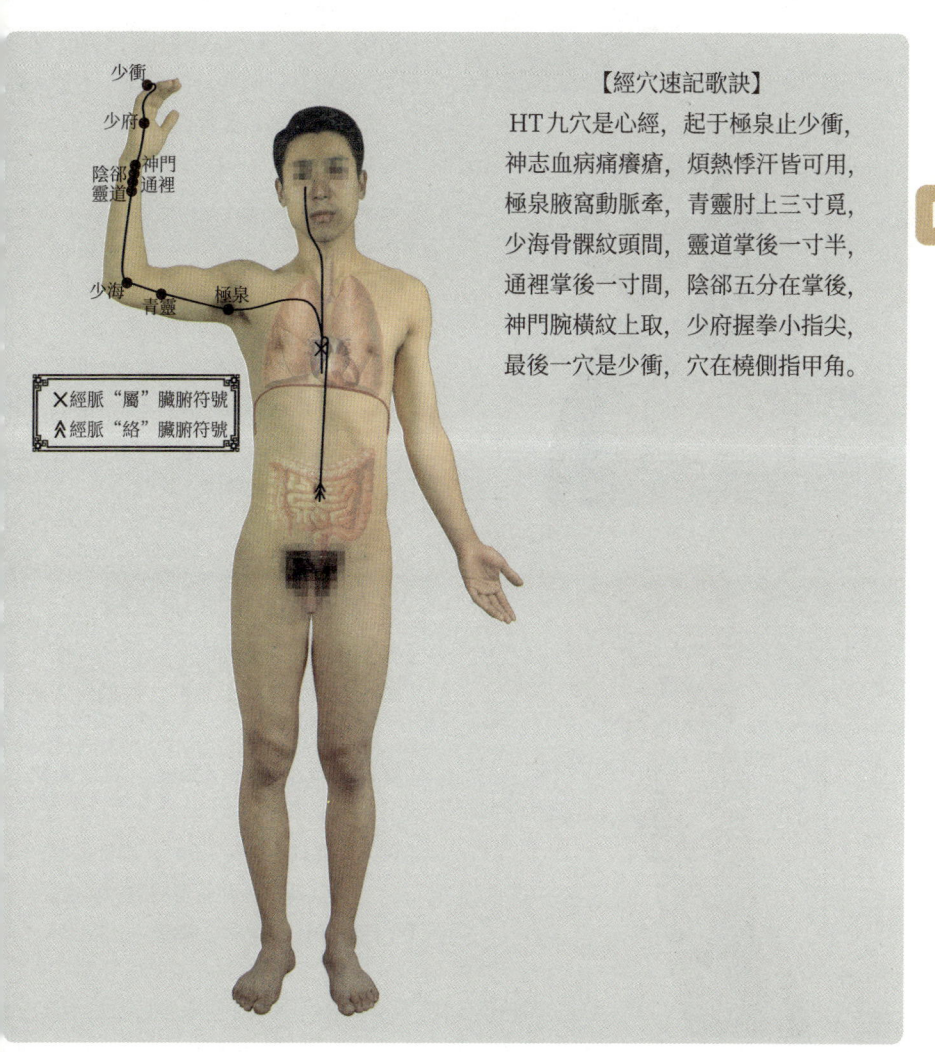

【經穴速記歌訣】

HT九穴是心經，起于極泉止少衝，
神志血病痛癢瘡，煩熱悸汗皆可用，
極泉腋窩動脈牽，青靈肘上三寸覓，
少海骨髁紋頭間，靈道掌後一寸半，
通裡掌後一寸間，陰郄五分在掌後，
神門腕橫紋上取，少府握拳小指尖，
最後一穴是少衝，穴在橈側指甲角。

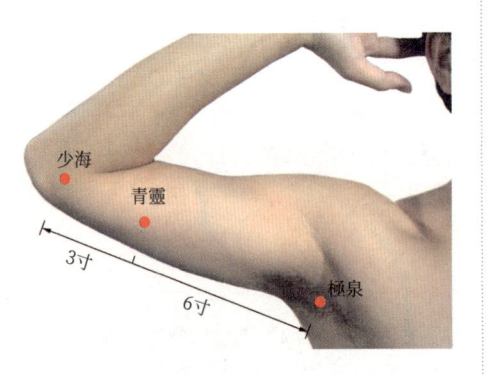

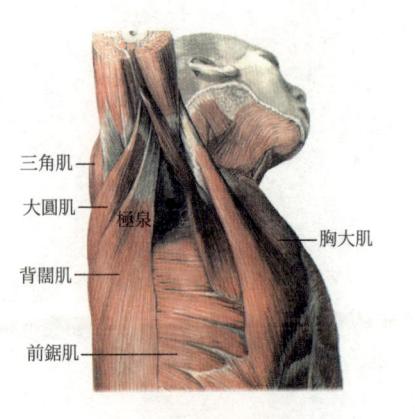

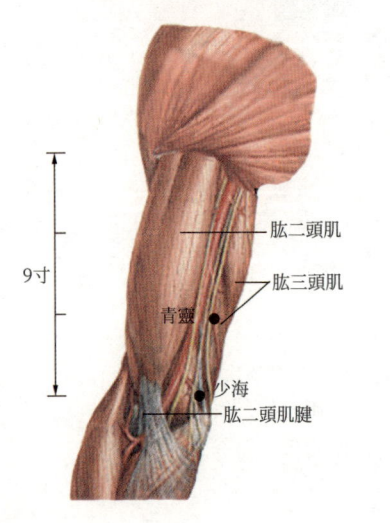

極泉（Jíquán, HT1）

【楊甲三取穴技巧】在上臂外展，腋窩正中，腋動脈搏動處。

【解剖】皮膚→皮下組織→腋窩內容物→大圓肌。

【刺灸】直刺0.5～1.0寸，或彈撥，整個腋窩酸脹，有麻電感向前臂手指端放散。可灸。

【主治】心悸，胸悶，上肢麻木疼痛。

【注意事項】針刺時避開動脈，不宜大幅度提插以免刺傷血管。

青靈（Qīnglíng, HT2）

【楊甲三取穴技巧】肱骨內上髁上3寸，肱二頭肌的內側溝中。

【解剖】皮膚→皮下組織→臂內側肌間隔。

【刺灸】直刺0.5～1.0寸，局部酸脹，針感可向前臂及腋部放散。可灸。

【主治】頭痛，胸脅痛，肩臂痛。

少海（Shàohǎi, HT3）

【特异性】心經合穴。

【楊甲三取穴技巧】屈肘，肘橫紋內側端凹陷中。

【解剖】皮膚→皮下組織→旋前圓肌→肱肌。

【刺灸】直刺0.5～1.0寸，局部酸脹，或有麻電感向前臂放散。可灸。

【主治】心悸，胸痛，癲癇，上肢麻木。

第 7 章　手少陰心經

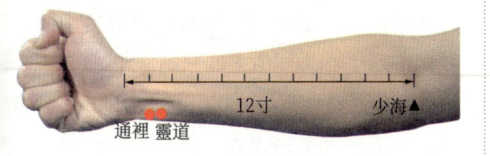

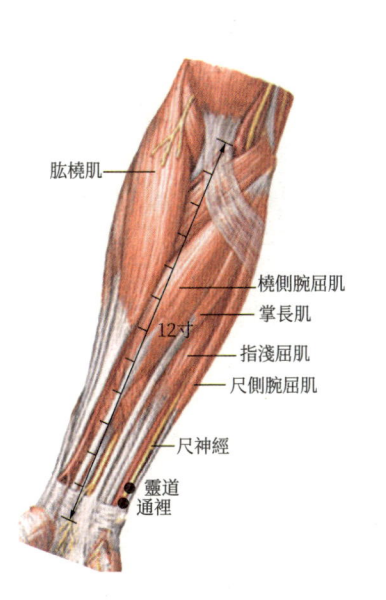

靈道（língdào, HT4）

【特異性】心經經穴。
【楊甲三取穴技巧】尺側腕屈肌腱橈側緣，腕橫紋上1.5寸。
【解剖】皮膚→皮下組織→尺側腕屈肌與指淺屈肌之間→指深屈肌→旋前方肌腱。
【刺灸】直刺0.3～0.5寸，局部酸脹，可向手指放散。可灸。
【主治】心悸，神志恍惚，失語，手臂麻木。

> **靈道**
> 小提示：痰火擾心，心悸怔忡配郄門、肺俞、尺澤、豐隆。瘀血心痛配心俞、厥陰俞、陰郄。痰火舌強不語配啞門、風池、廉泉、太衝、豐隆。腕臂攣急配肩髃、少海、曲池、少府、陽池。

通裡（Tōnglǐ, HT5）

【特異性】心經絡穴。
【楊甲三取穴技巧】尺側腕屈肌腱橈側緣，腕橫紋上1寸。
【解剖】皮膚→皮下組織→尺側腕屈肌與指淺屈肌之間→指深屈肌。
【刺灸】直刺0.3～0.5寸，局部酸脹，可向手指放散。可灸。
【主治】心痛，頭痛，頭暈，盜汗。

> **通裡**
> 小提示：心氣虛驚恐配巨闕、心俞、神門、間使。風熱頭痛、目眩配太陽、風池、合谷、率谷、通天。舌強不語配廉泉、合谷、勞宮。

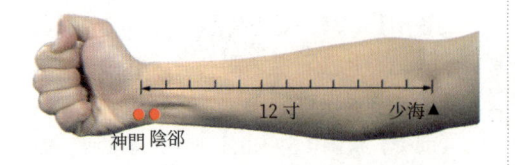

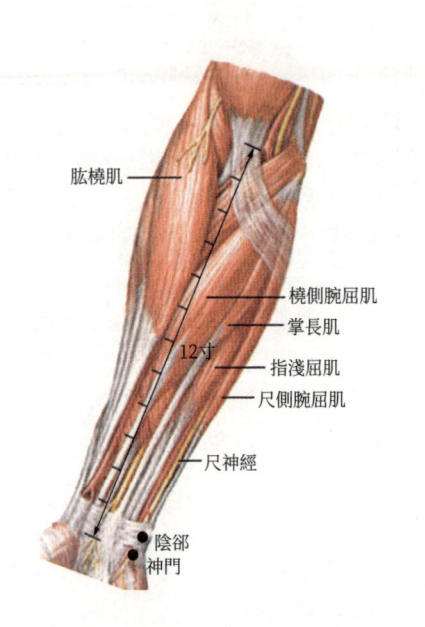

陰郄（Yīnxì, HT6）

【特异性】心經郄穴。
【楊甲三取穴技巧】尺側腕屈肌腱橈側緣，腕橫紋上0.5寸。
【解剖】皮膚→皮下組織→尺側腕屈肌與指淺屈肌之間→指深屈肌。
【刺灸】直刺0.3～0.5寸，局部酸脹，可向手指放散。可灸。
【主治】心痛，盜汗，失語。

> **陰郄**
> 小提示：瘀血心痛配膻中、巨闕、心俞、膈俞。陰虛骨蒸盜汗配復溜、合谷、太溪。

神門（Shénmén, HT7）

【特异性】心經輸穴；心經原穴。
【楊甲三取穴技巧】尺側腕屈肌腱橈側緣，腕橫紋上，豌豆骨後緣。
【解剖】皮膚→皮下組織→尺側腕屈肌腱橈側緣。
【刺灸】直刺0.3～0.5寸，局部酸脹，可向手指放散。可灸。
【主治】心悸，失眠，癡呆，頭痛，咽幹，失音，手臂痛麻。

> **神門**
> 小提示：心氣虛心悸配心俞、巨闕、大陵、內關。心脾兩虛健忘失眠配脾俞、心俞、三陰交。頭痛配合谷、列缺、百會、四神聰、太陽。

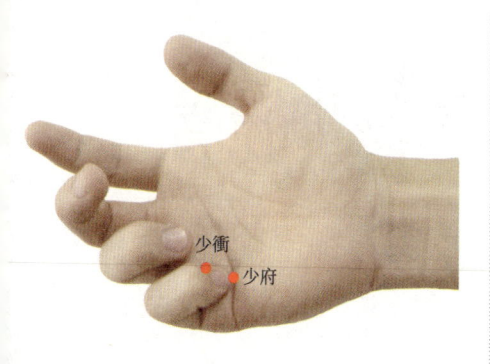

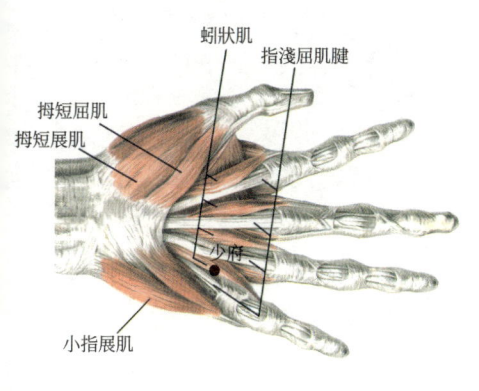

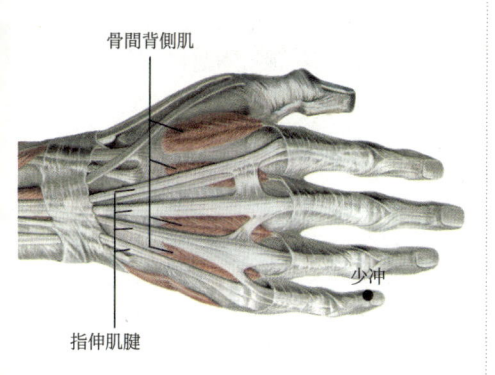

少府（Shàofǔ, HT8）

【特異性】心經滎穴。

【楊甲三取穴技巧】第5掌指關節後，第4、5掌骨之間。簡便取穴：仰掌屈指，小指末端所抵于手掌處。

【解剖】皮膚→皮下組織→第4蚓狀肌→第4骨間肌。

【刺灸】直刺0.2～0.3寸，局部脹痛向小指放散。可灸。

【主治】心悸，癡呆，發熱，陰癢，口瘡，小指拘攣。

> **少府**
> 小提示：痰火心悸配靈道、郄門、豐隆、肺俞。濕熱陰癢配中極、血海、三陰交、蠡溝。

少衝（Shàochōng, HT9）

【特異性】心經井穴。

【楊甲三取穴技巧】小指爪甲橈側緣和基底部各做一線，相交處取穴，去指甲角0.1寸。

【解剖】皮膚→皮下組織→指甲根。

【刺灸】①淺刺0.1～0.2寸，局部脹痛。②三稜針點刺出血。可灸。

【主治】癲狂，發熱，中風昏迷。

> **少衝**
> 小提示：中風昏迷配合谷、風府、十宣。痰火擾心狂證配水溝、上脘、豐隆、大鐘、神門。瘀血胸脅痛配膻中、巨闕、膈俞、陰郄、中衝。

第8章 手太陽小腸經

手太陽小腸經穴（Small Intestine Meridian of Hand-taiyang, SI），本經一側19個穴（左、右兩側共38個穴），4個穴分佈在頭頸部，7個穴分佈在肩背部，8個穴分佈在上肢外側面的後緣。首穴少澤，末穴聽宮。

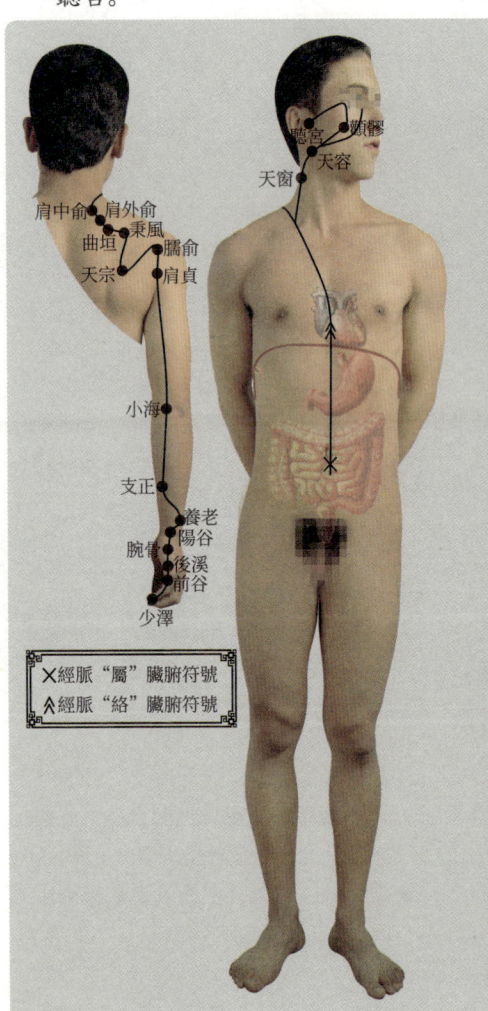

【經穴速記歌訣】

SI十九手小腸，少澤聽宮起止詳，
頭項耳目熱神志，癢瘡癰腫液病良，
少澤小指內甲角，前谷澤後節前方，
後溪握拳節後取，腕骨腕前骨陷當，
陽谷三角骨後取，養老轉手髁空藏，
支正腕後上五寸，小海二骨之中央，
肩貞紋頭上一寸，臑俞貞上骨下方，
天宗岡下窩中取，秉風岡上窩中央，
曲垣胛岡內上緣，陶道旁三外俞章，
大椎旁二中俞穴，天窗扶後大筋旁，
天容耳下曲頰後，顴髎顴骨下廉鄉，
聽宮之穴歸何處，耳屏中前陷中央。

✕ 經脈"屬"臟腑符號
✕ 經脈"絡"臟腑符號

第 8 章　手太陽小腸經

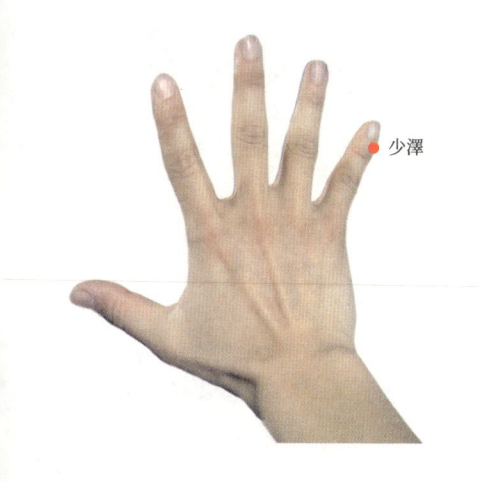

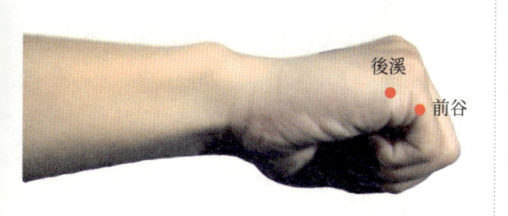

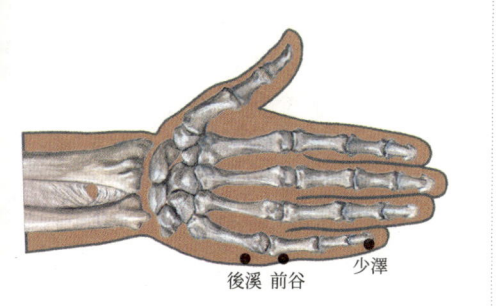

少澤（Shàozé, SI1）

【特異性】小腸經井穴。
【楊甲三取穴技巧】小指爪甲尺側緣和基底部各做一線，相交處取穴，去指甲角0.1寸。
【解剖】皮膚→皮下組織→指甲根。
【刺灸】①淺刺0.1～0.2寸，局部脹痛。
②三稜針點刺出血。可灸。
【主治】中風昏迷，目昏，產後無乳。

前谷（Qiángǔ, SI2）

【特異性】小腸經滎穴。
【楊甲三取穴技巧】手掌尺側赤白肉際，第5掌指關節前方凹陷中。
【解剖】皮膚→皮下組織→小指近節指骨骨膜。
【刺灸】直刺0.2～0.3寸，局部脹痛。可灸。
【主治】發熱無汗，耳鳴，手指麻木。

後溪（Hòuxī, SI3）

【特異性】小腸經滎穴；八脈交會穴，通督脈。
【楊甲三取穴技巧】手掌尺側赤白肉際，第5掌指關節後方凹陷中。
【解剖】皮膚→皮下組織→小指展肌→小指短屈肌。
【刺灸】直刺0.5～0.8寸，局部酸脹或向整個手掌部放散，深刺可透合谷穴。可灸。
【主治】頭項痛，上肢不遂，目眩，耳鳴，瘧疾，癲狂。

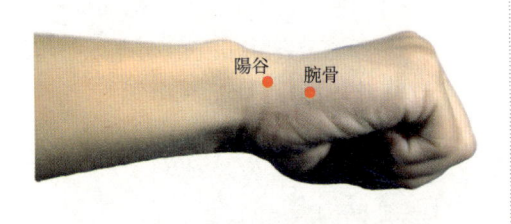

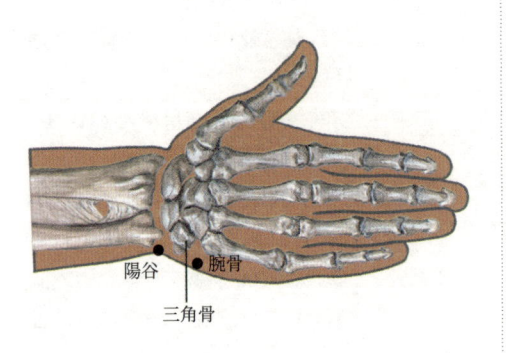

腕骨（Wàngǔ, SI4）

【特异性】小腸經原穴。
【楊甲三取穴技巧】手腕前方，三角骨前緣，赤白肉際處。
【解剖】皮膚→皮下組織→小指展肌→豆掌韌帶。
【刺灸】直刺0.3～0.5寸，局部酸脹，可擴散至手掌部。可灸。
【主治】頭痛，耳鳴，黃疸，消渴。

> 腕骨
> 　　小提示：風熱頭痛配風池、上星、頭維、合谷、三陽絡。黃疸配大椎、陶道、陽陵泉、間使。瘧疾、寒熱往來配大椎、後溪、液門、曲池。

陽谷（Yánggǔ, SI5）

【特异性】小腸經經穴。
【楊甲三取穴技巧】三角骨後緣，赤白肉際處。
【解剖】皮膚→皮下組織→尺側腕伸肌腱。
【刺灸】直刺0.3～0.5寸，局部酸脹，可擴散至整個腕關節。可灸。
【主治】頭痛，頸腫，耳鳴，牙痛，腕關節扭傷。

> 陽谷
> 　　小提示：風熱頸頜腫配少商、合谷、下關、頰車。手腕痛配陽溪、陽池、外關、合谷。

第 8 章　手太陽小腸經

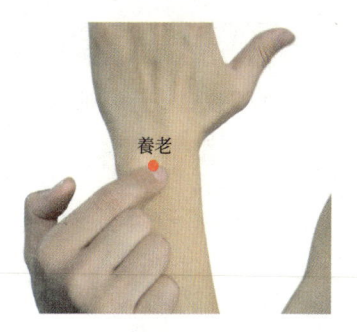

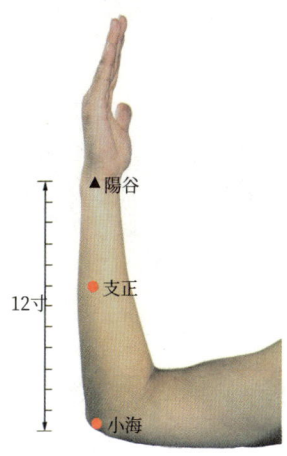

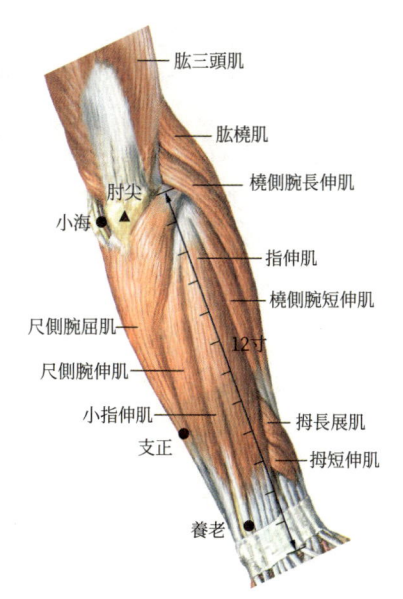

養老（Yǎnglǎo, SI6）

【特異性】小腸經郄穴。

【楊甲三取穴技巧】腕背橫紋上1寸。掌心向下，用另一手指按在尺骨小頭的最高點，然後掌心轉向胸部，在手指滑入的骨縫中取穴。

【解剖】皮膚→皮下組織→前臂骨間膜。

【刺灸】斜刺0.5～0.8寸，局部酸麻。可灸。

【主治】目視不明，急性腰痛。

支正（Zhīzhèng, SI7）

【特異性】小腸經絡穴。

【楊甲三取穴技巧】陽谷穴上5寸，陽谷與小海連線上。

【解剖】皮膚→皮下組織→尺側腕屈肌→指深屈肌→前臂骨間膜。

【刺灸】直刺或斜刺0.5～1.0寸，局部腫脹，可向下放散至手。可灸。

【主治】腰背酸痛，四肢無力。

小海（Xiǎohǎi, SI8）

【特異性】小腸經合穴。

【楊甲三取穴技巧】屈肘擡臂，與肘窩橫紋平齊之尺骨鷹嘴與肱骨內上髁之間。

【解剖】皮膚→皮下組織→尺神經溝。

【刺灸】直刺0.2～0.3寸，局部酸脹，向前臂及手部尺側放散。可彈撥。可灸。

【主治】頭痛，耳鳴，肩臂痛，癲癇。

63

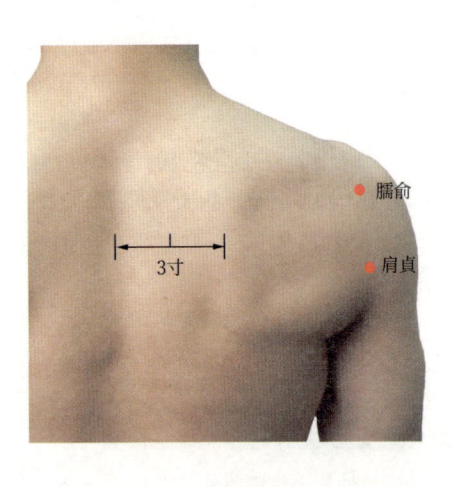

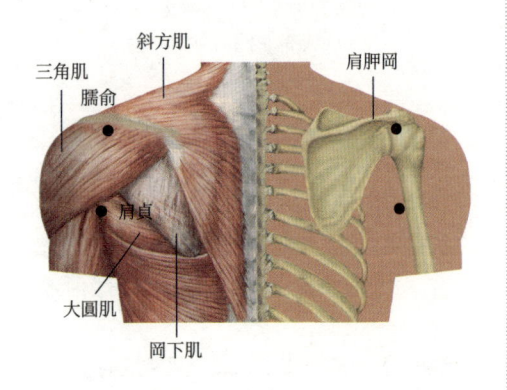

肩貞（Jiānzhēn, SI9）

【楊甲三取穴技巧】上臂內收，肩關節後下方，腋後紋頭直上1寸。
【解剖】皮膚→皮下組織→三角肌→肱三頭肌長頭→大圓肌→背闊肌。
【刺灸】直刺0.5～1.0寸，局部酸脹，向肩及指端傳導。可灸。
【主治】肩胛痛，手臂麻痛。

肩貞
　　小提示：肩痛配肩髎、肩髃、巨骨。肩胛痛配肩髃、天宗、秉風。手臂麻痛不舉配肩髎、曲池、支正、外關、合谷。

臑俞（Nàoshū, SI10）

【楊甲三取穴技巧】肩貞直上，肩胛岡下緣凹陷中。
【解剖】皮膚→皮下組織→三角肌→岡下肌。
【刺灸】直刺0.5～1.0寸，局部酸脹，可擴散至肩部。可灸。
【主治】肩臂酸痛無力，頸項瘰癧。

臑俞
　　小提示：肩痛配肩髎、肩髃。肩臂酸痛無力配肩髃、手三里、曲池、支正、合谷。

第8章 手太陽小腸經

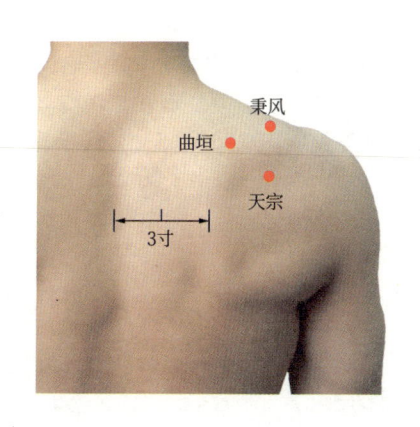

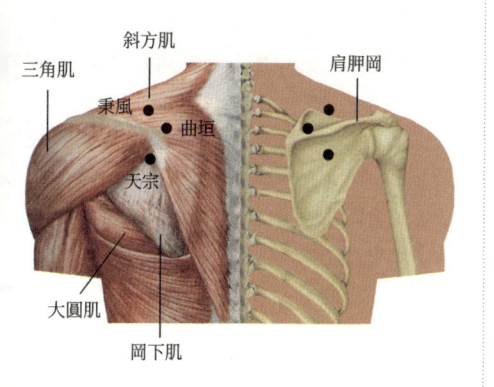

天宗（Tiānzōng, SI11）

【楊甲三取穴技巧】肩胛岡中點下緣下1寸。
【解剖】皮膚→皮下組織→斜方肌→岡下肌。
【刺灸】直刺或向四周斜刺，進針0.5～1.0寸，局部酸脹，或傳導至手指。可灸。
【主治】肩胛痛，乳癰。

秉風（Bǐngfēng, SI12）

【楊甲三取穴技巧】肩胛岡中點上緣上1寸。
【解剖】皮膚→皮下組織→斜方肌→岡上肌。
【刺灸】直刺0.3～0.5寸，局部酸脹。可灸。
【主治】肩胛痛拘攣。

曲垣（Qūyuán, SI13）

【楊甲三取穴技巧】肩胛岡內端上緣外1寸。
【解剖】皮膚→皮下組織→斜方肌→岡上肌。
【刺灸】直刺0.3～0.5寸，局部酸脹。可灸。
【主治】肩胛痛不舉，上肢酸麻。

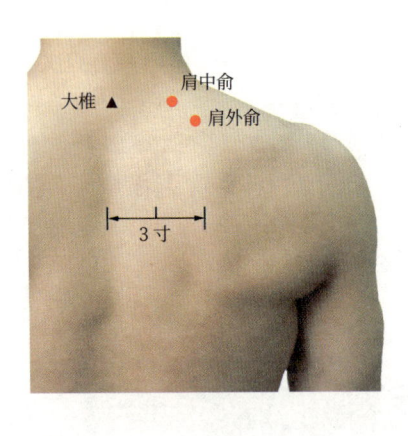

肩外俞（Jiānwàishū, SI14）

【楊甲三取穴技巧】平第1胸椎棘突下，後正中線旁開3寸。

【解剖】皮膚→皮下組織→斜方肌→肩胛提肌。

【刺灸】斜刺0.3～0.5寸，局部酸脹。可灸。

【主治】肩背酸痛，頸項強急，上肢冷痛等。

【注意事項】不可深刺，以免刺傷胸膜和肺。

> 肩外俞
> 　　小提示：上肢冷痛配大椎、曲垣、肩井、肩髃、肩髎、手三里、曲池、支正、合谷。

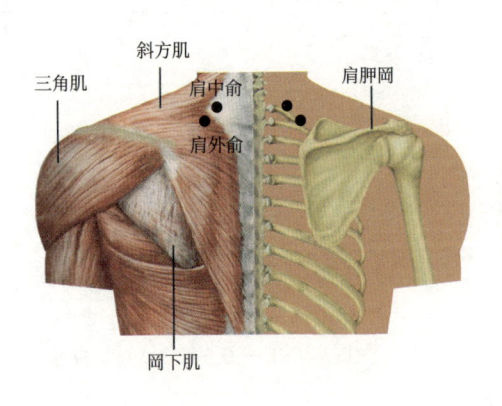

肩中俞（Jiānzhōngshū, SI15）

【楊甲三取穴技巧】平第7頸椎棘突下，後正中線旁開2寸。

【解剖】皮膚→皮下組織→斜方肌→肩胛提肌→小菱形肌。

【刺灸】斜刺0.3～0.5寸，局部酸脹。可灸。

【主治】咳嗽，肩背酸痛，頸項強急。

【注意事項】不可深刺，以免刺傷胸膜和肺。

> 肩中俞
> 　　小提示：肩背疼痛配大椎、肩井、秉風、曲池。

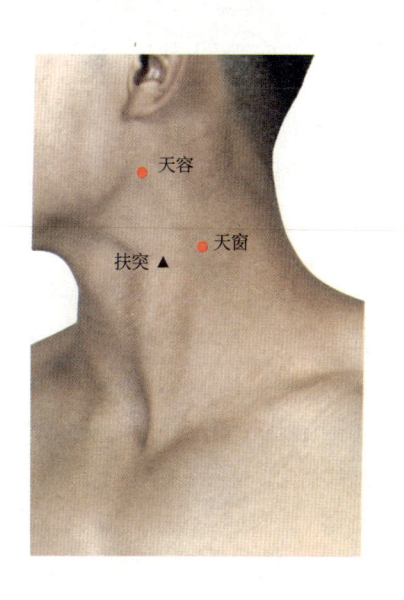

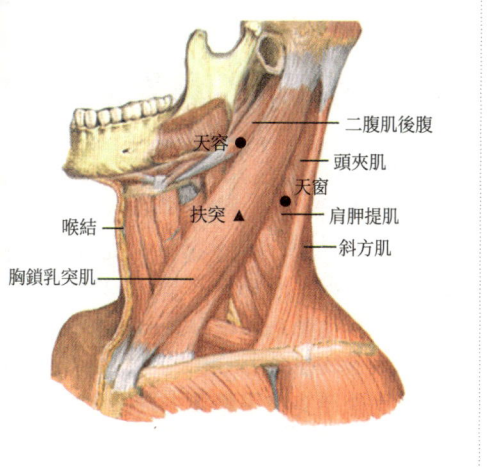

天窗（Tiānchuāng, SI16）

【楊甲三取穴技巧】平喉結，于胸鎖乳突肌的後緣處取穴。

【解剖】皮膚→皮下組織→肩胛提肌→頭夾肌。

【刺灸】直刺0.3～0.5寸，局部酸脹，可擴散至耳部、枕部、咽喉部。可灸。

【主治】咽喉腫痛，失語，頸項痛。

天窗

小提示：風熱咽喉腫痛配扶突、曲池、尺澤、合谷、少商。風熱暴暗不能言配廉泉、風池、扶突、人迎、少商、合谷。頸項強痛配風池、天柱、風門、後溪、陽谷。

天容（Tiānróng, SI17）

【楊甲三取穴技巧】平下頜角，胸鎖乳突肌的前緣凹陷中。

【解剖】皮膚→皮下組織→二腹肌後腹。

【刺灸】直刺0.5～0.8寸，局部酸脹，可擴散至舌根或咽喉部。可灸。

【主治】咽喉腫痛，頭項癰腫，耳鳴。

天容

小提示：風熱咽喉腫痛配少商、尺澤、風池、合谷。少陽風火耳鳴、耳聾配翳風、聽會、中渚、丘墟。痰氣交阻咽中如梗配膻中、太衝、商陽、神門、豐隆。

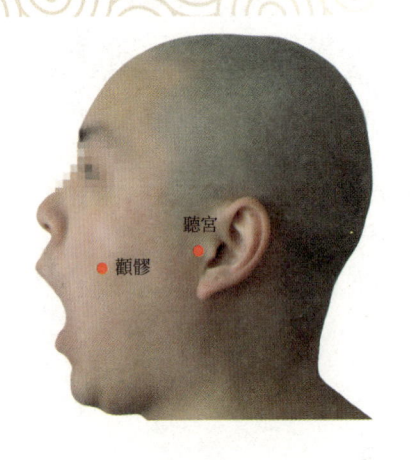

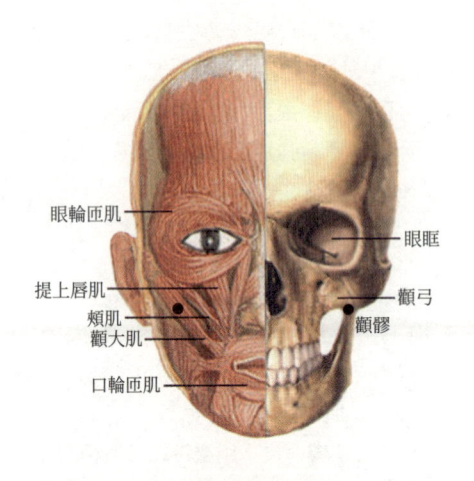

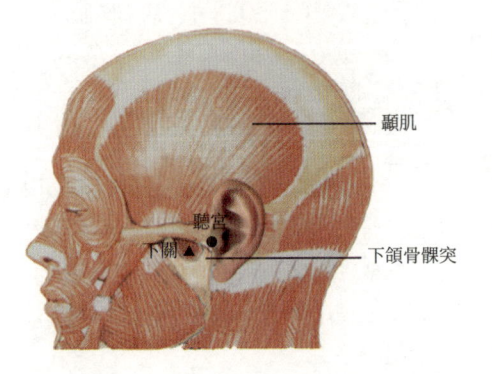

顴髎（Quánliáo, SI18）

【楊甲三取穴技巧】顴骨高點下緣，目外眥直下凹陷中。

【解剖】皮膚→皮下組織→顴肌→咬肌→顳肌。

【刺灸】直刺0.2～0.3寸，局部酸脹。可灸。

【主治】面痛，口眼㖞斜，齦腫齒痛。

> **顴髎**
>
> 小提示：口眼㖞斜配翳風、下關、太陽、陽白、頰車、地倉。風邪入絡眼瞼瞤動配百會、四神聰、風池、太陽、合谷。

聽宮（Tīnggōng, SI19）

【楊甲三取穴技巧】微張口，耳屏前與下頜骨髁突之間凹陷處。

【解剖】皮膚→皮下組織→外耳道軟骨。

【刺灸】直刺0.5～1.0寸，局部酸脹。可灸。

【主治】耳鳴，耳聾，聤耳。

> **聽宮**
>
> 小提示：肝膽火盛耳鳴、耳聾配翳風、聽會、中渚、俠溪、太衝。風熱火毒聤耳配風池、翳風、聽會、外關、大椎、足臨泣。風火牙痛配合谷、下關、頰車、外關、風池。

第9章　足太陽膀胱經

足太陽膀胱經（Bladder Meridian of Foot-taiyang, BL），本經一側67個穴（左、右兩側共134個穴），49個穴分佈在頭面部、頸部、背腰部，18個穴分佈在下肢後面的正中線和足的外側部。首穴睛明，末穴至陰。

【經穴速記歌訣】

BL六十七膀胱經，起于睛明至陰終，
臟腑頭面筋痔腰，熱病神志身後憑，
內眥上外是睛明，眉頭陷中攢竹取，
眉衝直上旁神庭，曲差庭旁一寸半，
五處直後上星平，承光通天絡卻穴，
後行俱是寸半程，玉枕腦戶旁寸三，
天柱筋外髮際憑，再下脊旁寸半尋，
第一大杼二風門，三椎肺俞四厥陰，
心五督六膈俞七，九肝十膽仔細分，
十一脾俞十二胃，十三三焦十四腎，
氣海十五大腸六，七八關元小腸俞，
十九膀胱廿中膂，廿一椎旁白環俞，
上次中下四髎穴，骶骨兩旁骨陷中，
尾骨之旁會陽穴，承扶臀下橫紋中，
殷門扶下六寸當，浮郄委陽上一寸，

委陽膕窩外筋旁，委中膕窩紋中央，
第二側線再細詳，以下挾脊開三寸，
二三附分魄戶當，四椎膏肓神堂五，
六七譩譆膈關藏，第九魂門陽綱十，
十一意舍二胃倉，十三肓門四志室，
十九胞肓廿一秩邊，小腿各穴牢牢記，
紋下二寸尋合陽，承筋合陽承山間，
承山腨下分肉藏，飛揚外踝上七寸，
跗陽踝上三寸良，崑崙外踝跟腱間，
僕參跟骨外下方，踝下五分申脈穴，
踝前骰陷金門鄉，大骨外下尋京骨，
關節之後束骨良，通谷節前陷中好，
至陰小趾外甲角，六十七穴分三段，
頭及後背兩側線，下肢後側次第找。

楊甲三針灸取穴圖解

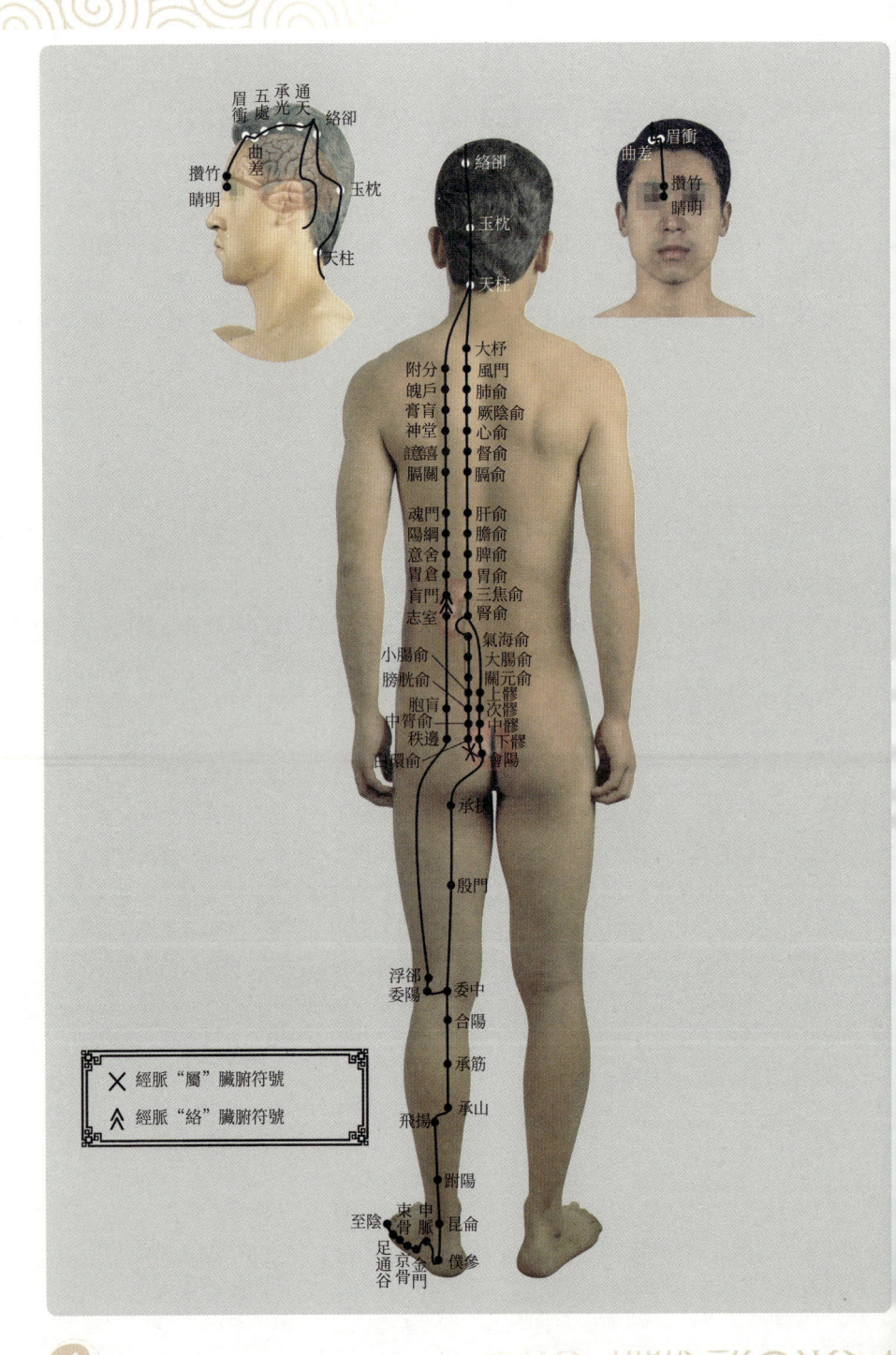

頭部側面（左）
- 眉衝
- 曲差
- 五處
- 承光
- 通天
- 絡卻
- 玉枕
- 天柱
- 攢竹
- 睛明

頭部正面
- 曲差
- 眉衝
- 攢竹
- 睛明

背部正中線（督脈旁開）
- 絡卻
- 玉枕
- 天柱
- 大杼
- 風門
- 肺俞
- 厥陰俞
- 心俞
- 督俞
- 膈俞
- 肝俞
- 膽俞
- 脾俞
- 胃俞
- 三焦俞
- 腎俞
- 氣海俞
- 大腸俞
- 關元俞
- 上髎
- 次髎
- 中髎
- 下髎
- 會陽

背部外側線
- 附分
- 魄戶
- 膏肓
- 神堂
- 譩譆
- 膈關
- 魂門
- 陽綱
- 意舍
- 胃倉
- 肓門
- 志室
- 小腸俞
- 膀胱俞
- 胞肓
- 中膂俞
- 秩邊
- 白環俞

下肢
- 承扶
- 殷門
- 浮郄
- 委陽
- 委中
- 合陽
- 承筋
- 承山
- 飛揚
- 跗陽
- 崑崙
- 僕參
- 申脈
- 金門
- 京骨
- 束骨
- 足通谷
- 至陰

圖例
- ✕ 經脈"屬"臟腑符號
- ∧ 經脈"絡"臟腑符號

第9章 足太陽膀胱經

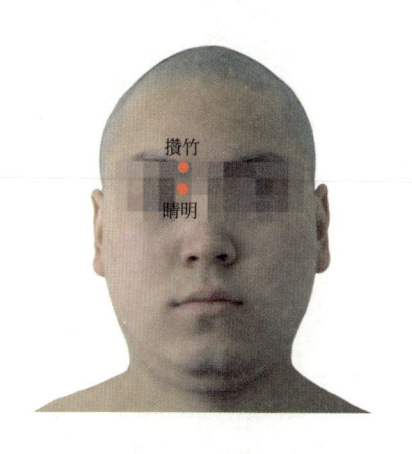

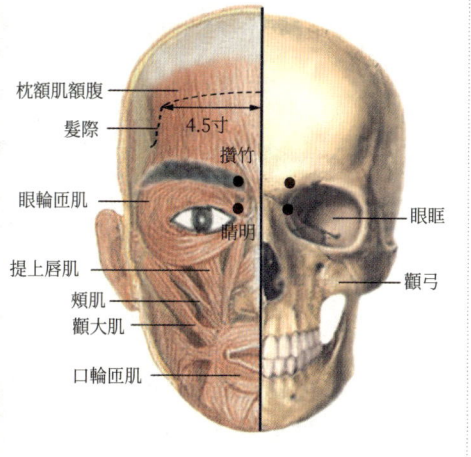

睛明（Jīngmíng, BL1）

【楊甲三取穴技巧】目內眥外上方凹陷中。

【解剖】皮膚→皮下組織→眼輪匝肌→上淚小管上方→內直肌與篩骨眶板之間。

【刺灸】囑患者閉目，醫師用左手輕推眼球向外側固定，右手持針緩慢刺入，緊靠眼眶直刺0.3～0.5寸，不提插撚轉，局部酸脹，並擴散至眼周圍。禁灸。

【主治】目赤腫痛，迎風流淚，近視，夜盲，急性腰扭傷。

【注意事項】出針時按壓針孔片刻，避免內出血。本穴針刺不可過深。

> 睛明
> 　　小提示：風熱目赤腫痛配太陽、合谷、少商。迎風流淚配攢竹、合谷、陽白、太衝。風熱目翳配瞳子髎、攢竹、風池、足臨泣。急性腰扭傷配水溝、委中、後溪。

攢竹（Cuánzhú, BL2）

【楊甲三取穴技巧】眉毛內側端，眶上切跡。

【解剖】皮膚→皮下組織→枕額肌→眼輪匝肌。

【刺灸】下斜刺或平刺透魚腰0.5～1.0寸，眼眶周圍酸脹。禁灸。

【主治】頭痛，眉稜骨痛，眼瞼瞤動，口眼喎斜，目赤腫痛，迎風流淚，近視。

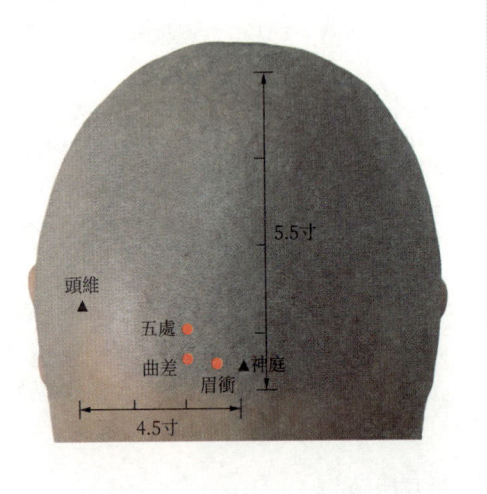

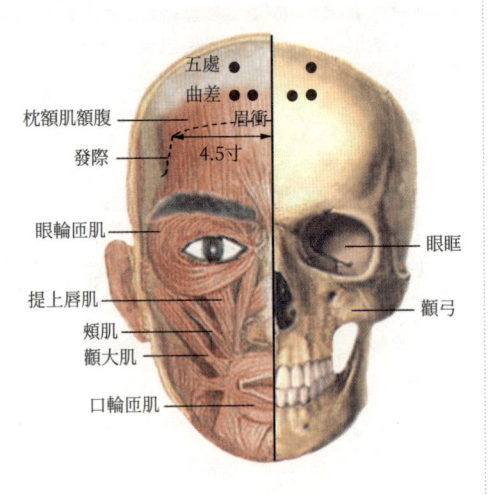

眉衝（Méichōng, BL3）

【楊甲三取穴技巧】眉頭攢竹直上，入髮際0.5寸。

【解剖】皮膚→皮下組織→枕額肌→腱膜下結締組織。

【刺灸】平刺0.3～0.5寸，局部脹痛。可灸。

【主治】眩暈，頭痛，鼻塞，目視不明。

曲差（Qūchā, BL4）

【楊甲三取穴技巧】前髮際正中直上0.5寸，神庭旁開1.5寸，神庭與頭維連線上。

【解剖】皮膚→皮下組織→枕額肌→腱膜下結締組織。

【刺灸】平刺0.3～0.5寸，局部脹痛。可灸。

【主治】頭痛，鼻塞，鼻衄。

五處（Wǔchù, BL5）

【楊甲三取穴技巧】前髮際正中直上1.0寸，旁開1.5寸。

【解剖】皮膚→皮下組織→枕額肌→腱膜下結締組織。

【刺灸】平刺0.3～0.5寸，局部脹痛。可灸。

【主治】小兒驚風，頭痛，目眩，目視不明。

第9章 足太陽膀胱經

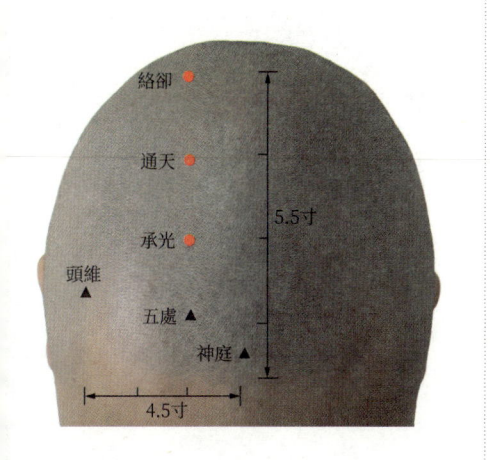

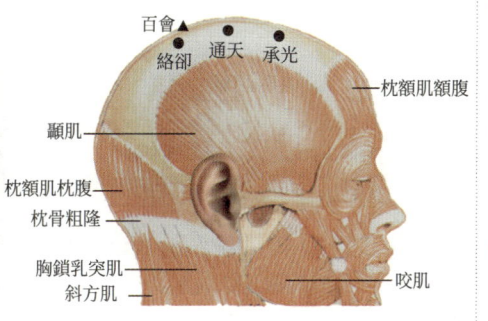

承光（Chéngguāng, BL6）

【楊甲三取穴技巧】前髮際正中直上2.5寸，旁開1.5寸。
【解剖】皮膚→皮下組織→帽狀腱膜→腱膜下結締組織。
【刺灸】平刺0.3～0.5寸，局部脹痛。可灸。
【主治】頭痛，目痛，目視不明等。

通天（Tōngtiān, BL7）

【楊甲三取穴技巧】前髮際正中直上4.0寸，旁開1.5寸。
【解剖】皮膚→皮下組織→帽狀腱膜→腱膜下結締組織。
【刺灸】平刺0.3～0.5寸，局部脹痛。可灸。
【主治】頭痛，鼻塞。

絡卻（Luòquè, BL8）

【楊甲三取穴技巧】前髮際正中直上5.5寸，旁開1.5寸。
【解剖】皮膚→皮下組織→帽狀腱膜→腱膜下結締組織。
【刺灸】平刺0.3～0.5寸，局部脹痛。可灸。
【主治】眩暈，癲癇，鼻塞。

> 絡卻
> 　　小提示：眩暈配風池、百會、太陽、上星。痰濁癲證配神門、大陵、印堂、膻中、豐隆、三陰交。

BL

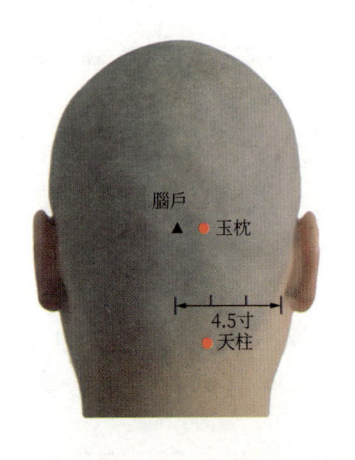

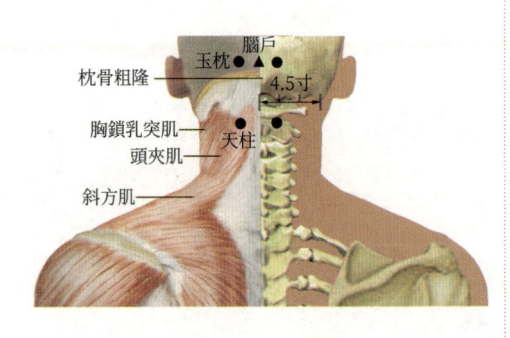

玉枕（Yùzhěn，BL9）

【楊甲三取穴技巧】先取枕外粗隆上緣凹陷處的腦戶穴，當腦戶旁開1.3寸處。

【解剖】皮膚→皮下組織→帽狀腱膜→腱膜下結締組織。

【刺灸】平刺0.3～0.5寸，局部酸脹。可灸。

【主治】頭痛，鼻塞。

> 玉枕
> 　小提示：頭痛配風門、風池、列缺、合谷。鼻塞配迎香、印堂、合谷。

天柱（Tiānzhù，BL10）

【楊甲三取穴技巧】後正中髮際上0.5寸，旁開1.3寸，斜方肌外側。

【解剖】皮膚→皮下組織→斜方肌→頭夾肌→頭半棘肌→頭後大直肌。

【刺灸】直刺0.5～0.8寸，局部酸脹，可擴散至後頭部。可灸。

【主治】頭痛，項強，肩背痛。

【注意事項】宜直刺向前，切勿向前內方向深進，以免刺透寰樞後膜進入椎管，損傷脊髓。

> 天柱
> 　小提示：頸項痛配頭維、通天、合谷、風池。鼻塞不聞香臭配列缺、合谷、迎香、印堂。肩背痛配大椎、大杼、肩中俞、後溪。

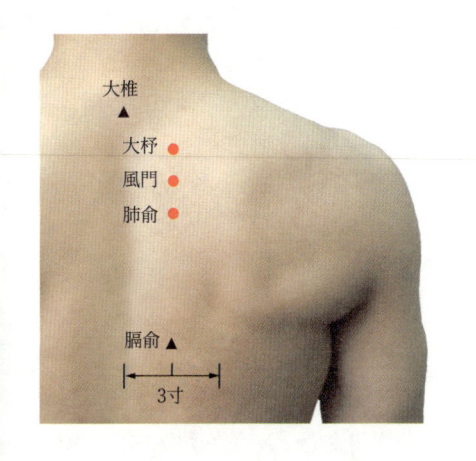

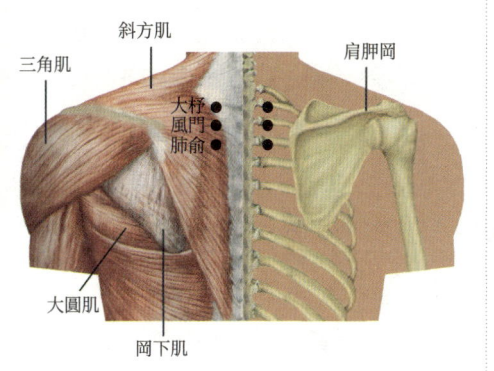

大杼（Dàzhù，BL11）

【特異性】八會穴之一，骨之會穴。
【楊甲三取穴技巧】第1胸椎棘突下，後正中線旁開1.5寸。
【解剖】皮膚→皮下組織→斜方肌→菱形肌→上後鋸肌→豎脊肌。
【刺灸】斜刺0.5～0.8寸，局部酸脹，可向肋間放散。可灸。
【主治】頸項強，肩背痛，喘息，胸脅支滿。
【注意事項】不可深刺，以免刺傷胸膜和肺。

風門（Fēngmén，BL12）

【楊甲三取穴技巧】第2胸椎棘突下，後正中線旁開1.5寸。
【解剖】皮膚→皮下組織→斜方肌→小菱形肌→上後鋸肌→豎脊肌。
【刺灸】斜刺0.5～0.8寸，局部酸脹，可向肋間放散。可灸。
【主治】傷風咳嗽，發熱頭痛。
【注意事項】同大杼。

肺俞（Fèishū，BL13）

【特異性】肺之背俞穴。
【楊甲三取穴技巧】第3胸椎棘突下，後正中線旁開1.5寸。
【解剖】皮膚→皮下組織→斜方肌→菱形肌→豎脊肌。
【刺灸】斜刺0.5～0.8寸，局部酸脹，可向肋間放散。可灸。
【主治】咳喘，胸痛，脊背痛。
【注意事項】同大杼。

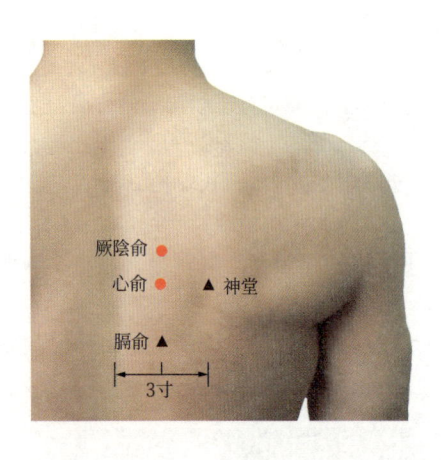

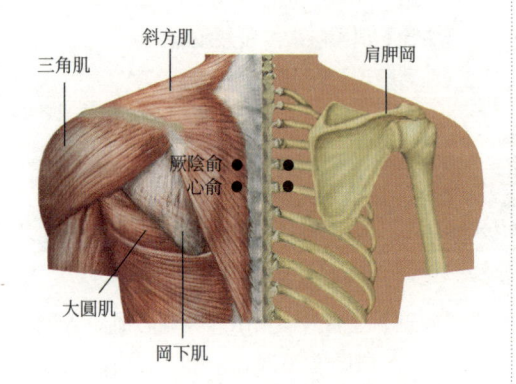

厥陰俞（Juéyīnshū, BL14）

【特异性】心包之背俞穴。
【楊甲三取穴技巧】第4胸椎棘突下，後正中線旁開1.5寸。
【解剖】皮膚→皮下組織→斜方肌→菱形肌→豎脊肌。
【刺灸】斜刺0.5～0.8寸，局部酸脹，可向肋間放散。可灸。
【主治】心痛，心悸，胸悶。
【注意事項】同大杼。

> **厥陰俞**
> 小提示：氣虛心悸配心俞、巨闕、間使、神門。痰濁胸悶配內關、膻中、太淵、豐隆。

心俞（Xīnshū, BL15）

【特异性】心之背俞穴。
【楊甲三取穴技巧】第5胸椎棘突下，後正中線旁開1.5寸。
【解剖】皮膚→皮下組織→斜方肌→豎脊肌。
【刺灸】斜刺0.5～0.8寸，局部酸脹，可向肋間放散。可灸。
【主治】心悸，胸悶，咳嗽，失眠，健忘，夢遺，盜汗。
【注意事項】同大杼。

> **心俞**
> 小提示：心悸配巨闕、間使、神門。心脾兩虛失眠健忘配脾俞、神門、足三里、三陰交。痰濁蒙心癲證配神門、大陵、膻中、豐隆、三陰交。熱擾胸中心煩配少府、內關、上脘、太衝、尺澤。

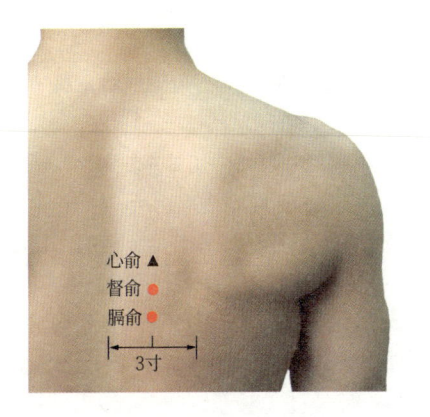

督俞（Dūshū, BL16）

【楊甲三取穴技巧】第6胸椎棘突下，後正中線旁開1.5寸。

【解剖】皮膚→皮下組織→斜方肌→豎脊肌。

【刺灸】斜刺0.5～0.8寸，局部酸脹，可向肋間放散。可灸。

【主治】心痛，腹痛，腸鳴，身體虛弱。

【注意事項】同大杼。

> **督俞**
> 小提示：胸陽不振心痛配心俞、厥陰俞、內關、通裡、膻中。瘀血心痛配膻中、巨闕、膈俞、陰郄、心俞。肝氣犯胃呃逆配中脘、內關、膈俞、足三里。

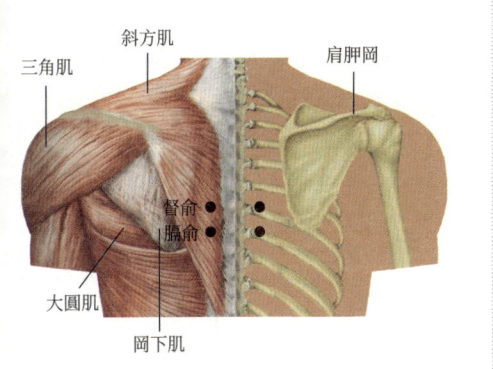

膈俞（Géshū, BL17）

【特異性】八會穴之一，血之會穴。

【楊甲三取穴技巧】第7胸椎棘突下，後正中線旁開1.5寸。

【解剖】皮膚→皮下組織→斜方肌→背闊肌→豎脊肌。

【刺灸】斜刺0.5～0.8寸，局部酸脹，可向肋間放散。可灸。

【主治】咯血，衄血，便血，心悸，胸痛，嘔吐，呃逆。

【注意事項】同大杼。

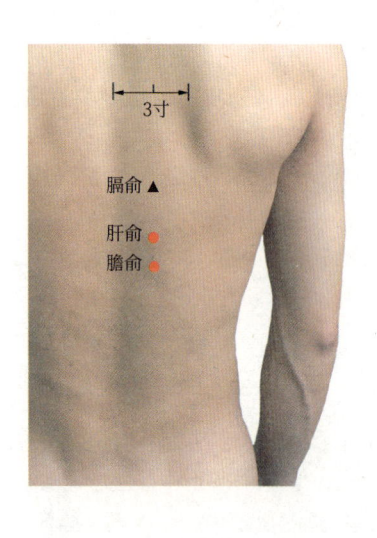

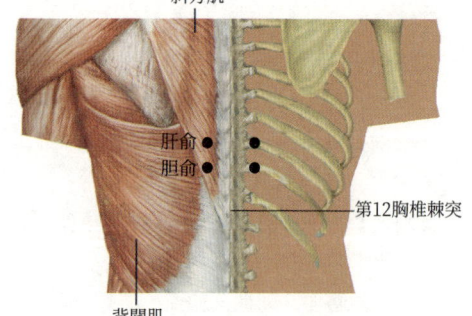

肝俞（Gānshū, BL18）

【特異性】肝之背俞穴。
【楊甲三取穴技巧】第9胸椎棘突下，後正中線旁開1.5寸。
【解剖】皮膚→皮下組織→斜方肌→背闊肌→豎脊肌。
【刺灸】斜刺0.5～0.8寸，局部酸脹，可向肋間放散。可灸。
【主治】腹脹，胸脅支滿，黃疸，目赤痛癢，吐血，月經不調，頸項強痛，腰背痛，寒疝。
【注意事項】同大杼。

膽俞（Dǎnshū, BL19）

【特異性】膽之背俞穴。
【楊甲三取穴技巧】第10胸椎棘突下，後正中線旁開1.5寸。
【解剖】皮膚→皮下組織→背闊肌→下後鋸肌→豎脊肌。
【刺灸】斜刺0.5～0.8寸，局部酸脹，可向肋間放散。可灸。
【主治】黃疸，口苦，肺癆。
【注意事項】同大杼。

> **膽俞**
>
> 小提示：肝郁脅痛配肝俞、期門、俠溪、中庭。肝郁化火口苦咽痛配俠溪、液門、足臨泣、足竅陰、間使。濕熱黃疸配肝俞、至陽、陽陵泉、太衝、腕骨。膽火犯胃嘔吐，飲食不下配間使、足臨泣、中渚、公孫、內關。

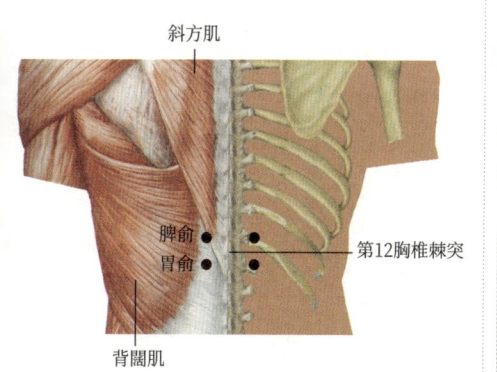

脾俞（Píshū，BL20）

【特異性】脾之背俞穴。
【楊甲三取穴技巧】第11胸椎棘突下，後正中線旁開1.5寸。
【解剖】皮膚→皮下組織→背闊肌→下後鋸肌→豎脊肌。
【刺灸】斜刺0.5～0.8寸，局部痠脹，可向肋間放散。可灸。
【主治】腹痛，嘔吐，泄瀉，便血。
【注意事項】同大杼。

胃俞（Wèishū，BL21）

【特異性】胃之背俞穴。
【楊甲三取穴技巧】第12胸椎棘突下，後正中線旁開1.5寸。
【解剖】皮膚→皮下組織→背闊肌→下後鋸肌→豎脊肌。
【刺灸】直刺0.5～0.8寸，局部痠脹，可向腰部及腹部放散。可灸。
【主治】胃痛，嘔吐，疳積。
【注意事項】不可直刺過深。

胃俞
小提示：脾胃虛弱胃痛配脾俞、中脘、章門、足三里、三陰交。痰飲反胃嘔吐配章門、公孫、中脘、豐隆。完谷不化配中脘、天樞、足三里、脾俞、足三里、公孫。肝鬱脅痛泛酸配肝俞、期門、俠溪、中庭。

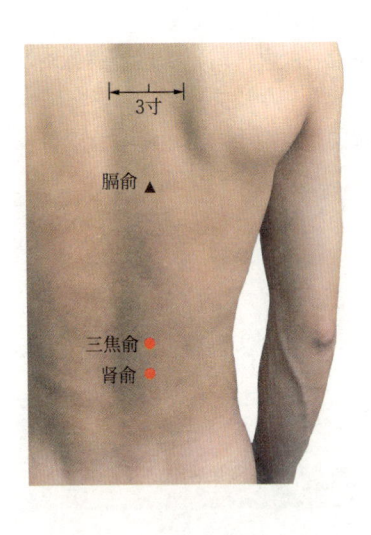

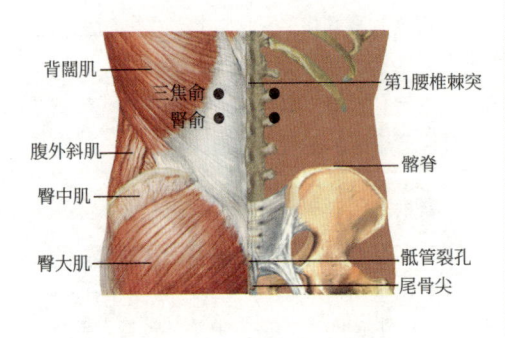

三焦俞（Sānjiāoshū, BL22）

【特异性】三焦之背俞穴。
【杨甲三取穴技巧】第1腰椎棘突下，後正中線旁開1.5寸。
【解剖】皮膚→皮下組織→背闊肌→下後鋸肌→竪脊肌。
【刺灸】直刺0.8～1.0寸，局部酸脹，可向腰部及腹部放散。可灸。
【主治】水腫，小便不利，腸鳴泄瀉。
【注意事項】不宜向外側深刺，以免刺穿腹腔後壁而損傷腎臟。

> 三焦俞
> 小提示：風水配肺俞、偏歷、陰陵泉、合谷。脾虛水腫配脾俞、水分、氣海、足三里。濕熱小便不利配三陰交、陰陵泉、膀胱俞、中極。脾虛泄瀉、腹脹腸鳴配脾俞、中脘、天樞、足三里、關元俞。

腎俞（Shènshū, BL23）

【特异性】腎之背俞穴。
【杨甲三取穴技巧】第2腰椎棘突下，後正中線旁開1.5寸。
【解剖】皮膚→皮下組織→背闊肌→竪脊肌→腰方肌→腰大肌。
【刺灸】直刺0.8～1.0寸，局部酸脹，可向腰部及腹部放散。可灸。
【主治】遺精，陽痿，月經不調，遺尿，水腫，目昏，耳鳴，腰膝酸痛。
【注意事項】同三焦俞。

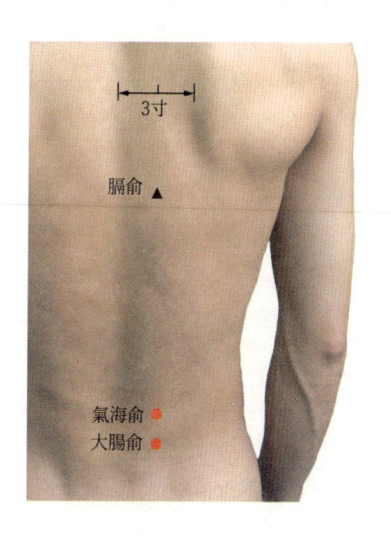

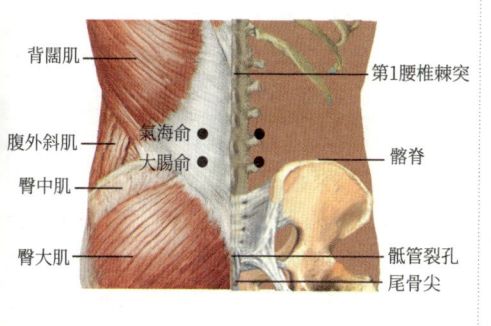

氣海俞（Qìhǎishū, BL24）

【楊甲三取穴技巧】第3腰椎棘突下，後正中線旁開1.5寸。

【解剖】皮膚→皮下組織→背闊肌→豎脊肌→腰方肌→腰大肌。

【刺灸】直刺0.8～1.0寸，局部酸脹，可向臀及下肢放散。可灸。

【主治】痛經，痔漏，腰痛，腿膝不利。

氣海俞

小提示：氣滯血瘀痛經配氣海、太衝、三陰交。大腸瘀滯痔瘺配血海、次髎、長強、會陽、承山、二白。瘀血腰痛配腰陽關、大腸俞、委中、阿是穴。

大腸俞（Dàchángshū, BL25）

【特異性】大腸之背俞穴。

【楊甲三取穴技巧】第4腰椎棘突下，後正中線旁開1.5寸。

【解剖】皮膚→皮下組織→背闊肌→豎脊肌→腰方肌→腰大肌。

【刺灸】直刺0.8～1.0寸，局部酸脹，可向臀及下肢放散。可灸。

【主治】腹痛，泄瀉，便秘，腰脊強痛等。

大腸俞

小提示：寒積腹痛配大橫、合谷、足三里、公孫、中脘。濕熱泄瀉、腸鳴配天樞、合谷、陰陵泉、上巨虛、下巨虛。熱結便秘配合谷、曲池、腹結、上巨虛。腰脊強痛配腎俞、命門、腰陽關、委中。

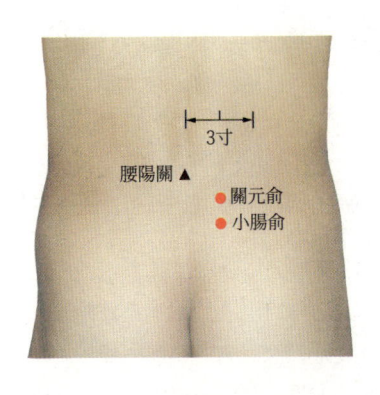

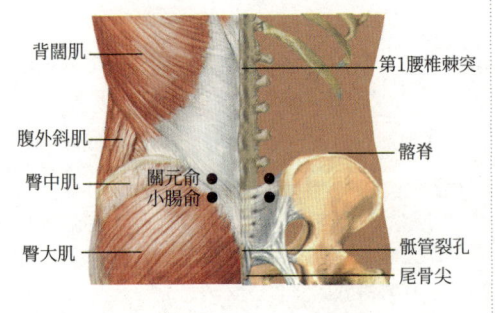

關元俞（Guānyuánshū，BL26）

【楊甲三取穴技巧】第5腰椎棘突下，後正中線旁開1.5寸。

【解剖】皮膚→皮下組織→背闊肌→豎脊肌→腰方肌→腰大肌。

【刺灸】直刺0.8～1.0寸，局部酸脹，有麻電感向下肢放散。可灸。

【主治】腹脹，泄瀉，小便不利，遺尿，腰痛。

> **關元俞**
> 小提示：陽虛腹脹、腹痛配脾俞、腎俞、關元、章門、三陰交。脾腎陽虛小便不利配脾俞、腎俞、三焦俞、氣海、委陽、陰谷。腎虛遺尿配關元、中極、腎俞、膀胱俞、太溪。腰痛配腎俞、腰陽關、命門、委中、太溪、三陰交。

小腸俞（Xiǎochángshū，BL27）

【特異性】小腸之背俞穴。

【楊甲三取穴技巧】平第1骶後孔，骶正中脊旁1.5寸。

【解剖】皮膚→皮下組織→背闊肌→豎脊肌。

【刺灸】直刺0.8～1.0寸，局部酸脹。可灸。

【主治】痢疾，泄瀉，疝氣，痔疾。

> **小腸俞**
> 小提示：濕熱泄瀉配陰陵泉、合谷、下巨虛、天樞。濕熱瘀滯痔疾配次髎、長強、會陽、承山、二白。疝氣配大敦、照海、陰陵泉。

第9章 足太陽膀胱經

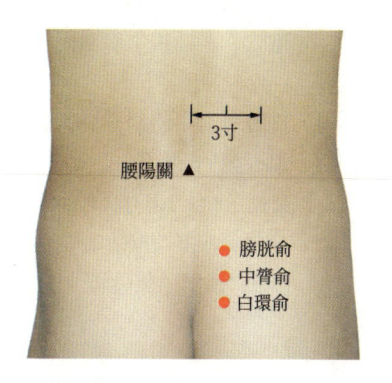

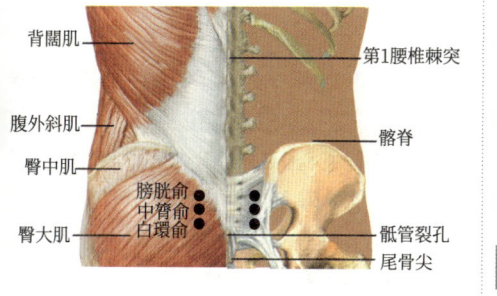

膀胱俞（Pángguāngshū，BL28）

【特異性】膀胱之背俞穴。
【楊甲三取穴技巧】平第2骶後孔，骶正中脊旁1.5寸。
【解剖】皮膚→皮下組織→背闊肌→豎脊肌。
【刺灸】直刺0.8～1.0寸，局部酸脹。可灸。
【主治】小便赤澀，癃閉，遺尿，遺精。

> **膀胱俞**
> 小提示：膀胱濕熱小便不利配中極、陰陵泉、三陰交、行間。腎虛遺精配腎俞、志室、氣海、足三里、三陰交。腎陽不足遺尿配關元、中極、腎俞、太溪。

中膂俞（Zhōnglǚshū，BL29）

【楊甲三取穴技巧】平第3骶後孔，骶正中脊旁1.5寸。
【解剖】皮膚→皮下組織→臀大肌→髂骨翼骨膜。
【刺灸】直刺0.8～1.0寸，局部酸脹。可灸。
【主治】腰脊強痛，消渴，疝氣，痢疾。

白環俞（Báihuánshū，BL30）

【楊甲三取穴技巧】平第4骶後孔，骶正中脊旁1.5寸。
【解剖】皮膚→皮下組織→臀大肌→骶結節韌帶。
【刺灸】直刺1.0～1.5寸，局部酸脹，可擴散至臀部。
【主治】白帶，月經不調，遺精，腰腿痛。

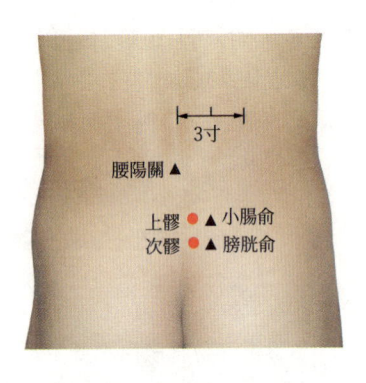

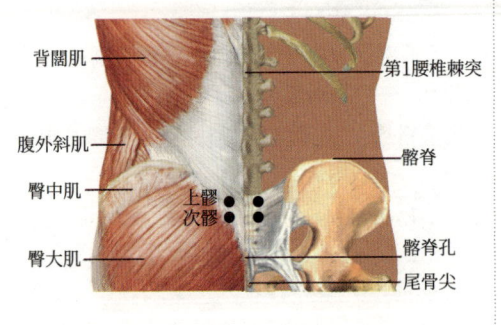

上髎 (Shàngliáo, BL31)

【楊甲三取穴技巧】俯臥，于第1骶後孔取穴。在髂後上棘與骶後正中線的中點。

【解剖】皮膚→皮下組織→臀大肌→豎脊肌→第1骶後孔。

【刺灸】直刺0.8～1.0寸，骶部酸脹，可向陰部或下肢擴散。可灸。

【主治】帶下，遺精，腰骶痛。

上髎

小提示：腎虛月經不調配腎俞、三陰交、關元。陽痿、遺精配腎俞、關元、命門、百會。腎虛帶下配帶脈、關元、照海、腎俞。

次髎 (Cìliáo, BL32)

【楊甲三取穴技巧】俯臥，于第2骶後孔取穴。

【解剖】皮膚→皮下組織→臀大肌→豎脊肌→第2骶後孔。

【刺灸】直刺0.8～1.0寸，骶部酸脹，可向陰部或下肢擴散。可灸。

【主治】痛經，遺精，陽痿，陰挺，二便不利，腰骶痛，膝軟。

次髎

小提示：腎虛帶下配腎俞、帶脈、關元、照海。寒濕痛經配中極、水道、地機、歸來。腎虛小便不利配腎俞、陰谷、三焦俞、委陽。腰骶痛配腎俞、命門、腰陽關、委中。

第9章 足太陽膀胱經

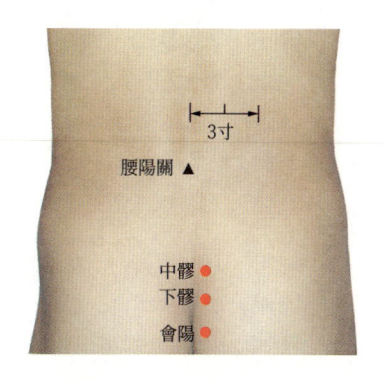

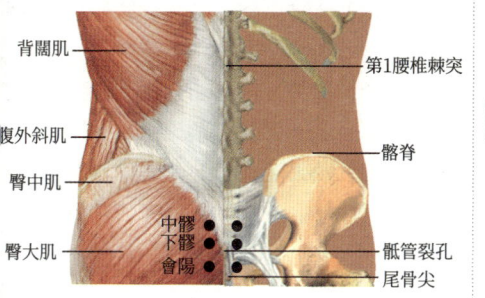

中髎（Zhōngliáo, BL33）

【楊甲三取穴技巧】俯臥，于第3骶後孔處取穴。
【解剖】皮膚→皮下組織→臀大肌→豎脊肌→第3骶後孔。
【刺灸】直刺0.8～1.0寸，骶部酸脹，可向陰部或下肢擴散。可灸。
【主治】月經不調，便秘，腰骶痛。

> 中髎
> 小提示：腎虛月經不調配腎俞、三陰交、關元。腰骶痛配腰陽關、腎俞、大腸俞、委中。

下髎（Xiàliáo, BL34）

【楊甲三取穴技巧】俯臥，于第4骶後孔處取穴。
【解剖】皮膚→皮下組織→臀大肌→豎脊肌→第4骶後孔。
【刺灸】直刺0.8～1.0寸，骶部酸脹，可向陰部或下肢擴散。可灸。
【主治】腹痛，便秘，小便不利，腰骶痛。

會陽（Huìyáng, BL35）

【楊甲三取穴技巧】尾骨端，後中線旁開0.5寸。
【解剖】皮膚→皮下組織→臀大肌。
【刺灸】直刺0.8～1.0寸，局部酸脹，可擴散至會陰部。可灸。
【主治】泄瀉，痔疾，便血，陽痿，帶下。

> 會陽
> 小提示：腎虛帶下量多配腎俞、帶脈、關元、大赫。痔疾、便血配長強、承山、上巨虛、次髎。

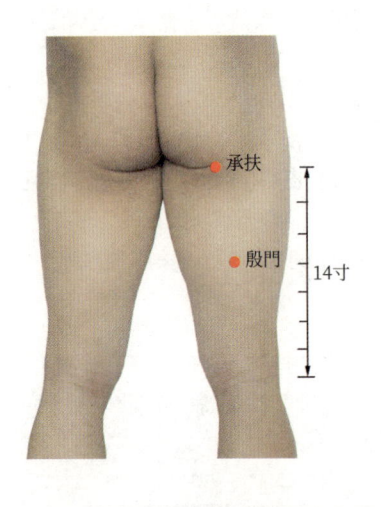

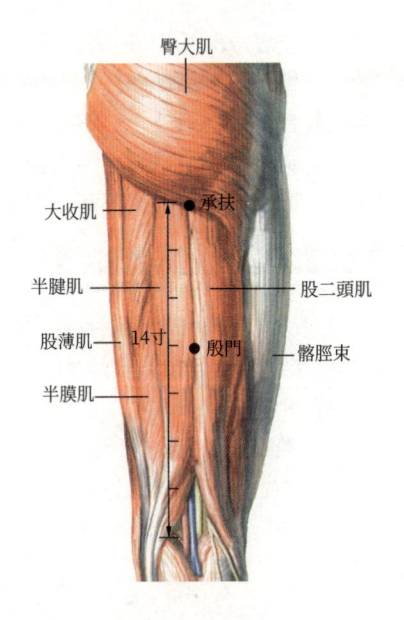

承扶（Chéngfú, BL36）

【楊甲三取穴技巧】俯臥，臀橫紋的中點。
【解剖】皮膚→皮下組織→闊筋膜→坐骨神經→大收肌。
【刺灸】直刺1.5～2.5寸，局部酸脹，針感如閃電樣傳導至足。可灸。
【主治】痔瘡，腰腿痛、麻木。

> **承扶**
> 小提示：腰痛配腎俞、腰陽關、委中。下肢痛、癱瘓配腎俞、關元俞、風市、足三里、承山、三陰交。濕熱瘀滯痔瘡配次髎、長強、會陽、承山、二白。

殷門（Yīnmén, BL37）

【楊甲三取穴技巧】承扶與委中的連線上，承扶下6寸。
【解剖】皮膚→皮下組織→闊筋膜→坐骨神經→半腱肌與股二頭肌之間。
【刺灸】直刺1.5～2.5寸，局部酸脹，針感如閃電樣傳導至足。可灸。
【主治】腰腿痛。

> **殷門**
> 小提示：腰脊痛配腎俞、腰俞、命門、委中。腿股酸痛配環跳、承扶、委中、陽陵泉。

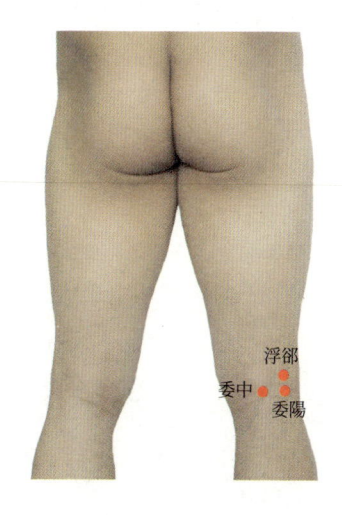

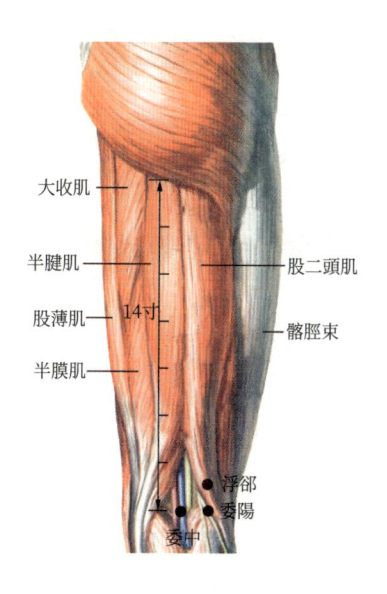

浮郄（Fúxì, BL38）

【楊甲三取穴技巧】膕窩上方，股二頭肌腱內側，委陽上1寸。
【解剖】皮膚→皮下組織→膕筋膜→腓總神經。
【刺灸】直刺0.5～1.0寸，局部酸脹，可有麻電感傳至小腿前外側。可灸。
【主治】下肢痛、麻木。

委陽（Wěiyáng, BL39）

【特异性】三焦之下合穴。
【楊甲三取穴技巧】膕橫紋上，當股二頭肌腱內側緣。
【解剖】皮膚→皮下組織→膕筋膜→腓總神經。
【刺灸】直刺0.5～1.0寸，局部酸脹，可向大腿和小腿放散。可灸。
【主治】小便不利，遺溺，便秘，下肢疼痛。

委中（Wěizhōng, BL40）

【特异性】膀胱經合穴；膀胱之下合穴。
【楊甲三取穴技巧】膕橫紋中點，當股二頭肌腱與半腱肌的中間。
【解剖】皮膚→皮下組織→膕筋膜→膕窩→膕斜韌帶。
【刺灸】①直刺0.5～1.0寸，針感為沉、麻、脹，可向下傳導至足部。②刺絡放血。可灸。
【主治】腰脊痛，半身不遂，疔瘡，腹痛，吐瀉。

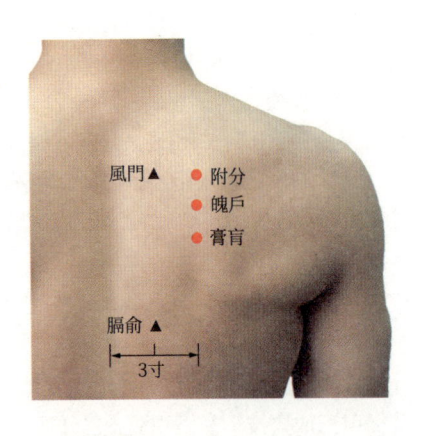

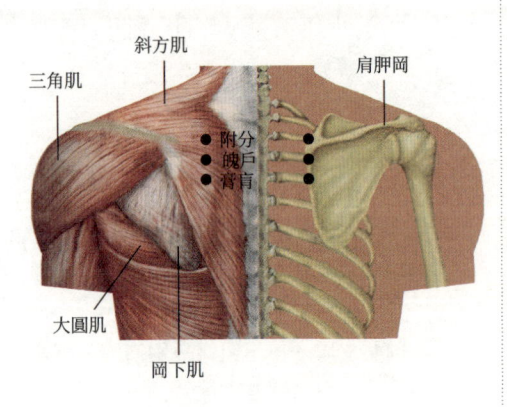

附分（Fùfēn，BL41）

【楊甲三取穴技巧】第2胸椎棘突下，後正中線旁開3寸。
【解剖】皮膚→皮下組織→斜方肌→菱形肌→上後鋸肌→豎脊肌。
【刺灸】斜刺0.5～0.8寸，局部酸脹。可灸。
【主治】肩背拘急痛，頸項強痛。
【注意事項】不可深刺，以防氣胸。

魄戶（Pòhù，BL42）

【楊甲三取穴技巧】第3胸椎棘突下，後正中線旁開3寸。
【解剖】皮膚→皮下組織→斜方肌→菱形肌→上後鋸肌→豎脊肌。
【刺灸】斜刺0.5～0.8寸，局部酸脹，擴散至肩胛部。可灸。
【主治】咳嗽，氣喘，項強，肩背痛。
【注意事項】同附分。

膏肓（Gāohuāng，BL43）

【楊甲三取穴技巧】第4胸椎棘突下，後正中線旁開3寸。
【解剖】皮膚→皮下組織→斜方肌→菱形肌→豎脊肌。
【刺灸】斜刺0.5～0.8寸，局部酸脹，擴散至肩胛部。可灸。
【主治】咳喘，盜汗，健忘，遺精，完谷不化，身體虛弱。
【注意事項】同附分。

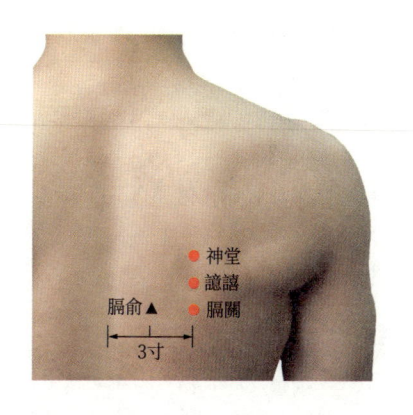

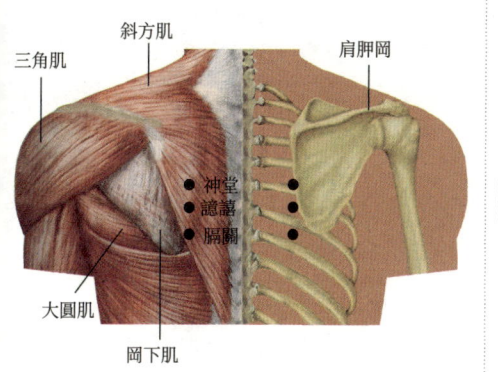

神堂（Shéntáng, BL44）

【楊甲三取穴技巧】第5胸椎棘突下，後正中線旁開3寸。
【解剖】皮膚→皮下組織→斜方肌→菱形肌→豎脊肌。
【刺灸】斜刺0.5～0.8寸，局部酸脹，擴散至肩胛部。可灸。
【主治】心悸，失眠，抑鬱不振。
【注意事項】同附分。

譩譆（Yìxǐ, BL45）

【楊甲三取穴技巧】第6胸椎棘突下，後正中線旁開3寸。
【解剖】皮膚→皮下組織→斜方肌→菱形肌→豎脊肌。
【刺灸】斜刺0.5～0.8寸，局部酸脹，擴散至肩胛部。可灸。
【主治】咳嗽，氣喘，肩背痛。
【注意事項】同附分。

膈關（Géguān, BL46）

【楊甲三取穴技巧】第7胸椎棘突下，後正中線旁開3寸。
【解剖】皮膚→皮下組織→背闊肌→豎脊肌。
【刺灸】斜刺0.5～0.8寸，局部酸脹。可灸。
【主治】飲食不下，嘔吐，噯氣，胸中噎悶，脊背強痛。

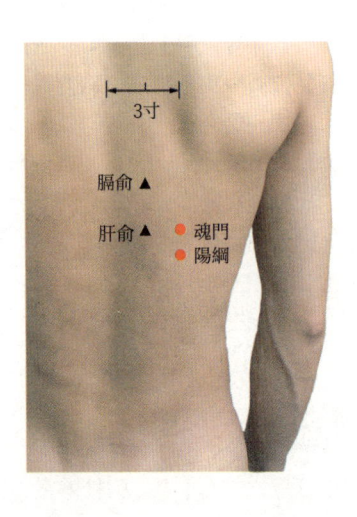

魂門（Húnmén, BL47）

【楊甲三取穴技巧】第9胸椎棘突下，後正中線旁開3寸。

【解剖】皮膚→皮下組織→背闊肌→下後鋸肌→豎脊肌。

【刺灸】斜刺0.5～0.8寸，局部酸脹。可灸。

【主治】胸脅脹痛，飲食不下，嘔吐，肩背痛。

【注意事項】同附分。

> 魂門
>
> 小提示：氣滯胸脅脹痛配膻中、期門、太衝、俠溪、肝俞。飲食不下配下脘、璇璣、足三里。

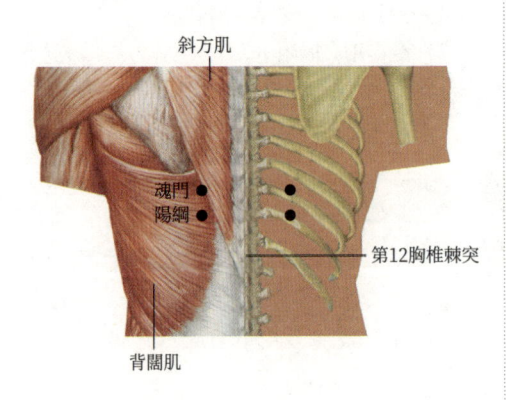

陽綱（Yánggāng, BL48）

【楊甲三取穴技巧】第10胸椎棘突下，後正中線旁開3寸。

【解剖】皮膚→皮下組織→背闊肌→下後鋸肌→豎脊肌。

【刺灸】斜刺0.5～0.8寸，局部酸脹。可灸。

【主治】泄瀉，黃疸，腹痛，腸鳴，消渴。

【注意事項】同附分。

> 陽綱
>
> 小提示：濕熱黃疸配大椎、至陽、肝俞、陽陵泉。脾虛水濕泄瀉配脾俞、陰陵泉、足三里、上巨虛。肝郁腹痛腸鳴配太衝、內關、陽陵泉。

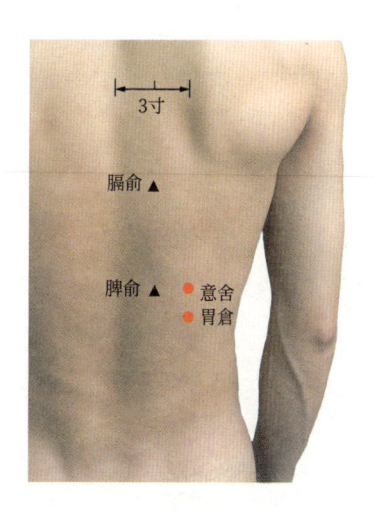

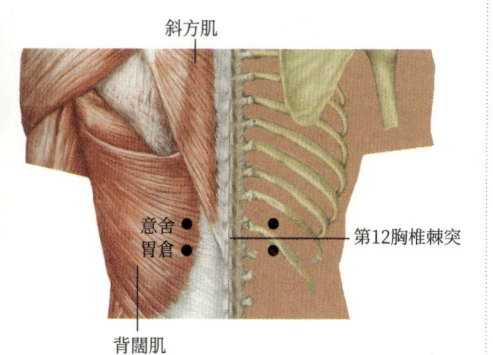

意舍（Yìshè, BL49）

【楊甲三取穴技巧】第11胸椎棘突下，後正中線旁開3寸。

【解剖】皮膚→皮下組織→背闊肌→下後鋸肌→豎脊肌。

【刺灸】斜刺0.5～0.8寸，局部酸脹。可灸。

【主治】腹脹，泄瀉，嘔吐，納呆。

【注意事項】意舍穴雖位於肺臟下緣之下，但在胸膜下緣之上，深吸氣肺擴張時其下緣可接近胸膜下緣，所以針刺意舍穴仍然須避免刺中壁胸膜和肺臟。

> **意舍**
> 小提示：脾虛泄瀉配中脘、天樞、足三里、脾俞。腹脹納呆配下脘、梁門、中樞。

胃倉（Wèicāng, BL50）

【楊甲三取穴技巧】第12胸椎棘突下，後正中線旁開3寸。

【解剖】皮膚→皮下組織→背闊肌→下後鋸肌→豎脊肌。

【刺灸】斜刺0.5～0.8寸，局部酸脹。可灸。

【主治】胃痛，食積，腹脹，脊背痛。

【注意事項】不可深刺，以免損傷內臟。

> **胃倉**
> 小提示：食積胃痛、腹脹配下脘、足三里、腹結、璇璣、梁門。脾虛小兒食積配脾俞、足三里、中脘、章門。

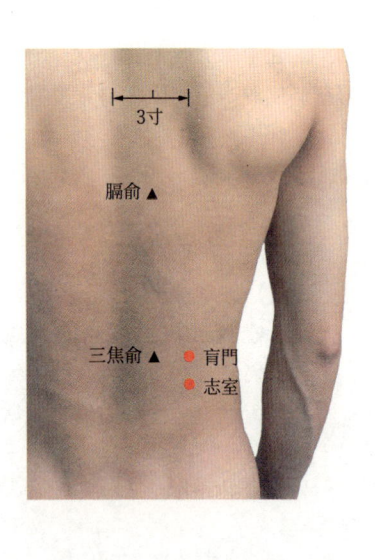

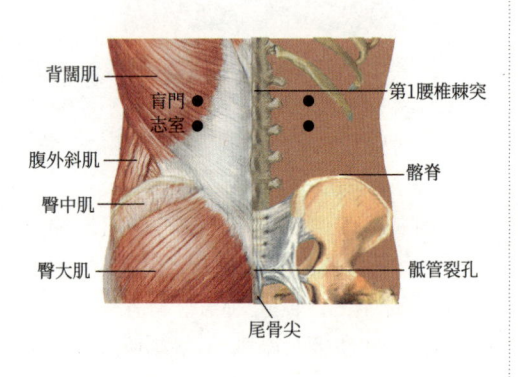

肓門（Huāngmén, BL51）

【楊甲三取穴技巧】第1腰椎棘突下，後正中線旁開3寸。

【解剖】皮膚→皮下組織→背闊肌→下後鋸肌→豎脊肌。

【刺灸】直刺0.8～1.0寸，局部酸脹，可向同側腰部擴散。

【主治】痞塊，婦人乳疾，腹痛，便秘。

【注意事項】不可深刺，以免損傷內臟。

肓門

小提示：血瘀痞塊配中脘、太衝、地機、痞根、氣衝、合谷。氣滯肝郁婦人乳疾配膻中、行間、支溝、陽陵泉。氣滯腹痛配內關、太衝、中脘、陽陵泉。

志室（Zhìshì, BL52）

【楊甲三取穴技巧】第2腰椎棘突下，後正中線旁開3寸。

【解剖】皮膚→皮下組織→背闊肌→豎脊肌→腰方肌。

【刺灸】直刺0.8～1.0寸，局部酸脹，可向臀部放散。可灸。

【主治】遺精，陽痿，小便不利，腰脊強痛。

志室

小提示：遺精配氣海、腎俞、三陰交。陽痿配腎俞、關元、八髎、百會。脾腎陽虛小便不利配脾俞、腎俞、水分、足三里、太溪。腎虛腰痛配腎俞、腰陽關、命門、委中、太溪、三陰交。

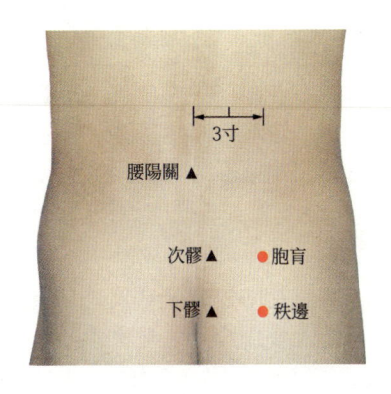

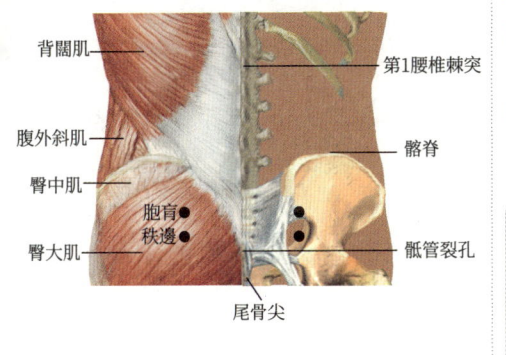

胞肓（Bāohuāng, BL53）

【楊甲三取穴技巧】橫平第2骶後孔，骶正中脊旁開3寸。
【解剖】皮膚→皮下組織→臀大肌→臀中肌。
【刺灸】直刺0.8～1.0寸，局部酸脹，可向小腹及臀部放散。可灸。
【主治】小便不利，腰脊痛，腹脹，腸鳴，便秘。

胞肓

小提示：小便不利配膀胱俞、腎俞、陰谷、三焦俞。腰脊痛配腎俞、命門、腰陽關、委中。冷秘、腹脹配腎俞、關元俞、氣海、天樞、照海。

秩邊（Zhìbiān, BL54）

【楊甲三取穴技巧】橫平第4骶後孔，骶正中脊旁開3寸。
【解剖】皮膚→皮下組織→臀大肌。
【刺灸】直刺1.5～3寸，局部酸脹，有麻電感向下肢放散。可灸。
【主治】腰骶痛，下肢痿痹，痔疾，小便不利，便秘，陽痿，月經不調。

秩邊

小提示：腰骶痛配八髎、腰陽關、大腸俞、委中。下肢痿痹配環跳、殷門、風市、陽陵泉、足三里、委中、承山、懸鐘。濕熱痔疾配長強、承山、次髎。

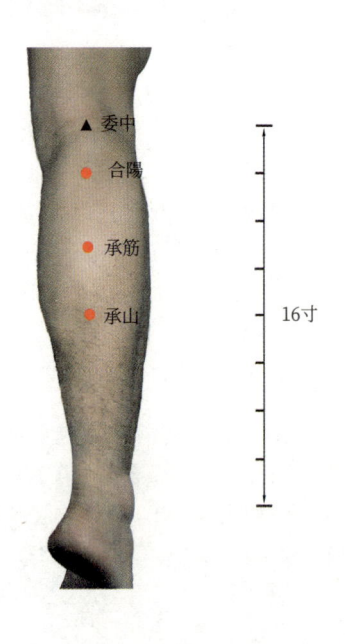

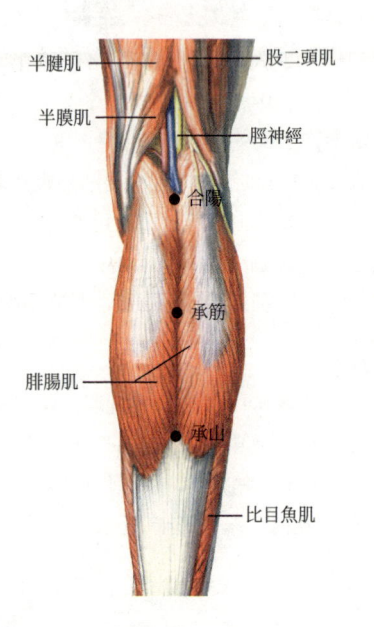

合陽（Héyáng, BL55）

【楊甲三取穴技巧】委中與承山連線上，委中下2寸。

【解剖】皮膚→皮下組織→小腿三頭肌→跖肌→膕肌。

【刺灸】直刺0.5～1.0寸，局部酸脹，有麻電感向足底放散。可灸。

【主治】下肢痿痹，崩漏，帶下。

承筋（Chéngjīn, BL56）

【楊甲三取穴技巧】合陽與承山連線中點，委中下5寸，腓腸肌之中央。

【解剖】皮膚→皮下組織→小腿三頭肌→脛骨後肌。

【刺灸】直刺0.5～1.0寸，局部酸脹，可向足底放散。可灸。

【主治】小腿拘急痛，痔。

承山（Chéngshān, BL57）

【楊甲三取穴技巧】伸小腿，腓腸肌兩肌腹與肌腱交角處。

【解剖】皮膚→皮下組織→小腿三頭肌→踇長屈肌→脛骨後肌。

【刺灸】直刺1.0～1.5寸，局部酸脹，或擴散至膕窩，或有麻電感向足底放散。可灸。

【主治】痔，便秘，腰背痛，腿痛，腹痛。

> 承山
> 小提示：腰強痛配腎俞、命門、腰陽關、委中。腿痛轉筋配委中、承筋、陽陵泉、足三里。痔配次髎、長強、會陽、二白。

第 9 章　足太陽膀胱經

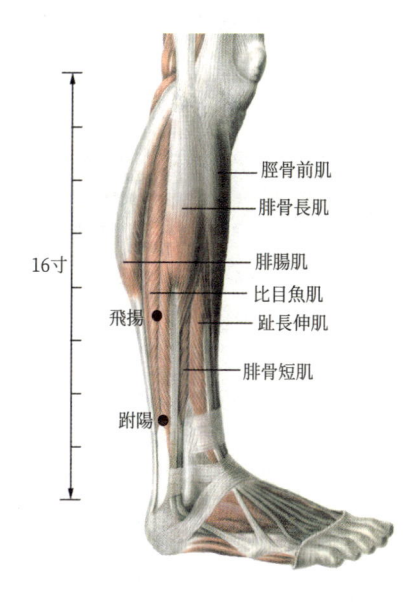

飛揚（Fēiyáng, BL58）

【特異性】膀胱經絡穴。
【楊甲三取穴技巧】崑崙直上7寸。
【解剖】皮膚→皮下組織→小腿三頭肌→脛骨後肌。
【刺灸】直刺0.7～1.0寸，局部酸麻腫脹，可向下放散。可灸。
【主治】頭痛，鼻塞，膝脛無力，小腿酸痛。

飛揚

小提示：風熱頭痛配風池、上星、頭維、合谷。腰背痛配腎俞、命門、腰陽關、大腸俞、華佗夾脊、委中。腿軟無力配環跳、陰市、足三里、陽陵泉、承山、太溪。

跗陽（Fūyáng, BL59）

【特異性】陽蹺脈之郄穴。
【楊甲三取穴技巧】崑崙直上3寸，腓骨與跟腱之間。
【解剖】皮膚→皮下組織→腓骨短肌→拇長屈肌。
【刺灸】直刺0.5～1.0寸，局部酸脹，可向足跟放散。可灸。
【主治】頭痛，腰痛，下肢痿痺。

跗陽

小提示：下肢癱瘓配環跳、風市、陽陵泉、承山、崑崙。腰腿痛配命門、腰陽關、腎俞、秩邊、環跳、陽陵泉、委中、承山。踝腫痛配申脈、崑崙、丘墟。

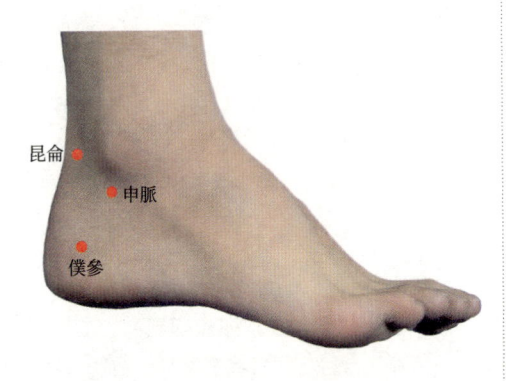

昆侖（Kūnlún, BL60）

【特異性】膀胱經經穴。
【楊甲三取穴技巧】外踝尖與跟腱之間的凹陷中。
【解剖】皮膚→皮下組織→腓骨長、短肌。
【刺灸】直刺0.5～1.0寸，局部酸脹，可向足趾放散。可灸。
【主治】頭痛，頸項強硬，腰骶痛，癲癇。

僕參（Púcān, BL61）

【楊甲三取穴技巧】外踝後下方，昆侖直下2寸，跟骨凹陷赤白肉際處。
【解剖】皮膚→皮下組織→跟腓韌帶。
【刺灸】直刺0.3～0.5寸，局部酸脹。可灸。
【主治】下肢痿弱，足跟痛。

申脈（Shēnmài, BL62）

【特異性】八脈交會穴，通陽蹺脈。
【楊甲三取穴技巧】外踝尖直下，外踝下緣與跟骨之間凹陷中。
【解剖】皮膚→皮下組織→腓骨肌下支持帶→腓骨長、短肌腱。
【刺灸】直刺0.2～0.3寸，局部酸脹。可灸。
【主治】頭痛，眩暈，失眠，癲癇。

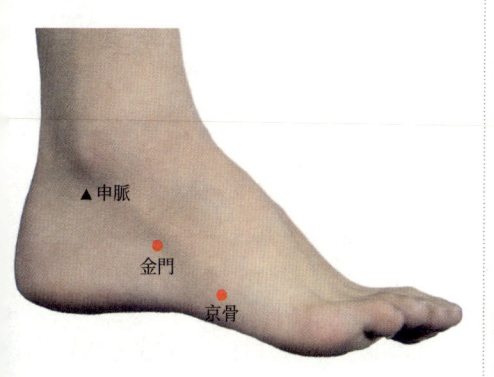

金門（Jīnmén, BL63）

【特异性】膀胱經郄穴。
【楊甲三取穴技巧】申脈穴前下方，骰骨外側凹陷中。
【解剖】皮膚→皮下組織→小趾展肌。
【刺灸】直刺0.3～0.5寸，局部酸脹。可灸。
【主治】癲癇，小兒驚風，頭痛，腰痛，足部扭傷。

> 金門
> 小提示：風痰小兒驚風配水溝、中脘、豐隆、太衝、神門。外踝痛配昆侖、申脈、丘墟、解溪。下肢痹痛配秩邊、承扶、承山、陽陵泉、足三里、昆侖。腰痛配大腸俞、委中、命門。

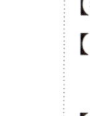

京骨（Jīnggǔ, BL64）

【特异性】膀胱經原穴。
【楊甲三取穴技巧】第5跖骨粗隆前下方，赤白肉際處。
【解剖】皮膚→皮下組織→小趾展肌。
【刺灸】直刺0.3～0.5寸，局部酸脹。可擴散至足底。可灸。
【主治】頭痛，眩暈，腰腿痛。

> 京骨
> 小提示：頭痛配風池、百會、太陽、印堂、豐隆。腰腿痛配昆侖、承山、委中、大腸俞、秩邊。

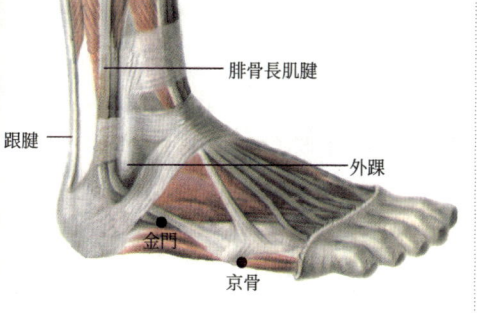

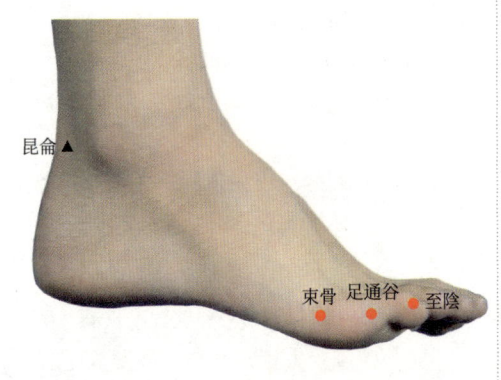

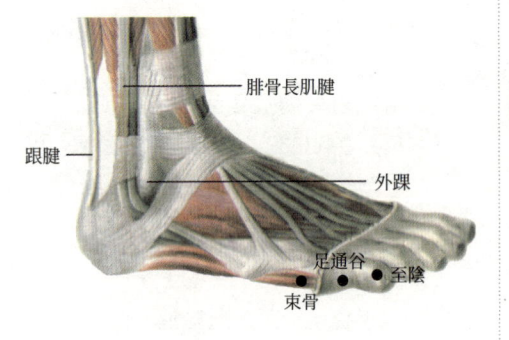

束骨（Shùgǔ，BL65）

【特異性】膀胱經輸穴。
【楊甲三取穴技巧】第5跖趾關節外側後方，赤白肉際處。
【解剖】皮膚→皮下組織→小趾展肌。
【刺灸】直刺0.3～0.5寸，局部酸脹。可灸。
【主治】頭痛，目赤，痔，下肢後側痛。

足通谷（Zútōnggǔ，BL66）

【特異性】膀胱經滎穴。
【楊甲三取穴技巧】第5跖趾關節外側前方，赤白肉際處。
【解剖】皮膚→皮下組織→趾短屈肌腱。
【刺灸】直刺0.2～0.3寸，局部痛脹。可灸。
【主治】頭項痛，鼻衄。

> 足通谷
> 小提示：風熱頭痛、目眩配風池、頭維、大椎、通天、合谷、三陽絡。鼻衄配神庭、天府、合谷。

至陰（Zhìyīn，BL67）

【特異性】膀胱經井穴。
【楊甲三取穴技巧】小趾爪甲外緣和基底部各做一線，相交處取穴，去趾甲角0.1寸。
【解剖】皮膚→皮下組織→骨膜。
【刺灸】①淺刺0.1～0.2寸，局部脹痛。②三稜針點刺出血。可灸。
【主治】頭痛，鼻塞，胎位不正，難產。

第10章　足少陰腎經

　　足少陰腎經（Kidney Meridian of Foot-Shaoyin, KI），本經一側27個穴（左、右兩側共54個穴）10個穴分佈在足、下肢內側後緣，17個穴分佈在胸腹部。首穴湧泉，末穴俞府。

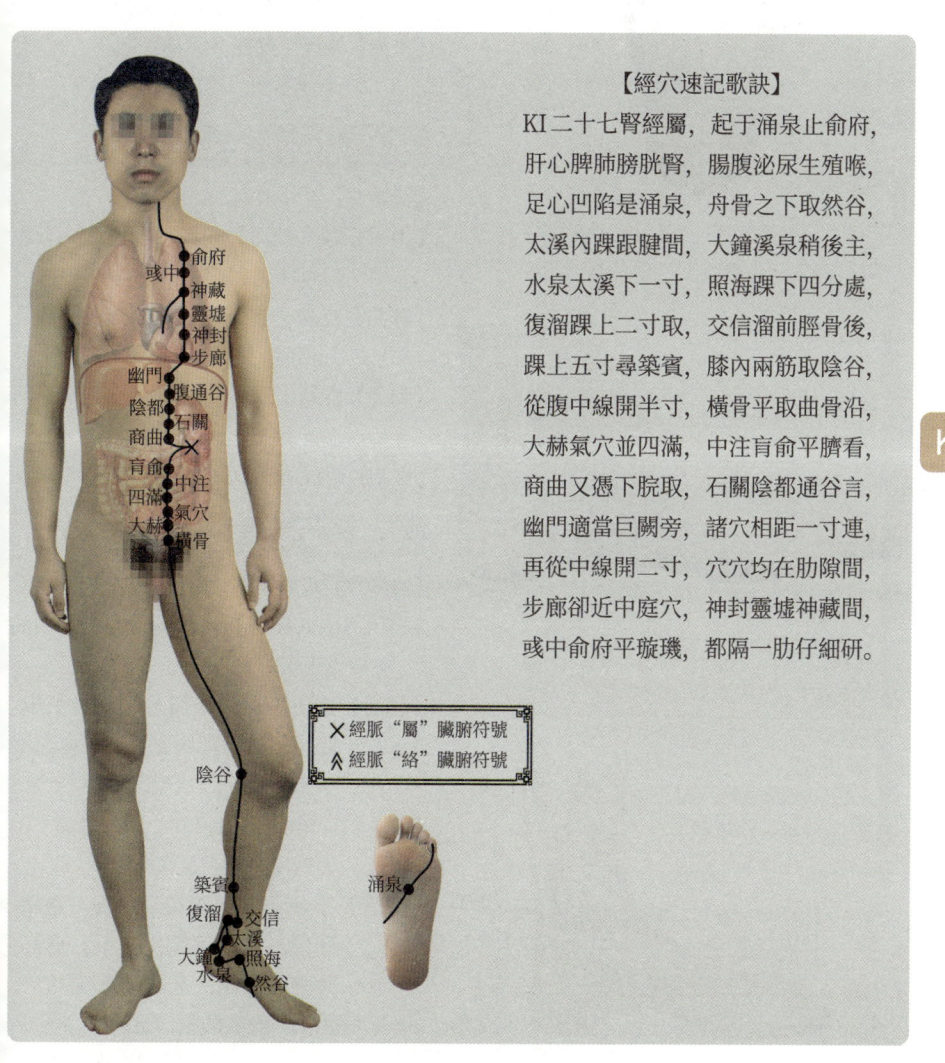

【經穴速記歌訣】

KI二十七腎經屬，起于湧泉止俞府，
肝心脾肺膀胱腎，腸腹泌尿生殖喉。
足心凹陷是湧泉，舟骨之下取然谷，
太溪內踝跟腱間，大鐘溪泉稍後主，
水泉太溪下一寸，照海踝下四分處，
復溜踝上二寸取，交信溜前脛骨後，
踝上五寸尋築賓，膝內兩筋取陰谷，
從腹中線開半寸，橫骨平取曲骨沿，
大赫氣穴並四滿，中注肓俞平臍看，
商曲又憑下脘取，石關陰都通谷言，
幽門適當巨闕旁，諸穴相距一寸連，
再從中線開二寸，穴穴均在肋隙間，
步廊卻近中庭穴，神封靈墟神藏間，
彧中俞府平璇璣，都隔一肋仔細研。

✕ 經脈"屬"臟腑符號
〇 經脈"絡"臟腑符號

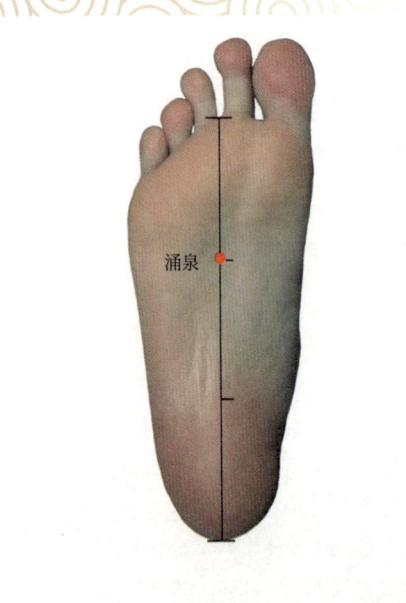

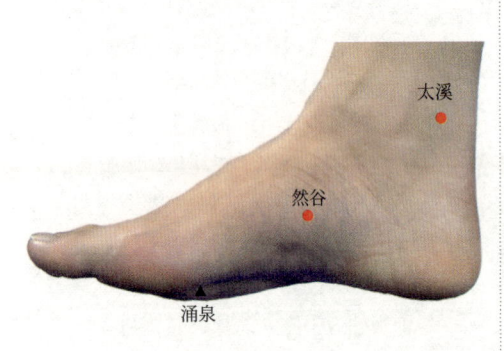

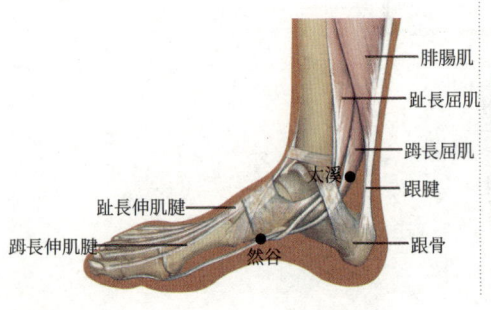

涌泉（Yǒngquán, KI1）

【特异性】腎經井穴。
【楊甲三取穴技巧】屈足捲趾時，足底前1/3凹陷中。
【解剖】皮膚→皮下組織→趾短屈肌→第二蚓狀肌→蹈收肌→骨間跖側肌。
【刺灸】直刺0.5～1.0寸，局部脹痛或擴散至整個足底部。可灸。
【主治】癲癇，驚風，頭痛，咽乾，咳喘，小便不利，難產。

然谷（Rángǔ, KI2）

【特异性】腎經滎穴。
【楊甲三取穴技巧】內踝前下方，舟骨粗隆前下方凹陷中，赤白肉際處。
【解剖】皮膚→皮下組織→蹈展肌→蹈長屈肌腱。
【刺灸】直刺0.5～1.0寸，局部脹痛，可傳至足底。可灸。
【主治】月經不調，胸脅脹滿。

太溪（Tàixī, KI3）

【特异性】腎經輸穴；腎經原穴。
【楊甲三取穴技巧】內踝尖與跟腱之間的凹陷中。
【解剖】皮膚→皮下組織→脛骨後肌腱、趾長屈肌腱與跟腱、跖肌腱之間→蹈長屈肌。
【刺灸】直刺0.5～1.0寸，局部脹痛，可有麻電感傳至足底。可灸。
【主治】小便不利，遺尿，水腫，遺精，陽痿，月經不調，失眠，健忘，頭痛，頭暈，牙痛，耳鳴虛勞，消渴，腰膝酸軟，足痛。

第 10 章　足少陰腎經

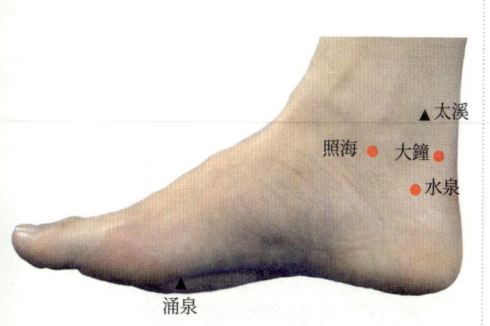

大鐘（Dàzhōng, KI4）

【特异性】腎經絡穴。
【楊甲三取穴技巧】太溪下0.5寸，跟腱附着部內側凹陷中。
【解剖】皮膚→皮下組織→跖肌腱和跟腱的前方→跟骨。
【刺灸】直刺0.3～0.5寸，局部酸脹。可灸。
【主治】咽喉腫痛，腰脊強痛。

水泉（Shuǐquán, KI5）

【特异性】腎經郄穴。
【楊甲三取穴技巧】太溪直下1寸，跟骨結節內側凹陷中。
【解剖】皮膚→皮下組織→屈肌支持帶→踝管。
【刺灸】直刺0.3～0.5寸，局部酸脹。可灸。
【主治】小便不利，足跟痛。

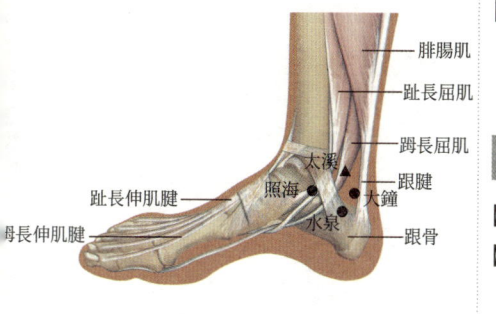

照海（Zhàohǎi, KI6）

【特异性】八脈交會穴之一，通陰蹺脈。
【楊甲三取穴技巧】內踝尖直下，內踝下緣下0.4寸。
【解剖】皮膚→皮下組織→脛骨後肌。
【刺灸】直刺0.5～0.8寸，局部酸麻，可擴散至整個踝部。可灸。
【主治】咽喉腫痛，心痛，便秘，月經不調，痛經，遺尿，癇病夜發。

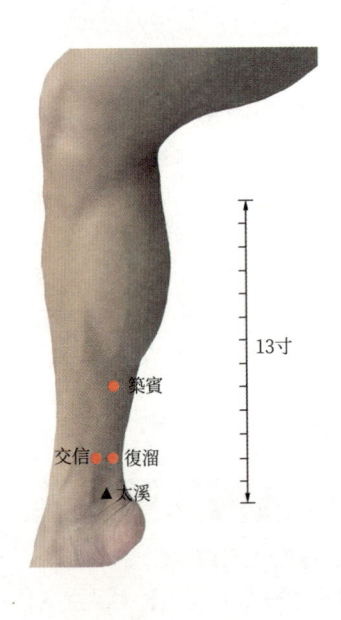

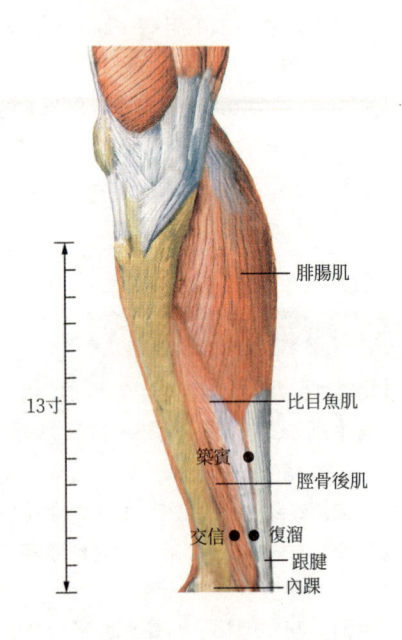

復溜（Fùliū，KI7）

【特异性】腎經經穴。

【楊甲三取穴技巧】內踝尖上2寸，跟腱的前緣。

【解剖】皮膚→皮下組織→趾長屈肌→脛骨後肌。

【刺灸】直刺0.8～1.0寸，局部酸麻，或有麻電感向足底放散。可灸。

【主治】水腫，腹脹，腰脊強痛，盜汗，自汗。

交信（Jiāoxìn，KI8）

【特异性】陰蹻脈郄穴。

【楊甲三取穴技巧】內踝尖上2寸，復溜與脛骨後緣之間。

【解剖】皮膚→皮下組織→脛骨後肌→趾長屈肌→踇長屈肌。

【刺灸】直刺0.8～1.0寸，局部酸脹，可向足底放散。可灸。

【主治】月經不調，大便難，赤白痢。

築賓（Zhùbīn，KI9）

【特异性】陰維脈郄穴。

【楊甲三取穴技巧】內踝尖上5寸，太溪與陰谷的連線上，腓腸肌內側肌腹下端。

【解剖】皮膚→皮下組織→小腿三頭肌→趾長屈肌。

【刺灸】直刺0.5寸～0.8寸，局部酸脹，可向下擴散至足底。可灸。

【主治】癲癇，嘔吐，足軟無力，小腿內側痛。

第 10 章　足少陰腎經

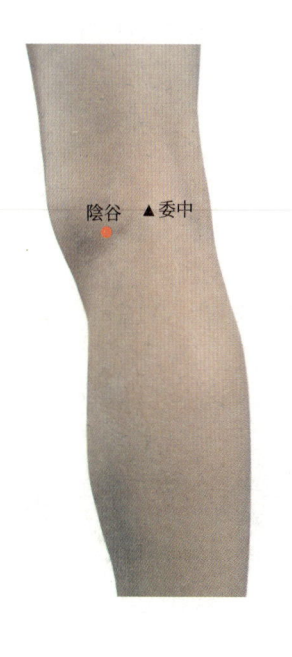

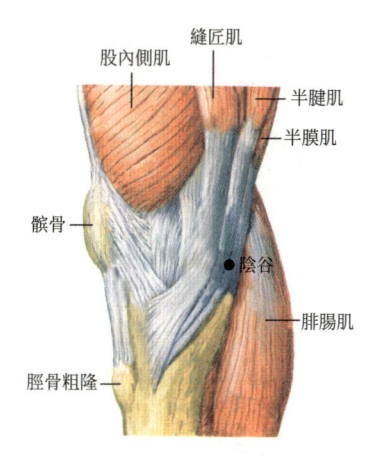

陰谷（Yīngǔ, KI10）

【特异性】腎經合穴。

【楊甲三取穴技巧】膕橫紋內側端，按取兩筋半膜肌腱和半腱肌腱之間。

【解剖】皮膚→皮下組織→腓腸肌內側頭。

【刺灸】直刺0.8～1.2寸，局部麻脹，擴散至膕窩部，有時亦可向足跟擴散。可灸。

【主治】遺精，陽痿，月經不調，小便不利。

> **陰谷**
>
> 小提示：陽痿配腎俞、太溪、八髎、關元。腎虛月經不調配三陰交、腎俞、關元。腎虛小便難配腎俞、三焦俞、氣海、委陽、脾俞。

KI

103

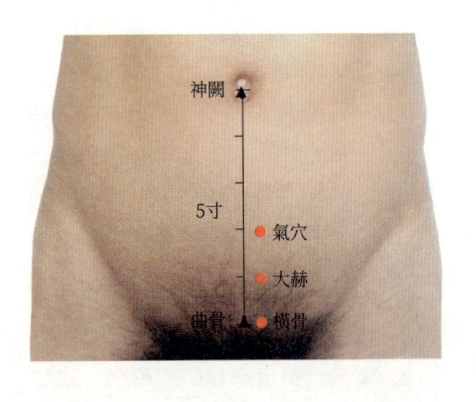

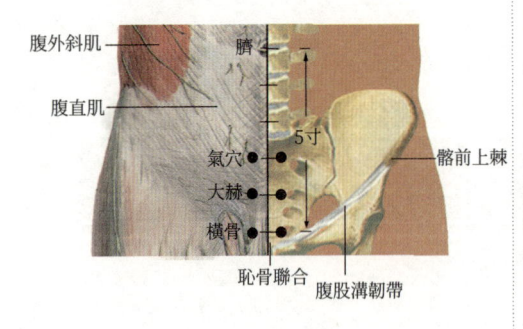

橫骨（Hénggǔ，KI11）

【楊甲三取穴技巧】臍中下5寸，前正中線旁開0.5寸。

【解剖】皮膚→皮下組織→腹直肌鞘前層→錐狀肌→腹直肌→腹股溝鐮→腹橫筋膜。

【刺灸】直刺0.8～1.2寸，局部酸脹。可灸。

【主治】腹脹，腹痛，泄瀉，便秘，遺尿，遺精、陽痿。

【注意事項】針前要排尿。

大赫（Dàhè，KI12）

【楊甲三取穴技巧】臍中下4寸，前正中線旁開0.5寸。

【解剖】皮膚→皮下組織→腹直肌鞘前層→腹直肌→腹直肌鞘後層→腹橫筋膜。

【刺灸】直刺0.8～1.2寸，局部酸脹。可灸。

【主治】遺精，月經不調，子宮脫垂，痛經，不孕，帶下。

【注意事項】同橫骨。

氣穴（Qìxué，KI13）

【楊甲三取穴技巧】臍中下3寸，前正中線旁開0.5寸。

【解剖】皮膚→皮下組織→腹直肌鞘前層→腹直肌→腹直肌鞘後層→腹橫筋膜。

【刺灸】直刺0.8～1.2寸，局部酸脹。可灸。

【主治】痛經，帶下，遺精，陽痿，癃閉。

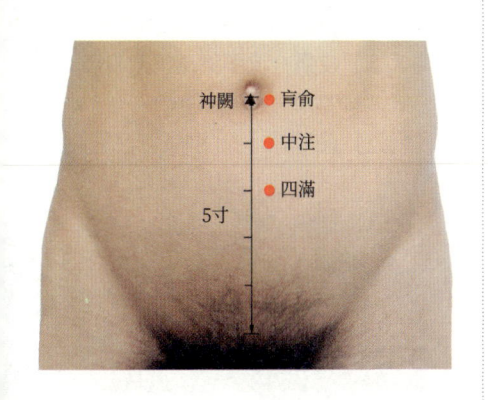

四滿（Sìmǎn, KI14）

【楊甲三取穴技巧】臍中下2寸，前正中線旁開0.5寸。
【解剖】皮膚→皮下組織→腹直肌鞘前層→腹直肌→腹直肌鞘後層→腹橫筋膜。
【刺灸】直刺0.8～1.2寸，局部酸脹。可灸。
【主治】月經不調，遺尿，遺精，水腫，小腹痛、便秘。

中注（Zhōngzhù, KI15）

【楊甲三取穴技巧】臍中下1寸，前正中線旁開0.5寸。
【解剖】皮膚→皮下組織→腹直肌鞘前層→腹直肌→腹直肌鞘後層→腹橫筋膜。
【刺灸】直刺0.8～1.2寸，局部酸脹。可灸。
【主治】腹脹，嘔吐，泄瀉，痢疾。

肓俞（Huāngshū, KI16）

【楊甲三取穴技巧】臍中旁開0.5寸。
【解剖】皮膚→皮下組織→腹白線→腹橫筋膜。
【刺灸】直刺0.8～1.2寸，局部酸脹。可灸。
【主治】繞臍痛，腹脹，嘔吐，泄瀉，便秘。

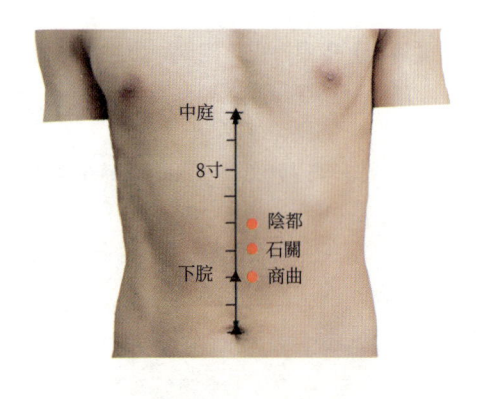

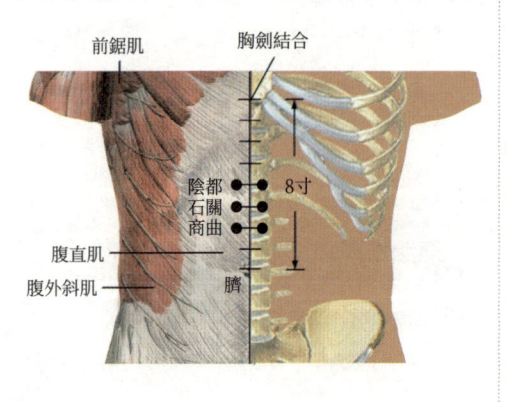

商曲（Shāngqū, KI17）

【楊甲三取穴技巧】臍中上2寸，前正中線旁開0.5寸。

【解剖】皮膚→皮下組織→腹直肌鞘→腹直肌→腹橫筋膜。

【刺灸】直刺0.5～0.8寸，局部酸脹，可擴散至上腹部。可灸。

【主治】腹脹，嘔吐，泄瀉。

石關（Shíguān, KI18）

【楊甲三取穴技巧】臍中上3寸，前正中線旁開0.5寸。

【解剖】皮膚→皮下組織→腹直肌鞘→腹直肌→腹橫筋膜。

【刺灸】直刺0.5～0.8寸，局部酸脹，可擴散至上腹部。可灸。

【主治】經閉，帶下，產後惡露不止。

陰都（Yīndū, KI19）

【楊甲三取穴技巧】臍中上4寸，前正中線旁開0.5寸。

【解剖】皮膚→皮下組織→腹直肌鞘→腹直肌→腹橫筋膜。

【刺灸】直刺0.5～0.8寸，局部酸脹，可擴散至上腹部。可灸。

【主治】腹脹，腸鳴，腹痛，便秘，婦人不孕。

第10章 足少陰腎經

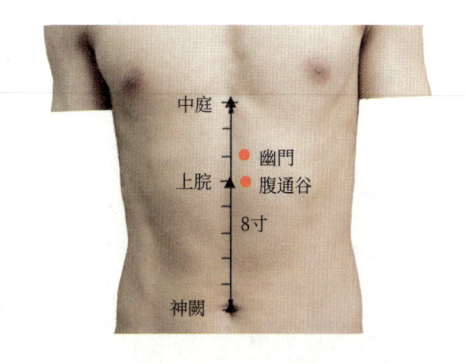

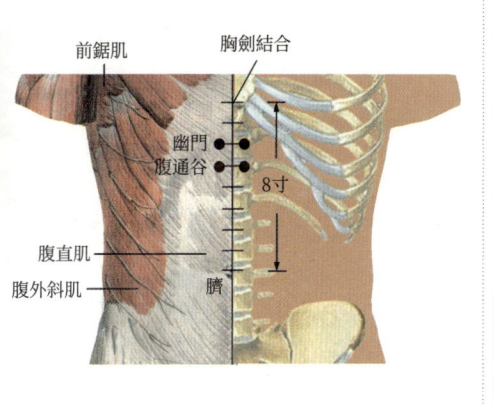

腹通谷（Fùtōnggǔ, KI20）

【楊甲三取穴技巧】臍中上5寸，前正中線旁開0.5寸。

【解剖】皮膚→皮下組織→腹直肌鞘→腹直肌→腹橫筋膜。

【刺灸】直刺0.5～0.8寸，局部酸脹，可擴散至上腹部。可灸。

【主治】腹痛，腹脹，嘔吐，胸痛，心悸。

> **腹通谷**
> 小提示：氣滯腹痛、腹脹配膻中、太衝、內關、陽陵泉。傷食嘔吐配下脘、足三里、腹結、璇璣。

幽門（Yōumén, KI21）

【楊甲三取穴技巧】臍中上6寸，前正中線旁開0.5寸。

【解剖】皮膚→皮下組織→腹直肌鞘→腹直肌→腹橫筋膜。

【刺灸】直刺0.5～0.8寸，局部酸脹，可擴散至上腹部。可灸。

【主治】腹痛，嘔吐，消化不良，泄瀉，痢疾。

> **幽門**
> 小提示：食滯腹痛、消化不良配下脘、梁門、天樞、曲池。脾虛泄瀉配中脘、足三里、天樞、脾俞。

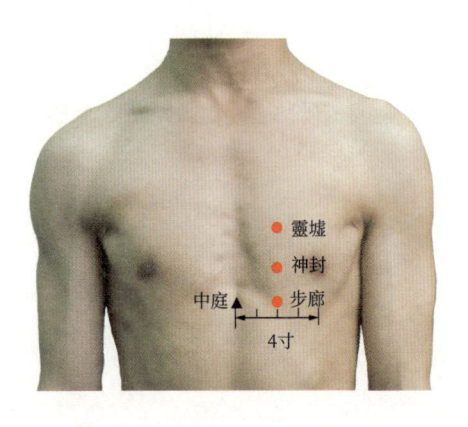

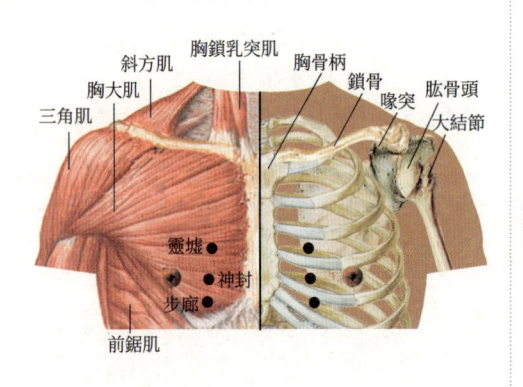

步廊（Bùláng，KI22）

【楊甲三取穴技巧】第5肋間隙，前正中線旁開2寸。
【解剖】皮膚→皮下組織→胸大肌→肋間外肌→肋間內肌。
【刺灸】斜刺0.5～0.8寸，局部酸沉。可灸。
【主治】咳嗽，哮喘，胸痛，乳癰。
【注意事項】不可深刺，以防氣胸。

神封（Shénfēng，KI23）

【楊甲三取穴技巧】第4肋間隙，前正中線旁開2寸。
【解剖】皮膚→皮下組織→胸大肌→肋間外肌→肋間內肌。
【刺灸】斜刺0.5～0.8寸，局部酸沉。可灸。
【主治】咳喘，心悸，胸痛，乳癰。
【注意事項】同步廊。

靈墟（Língxū，KI24）

【楊甲三取穴技巧】第3肋間隙，前正中線旁開2寸。
【解剖】皮膚→皮下組織→胸大肌→肋間外肌→肋間內肌。
【刺灸】斜刺0.5～0.8寸，局部酸沉。可灸。
【主治】咳喘，心悸，乳癰。
【注意事項】同步廊。

第 10 章　足少陰腎經

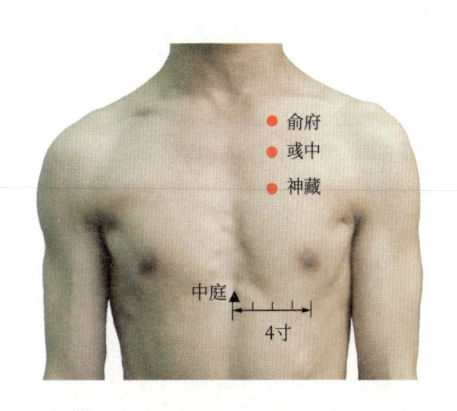

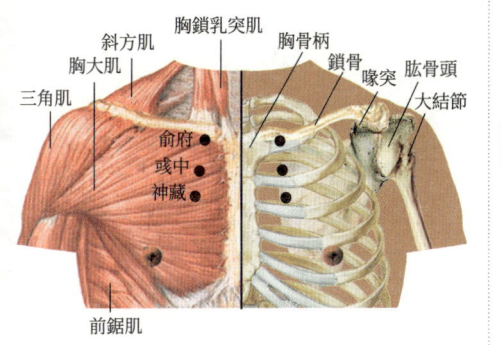

神藏（Shéncáng, KI25）

【楊甲三取穴技巧】第2肋間隙，前正中線旁開2寸。

【解剖】皮膚→皮下組織→胸大肌→肋間外肌→肋間內肌。

【刺灸】斜刺0.5～0.8寸，局部酸沉。可灸。

【主治】咳喘，胸痛。

【注意事項】同步廊。

彧中（Yùzhōng, KI26）

【楊甲三取穴技巧】第1肋間隙，前正中線旁開2寸。

【解剖】皮膚→皮下組織→胸大肌→肋間外肌→肋間內肌。

【刺灸】斜刺0.5～0.8寸，局部酸沉。可灸。

【主治】咳喘，胸痛，脅脊脹痛。

【注意事項】同步廊。

俞府（Shūfǔ, KI27）

【楊甲三取穴技巧】鎖骨下緣，前正中線旁開2寸。

【解剖】皮膚→皮下組織→胸大肌→鎖骨下肌。

【刺灸】斜刺0.5～0.8寸，局部酸沉。可灸。

【主治】咳嗽，哮喘，嘔吐，胸脅脹滿，不嗜食。

【注意事項】同步廊。

第11章 手厥陰心包經

手厥陰心包經（Pericardium Meridian of Hand-jueyin, PC），本經一側9個穴（左、右兩側共18個穴）8個穴分佈在上肢內側中間，1個穴分佈在前胸部。首穴天池，末穴中衝。

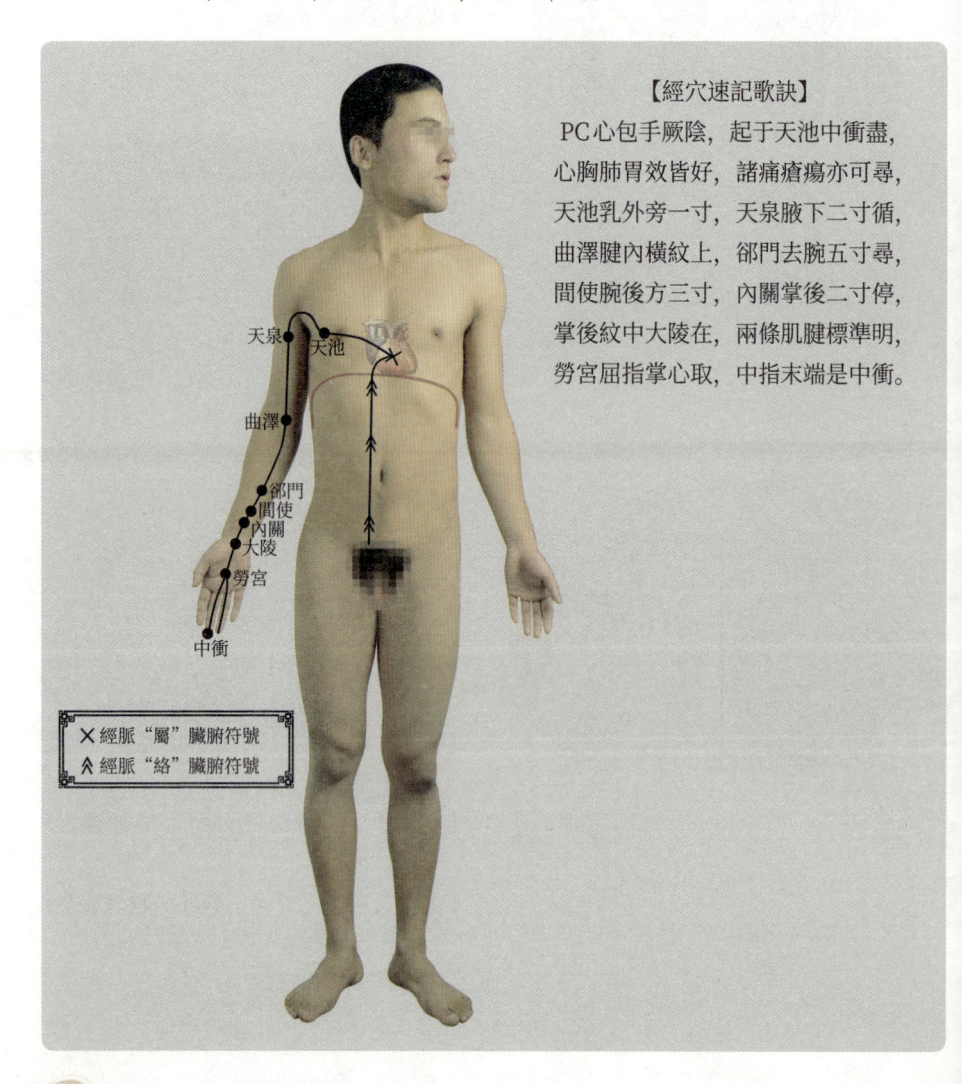

【經穴速記歌訣】

PC心包手厥陰，起于天池中衝盡，
心胸肺胃效皆好，諸痛瘡瘍亦可尋，
天池乳外旁一寸，天泉腋下二寸循，
曲澤腱內橫紋上，郄門去腕五寸尋，
間使腕後方三寸，內關掌後二寸停，
掌後紋中大陵在，兩條肌腱標準明，
勞宮屈指掌心取，中指末端是中衝。

× 經脈"屬"臟腑符號
⋏ 經脈"絡"臟腑符號

第11章　手厥陰心包經

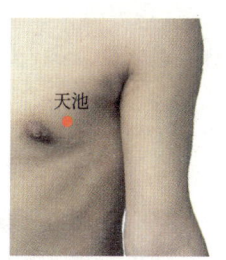

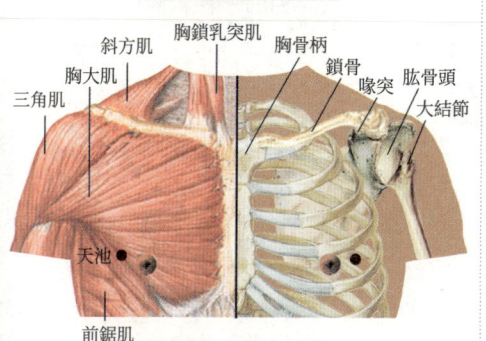

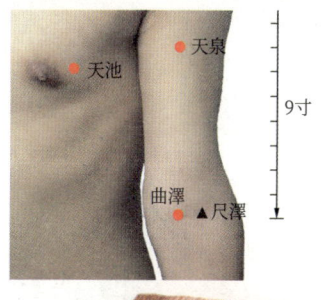

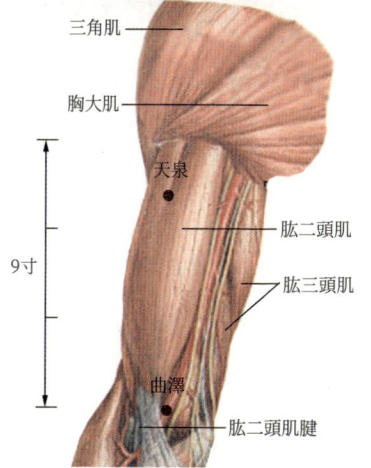

天池（Tiānchí, PC1）

【楊甲三取穴技巧】第4肋間隙，乳頭外1寸。
【解剖】皮膚→皮下組織→胸大肌→前鋸肌→肋間外肌→肋間內肌。
【刺灸】針尖向外側斜刺0.3～0.8寸，局部酸脹。可灸。
【主治】咳嗽，哮喘，嘔吐，胸痛，胸悶。
【注意事項】不可深刺，以防氣胸。

天泉（Tiānquán, PC2）

【楊甲三取穴技巧】腋前紋頭下2寸，肱二頭肌的長、短頭之間。
【解剖】皮膚→皮下組織→肱二頭肌→喙肱肌。
【刺灸】直刺0.5～0.8寸，局部酸脹，可擴散至肩部。可灸。
【主治】上臂內側痛，胸脅脹滿。

曲澤（Qūzé, PC3）

【特異性】心包經合穴。
【楊甲三取穴技巧】肘橫紋上，肱二頭肌腱的尺側緣凹陷中。
【解剖】皮膚→皮下組織→正中神經→肱肌。
【刺灸】直刺0.5～1.0寸，局部沉脹，可向手指放射。可灸。
【主治】霍亂，肘臂掣痛不伸，痧證，風疹。

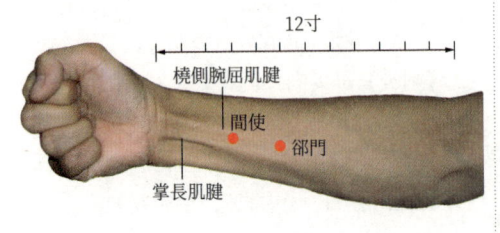

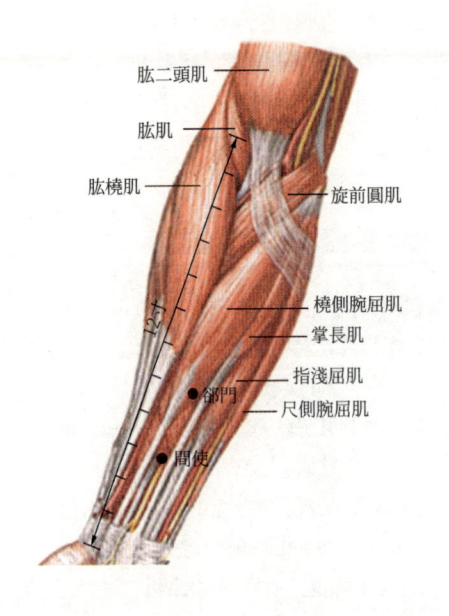

郄門（Xìmén, PC4）

【特異性】心包經郄穴。

【楊甲三取穴技巧】腕橫紋上5寸，掌長肌腱與橈側腕屈肌腱之間。

【解剖】皮膚→皮下組織→橈側腕屈肌→指淺屈肌→指深屈肌。

【刺灸】直刺0.5～0.8寸，局部酸脹或有麻脹感向指端放散。可灸。

【主治】心痛，心悸。

> 郄門
>
> 小提示：肺熱咳血配尺澤、魚際、孔最、頸百勞。肝火鼻衄配兌端、行間、曲泉、委中。瘀血心痛配膻中、巨闕、膈俞、心俞。陰虛火旺失眠配大陵、神門、太溪、太衝。

間使（Jiānshǐ, PC5）

【特異性】心包經經穴。

【楊甲三取穴技巧】腕橫紋上3寸，掌長肌腱與橈側腕屈肌腱之間。

【解剖】皮膚→皮下組織→指淺屈肌→指深屈肌→旋前方肌。

【刺灸】直刺0.5～1.0寸，局部酸脹或有麻脹感向指端放散。可灸。

【主治】瘧疾，心悸，胃痛。

> 間使
>
> 小提示：瘧疾配大椎、後溪、陶道、曲池、液門。心悸配心俞、巨闕、神門。肝氣犯胃嘔吐配上脘、陽陵泉、太衝、神門。

第 11 章　手厥陰心包經

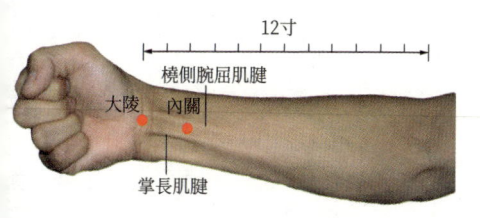

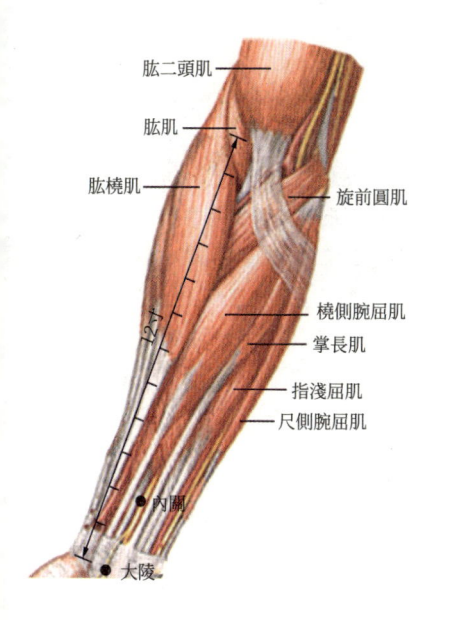

內關（Nèiguān, PC6）

【特异性】心包經絡穴。八脈交會穴之一，通陰維。

【楊甲三取穴技巧】腕橫紋上2寸，掌長肌腱與橈側腕屈肌腱之間。

【解剖】皮膚→皮下組織→指淺屈肌→指深屈肌→旋前方肌。

【刺灸】直刺0.5～1.0寸，局部酸脹或有麻脹感向指端放散。可灸。

【主治】心悸，胃痛，嘔吐，呃逆，失眠。

大陵（Dàlíng, PC7）

【特异性】心包經輸穴，心包經原穴。

【楊甲三取穴技巧】腕橫紋上，掌長肌腱與橈側腕屈肌腱之間。

【解剖】皮膚→皮下組織→腕骨間關節囊。

【刺灸】直刺0.3～0.5寸，局部酸脹，或有麻電感向指端放散。可灸。

【主治】喜笑不休，臟躁。

> **大陵**
> 小提示：心氣虛心悸配心俞、巨闕、間使、神門。痰蒙心竅喜笑悲恐配脾俞、心俞、三陰交、神門、豐隆、太淵。腕關節痛配陽谷、陽溪、陽池。

PC

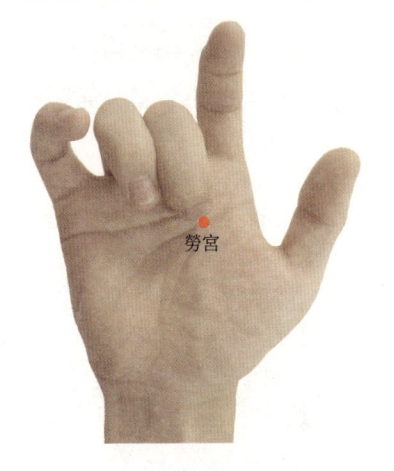

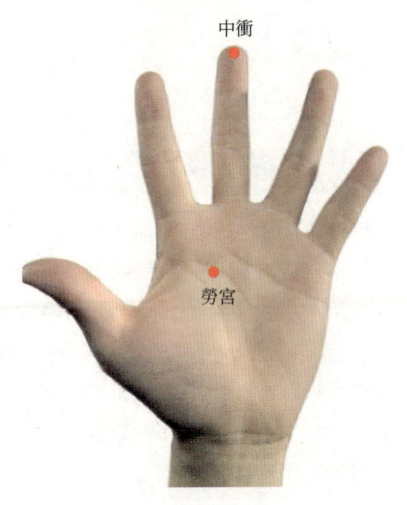

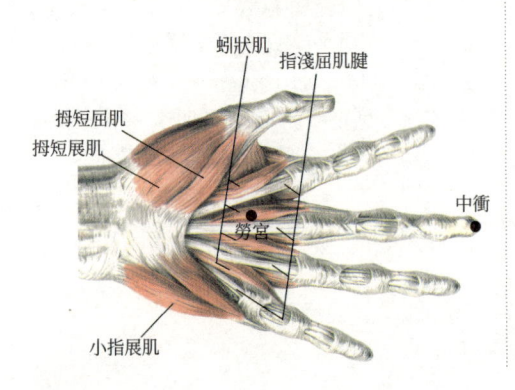

勞宮（Láogōng, PC8）

【特异性】心包經滎穴。
【楊甲三取穴技巧】掌心橫紋中，當第2、3掌指關節之後，第3掌骨橈側邊。
【解剖】皮膚→皮下組織→第2蚓狀肌→拇收肌→骨間肌。
【刺灸】直刺0.3～0.5寸，局部脹痛，擴散至整個手掌。可灸。
【主治】心煩善怒，癲狂，小兒驚厥。

> 勞宮
> 小提示：中風昏迷配水溝、十二井穴、太衝、豐隆。中暑昏迷配水溝、十宣、百會、曲澤、委中。心脾積熱口瘡、口臭配金津、玉液、內庭、少澤。

中衝（Zhōngchōng, PC9）

【特异性】心包經井穴。
【楊甲三取穴技巧】手中指尖的中點。
【解剖】皮膚→皮下組織→指腱鞘。
【刺灸】①淺刺0.1～0.2寸，局部脹痛。②三稜針點刺出血。可灸。
【主治】心痛，心煩，中風，昏厥，目赤，舌本痛。

> 中衝
> 小提示：中風昏迷、舌強不語配水溝、太衝、豐隆、勞宮、曲澤。熱入營血昏厥配曲澤、少衝、委中、曲池。胃熱舌下腫痛配金津、玉液、齦交、合谷、內庭。

第12章　手少陽三焦經

手少陽三焦經穴（Triple Energizer Meridian of Hand-shaoyang, TE），本經一側23個穴（左、右兩側共46個穴），13個穴分佈在上肢背面，10個穴分佈在頸、側頭部。首穴關衝，末穴絲竹空。

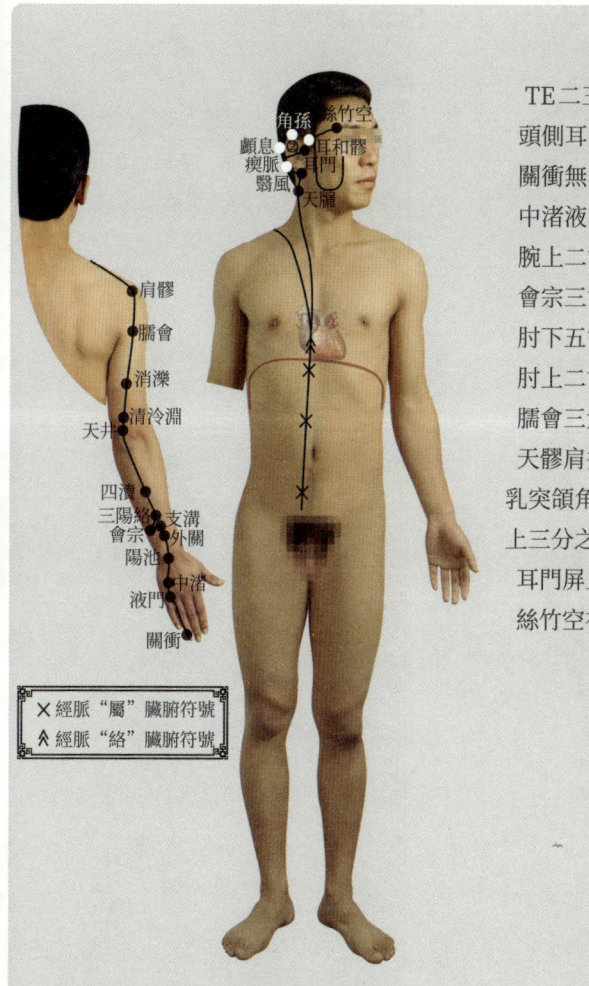

【經穴速記歌訣】

TE二三三焦經，起關衝止絲竹空，
頭側耳目熱神志，腹脹水腫遺尿癃，
關衝無名指甲內，液門握拳指縫行，
中渚液門上一寸，陽池腕錶有陷凹，
腕上二寸取外關，支溝腕上三寸安，
會宗三寸尺骨緣，三陽絡在四寸間，
肘下五寸尋四瀆，肘上一寸天井見，
肘上二寸清冷淵，消濼淵臑正中間，
臑會三角肌後下，肩髎肩峰後下陷，
天髎肩井曲垣間，天牖平頜肌後緣，
乳突頜角取翳風，下三分之一瘛脈現，
上三分之一顱息取，角孫入髮平耳尖，
耳門屏上切跡前，和髎耳根前指寬，
絲竹空在眉梢陷，三焦經穴至此全。

✕ 經脈"屬"臟腑符號
▲ 經脈"絡"臟腑符號

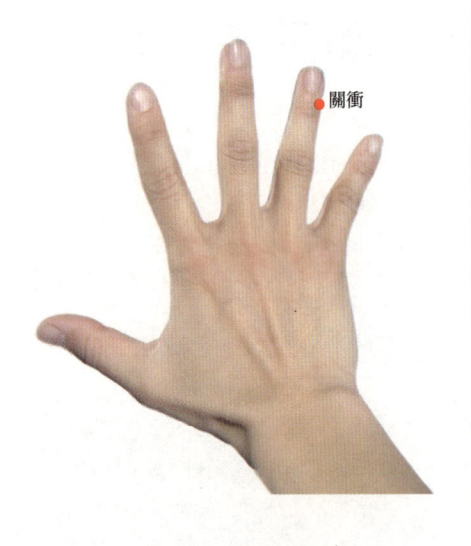

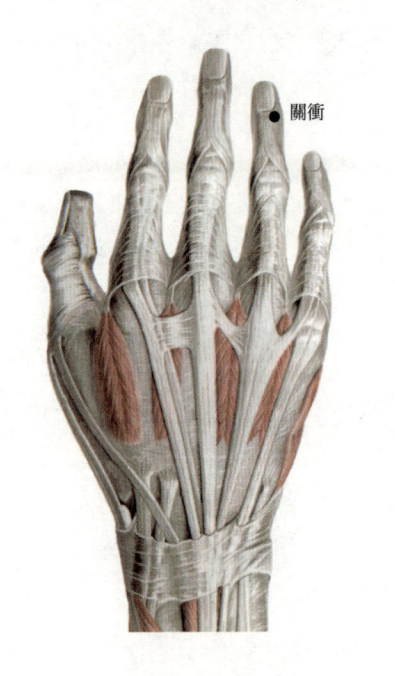

關衝（Guānchōng, TE1）

【特異性】三焦經井穴。

【楊甲三取穴技巧】環指爪甲尺側緣和基底部各做一線，相交處取穴，去指甲角0.1寸。

【解剖】皮膚→皮下組織→指甲根。

【刺灸】①淺刺0.1～0.3寸，局部脹痛。
②三稜針點刺出血。可灸。

【主治】頭痛，發熱。

> 關衝
> 　　小提示：中暑昏迷配水溝、十宣、委中、曲澤、曲池。風熱目赤配睛明、太陽、合谷、太衝。風熱咽喉腫痛配尺澤、合谷、曲澤、少商。

第12章　手少陽三焦經

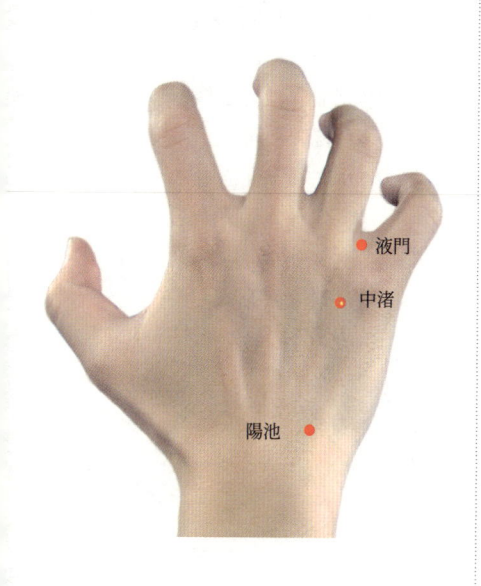

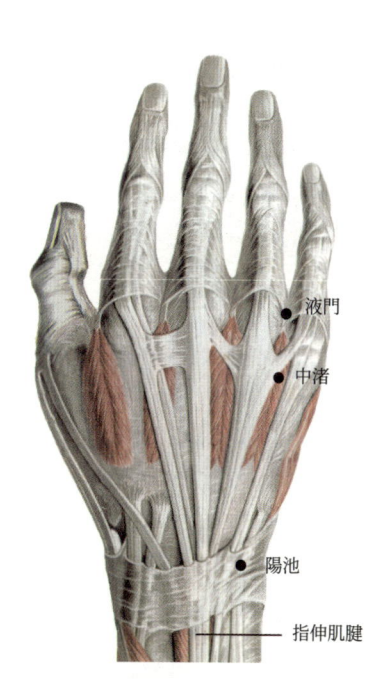

液門 (Yèmén, TE2)

【特異性】三焦經滎穴。
【楊甲三取穴技巧】當第4、5指間，掌指關節前方凹陷中。
【解剖】皮膚→皮下組織→骨間背側肌。
【刺灸】直刺0.3～0.5寸，局部脹痛，可擴散至手背。可灸。
【主治】頭痛，耳鳴，咽痛，瘧疾。

中渚 (Zhōngzhǔ, TE3)

【特異性】三焦經輸穴。
【楊甲三取穴技巧】當第4、5指間，掌指關節後方凹陷中。
【解剖】皮膚→皮下組織→骨間背側肌。
【刺灸】直刺0.3～0.5寸，局部脹痛，可擴散至手背。可灸。
【主治】耳鳴，發熱，手指拘攣。

陽池 (Yángchí, TE4)

【特異性】三焦經原穴。
【楊甲三取穴技巧】腕背側橫紋上，指伸肌腱的尺側緣凹陷中。
【解剖】皮膚→皮下組織→腕背側韌帶。
【刺灸】直刺0.3～0.5寸，局部酸脹，可擴散至手指。可灸。
【主治】耳鳴，消渴，腕關節痛。

> **陽池**
> 小提示：少陽風火耳聾配翳風、耳門、角孫、俠溪。瘧疾寒熱往來配大椎、後溪、液門、曲池。腕關節痛配外關、陽溪、腕骨。

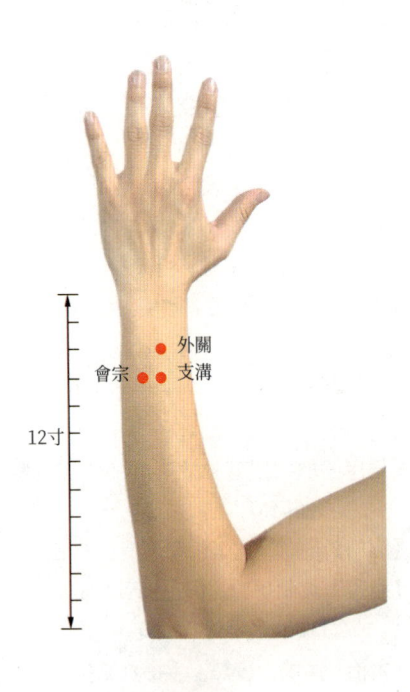

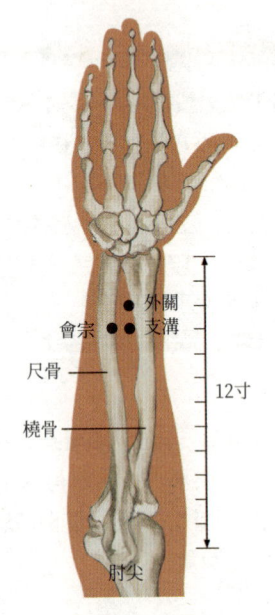

外關（Wàiguān, TE5）

【特异性】三焦經絡穴；八脈交會穴之一，通陽維脈。

【楊甲三取穴技巧】陽池上2寸，尺骨與橈骨之間。

【解剖】皮膚→皮下組織→小指伸肌→指伸肌→示指伸肌。

【刺灸】直刺0.5～1.0寸，局部酸脹，可擴散至指端。可灸。

【主治】熱病，頭痛，耳鳴，驚風，胸脅痛。

支溝（Zhīgōu, TE6）

【特异性】三焦經經穴。

【楊甲三取穴技巧】陽池上3寸，尺骨與橈骨之間。

【解剖】皮膚→皮下組織→小指伸肌→拇長伸肌。

【刺灸】直刺0.5～1.0寸，局部酸脹，可上下擴散。可灸。

【主治】胸脅痛，便秘。

會宗（Huìzōng, TE7）

【特异性】三焦經郄穴。

【楊甲三取穴技巧】陽池上3寸，支溝穴尺側，尺骨的橈側緣。

【解剖】皮膚→皮下組織→尺側腕伸肌→示指伸肌。

【刺灸】直刺0.5～1.0寸，局部酸脹。可灸。

【主治】頭痛，耳鳴，咳喘。

第 12 章　手少陽三焦經

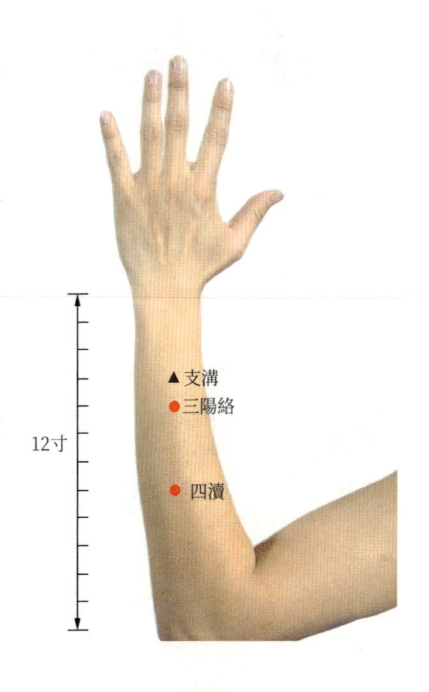

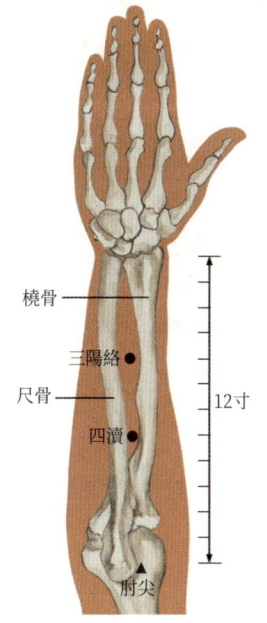

三陽絡（Sānyángluò, TE8）

【楊甲三取穴技巧】陽池上4寸，尺骨與橈骨之間。

【解剖】皮膚→皮下組織→指伸肌→拇長展肌→拇短伸肌。

【刺灸】直刺0.5～1.0寸，局部酸脹，可擴散至手部。可灸。

【主治】失語，耳聾，手臂痛。

> 三陽絡
> 　　小提示：手臂痛配曲池、天井、手三里、外關、合谷。氣郁脅痛配支溝、外關、行間、期門、肝俞、三陽。

四瀆（Sìdú, TE9）

【楊甲三取穴技巧】陽池上7寸，尺骨與橈骨之間。

【解剖】皮膚→皮下組織→尺側腕伸肌→拇長伸肌。

【刺灸】直刺0.5～1.0寸，局部酸脹，可擴散至肘部。可灸。

【主治】失語，耳鳴，牙痛。

> 四瀆
> 　　小提示：暴聾配翳風、聽宮、聽會、中渚、俠溪。暴喑、咽阻如梗配外關、支溝、合谷、廉泉、行間。少陽風火牙痛配外關、風池、行間、合谷、頰車、下關。

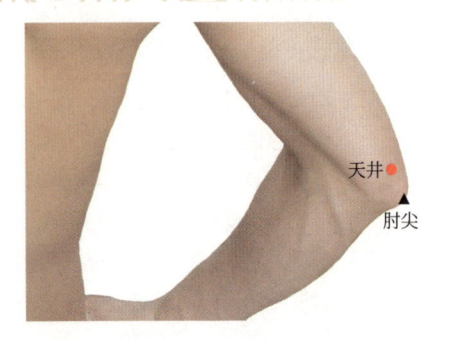

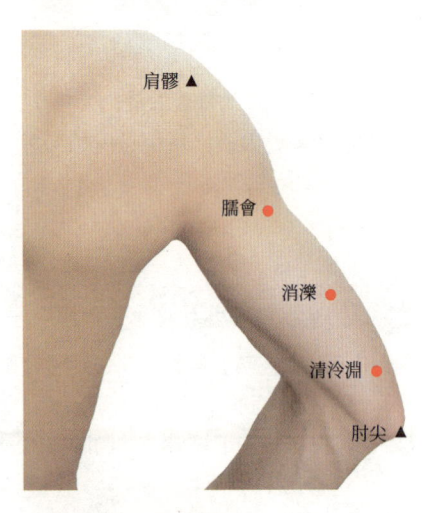

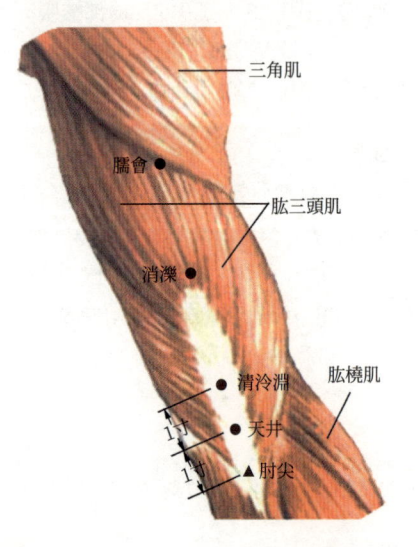

天井（Tiānjǐng, TE10）

【特異性】三焦經合穴。
【楊甲三取穴技巧】肘尖（尺骨鷹嘴）後上方1寸之凹陷處。
【解剖】皮膚→皮下組織→肱三頭肌。
【刺灸】直刺0.5～1.0寸，局部酸脹。可灸。
【主治】暴喑，眼疾。

清泠淵（Qīnglíngyuān, TE11）

【楊甲三取穴技巧】肘尖與肩髎連線上，肘尖上2寸。
【解剖】皮膚→皮下組織→肱三頭肌。
【刺灸】直刺0.5～1.0寸，局部酸脹。可灸。
【主治】臂痛，頭項痛，眼疾。

消濼（Xiāoluò, TE12）

【楊甲三取穴技巧】肘尖與肩髎連線上，臑會與清泠淵連線的中點。
【解剖】皮膚→皮下組織→肱三頭肌內側頭。
【刺灸】直刺0.8～1.2寸，局部酸脹。
【主治】頭項強痛，臂痛。

臑會（Nàohuì, TE13）

【楊甲三取穴技巧】肘尖與肩髎連線上，肩髎下3寸，三角肌後緣。
【解剖】皮膚→皮下組織→肱三頭肌。
【刺灸】直刺1.0～1.5寸，局部酸脹，可擴散至肩部。可灸。
【主治】肩臂痛，瘰癧。

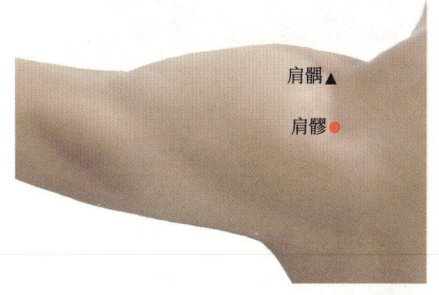

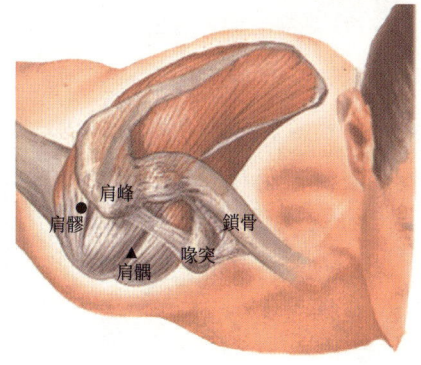

肩髎（Jiānliáo, TE14）

【楊甲三取穴技巧】肩峰後下際，上臂外展平舉，肩關節後部呈現的凹陷中。

【解剖】皮膚→皮下組織→三角肌→小圓肌→大圓肌→背闊肌。

【刺灸】直刺0.5～1.0寸，局部酸脹。可灸。

【主治】肩胛腫痛，肩臂痛，瘰氣，瘰癧。

> 肩髎
>
> 小提示：肩胛腫痛配天宗、曲垣、天髎。肩臂痛配肩髃、曲池。瘰氣配氣舍、間使、太衝、太溪。

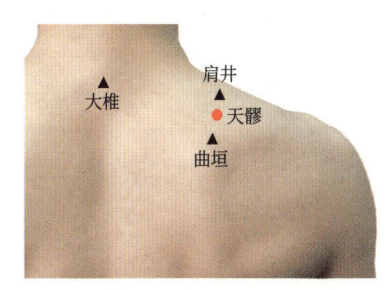

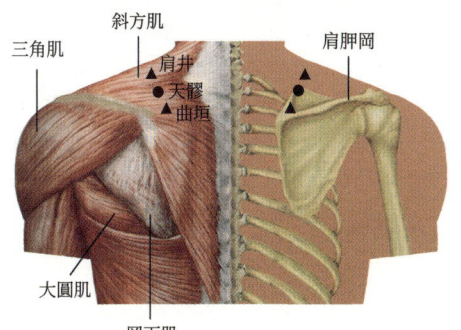

天髎（Tiānliáo, TE15）

【楊甲三取穴技巧】肩井與曲垣連線的中點，肩胛骨內上角處。

【解剖】皮膚→皮下組織→斜方肌→岡上肌。

【刺灸】直刺0.5～0.8寸，局部酸脹，可擴散至肩胛部。可灸。

【主治】肩臂痛，頸項強痛，胸中煩滿。

> 天髎
>
> 小提示：肩臂痛配肩髎、肩髃、曲池。頸項強痛配大椎、天柱、後溪、風府。

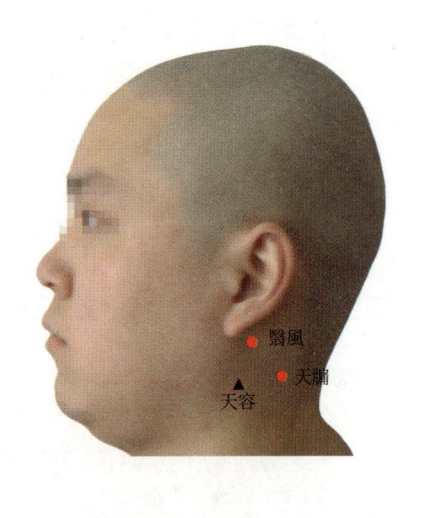

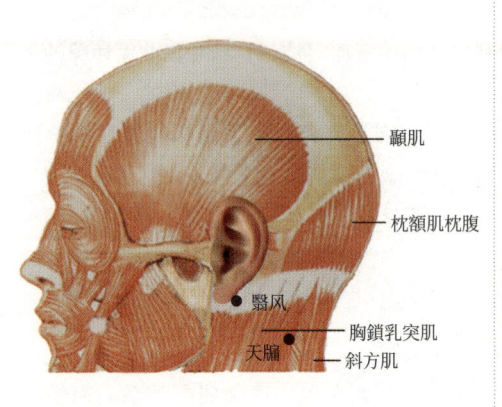

天牖（Tiānyǒu, TE16）

【楊甲三取穴技巧】橫平下頜角，胸鎖乳突肌的後緣。

【解剖】皮膚→皮下組織→頭夾肌→頭半棘肌。

【刺灸】直刺0.5～1.0寸，局部酸脹，針感可傳遞到耳根部。可灸。

【主治】頭痛，暴聾，項強。

天牖

小提示：風熱麵腫配翳風、頰車、下關、合谷。暴聾配翳風、耳門、聽會、俠溪、三陽絡。項強配風池、風門、肩中俞、後溪、崑崙。

翳風（Yìfēng, TE17）

【楊甲三取穴技巧】耳垂後方，乳突與下頜角之間凹陷中。

【解剖】皮膚→皮下組織→腮腺。

【刺灸】直刺0.8～1.2寸，耳後酸脹，可擴散至半側面部。可灸。

【主治】耳鳴，口眼㖞斜，牙關緊閉，齒痛，頰腫。

翳風

小提示：耳鳴、耳聾配聽宮、風池、中渚、俠溪。口眼㖞斜配太陽、頰車、下關、地倉、合谷。牙關緊閉配風池、大椎、太衝、頰車、下關。風熱頰腫痛配下關、顴髎、頰車、迎香、中渚。

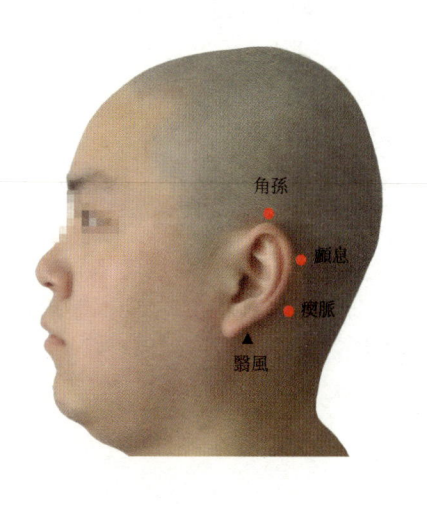

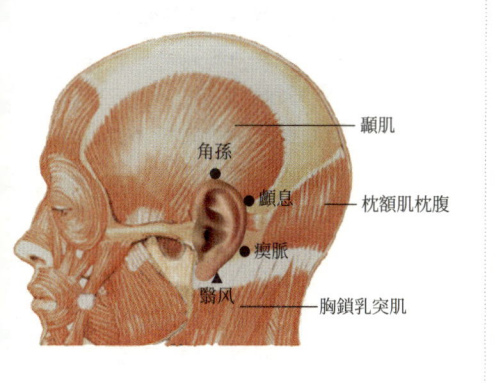

瘛脈（Chìmài, TE18）

【楊甲三取穴技巧】乳突前下緣，角孫至翳風沿耳輪弧形連線的下1/3處。
【解剖】皮膚→皮下組織→耳後肌。
【刺灸】平刺0.3～0.5寸，局部酸脹；或用三稜針點刺出血。可灸。
【主治】耳鳴，小兒驚厥。

顱息（Lúxī, TE19）

【楊甲三取穴技巧】角孫至翳風沿耳輪弧形連線的上1/3處。
【解剖】皮膚→皮下組織→枕額肌。
【刺灸】平刺0.3～0.5寸，局部酸脹。可灸。
【主治】耳鳴，頭痛，小兒驚厥，嘔吐。

角孫（Jiǎosūn, TE20）

【楊甲三取穴技巧】折耳，在耳尖端，顳顬部入髮際處。
【解剖】皮膚→皮下組織→耳上肌→顳筋膜→顳肌。
【刺灸】平刺0.3～0.5寸，局部酸脹，可擴散到耳周。
【主治】腮腺炎，目赤腫痛。

> **角孫**
> 小提示：少陽風熱目赤腫痛配睛明、四白、太陽、翳風、風池。風火牙痛配下關、頰車、合谷、外關、風池。

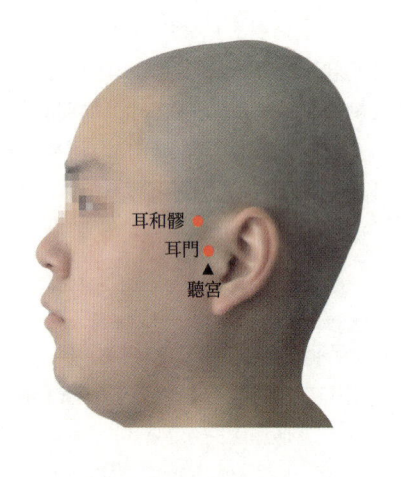

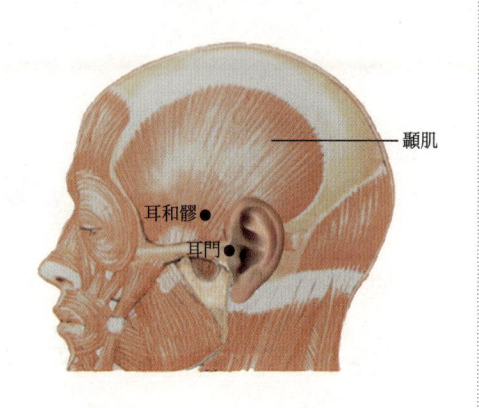

耳門 (Ěrmén, TE21)

【楊甲三取穴技巧】耳屏上切跡前凹陷處。
【解剖】皮膚→皮下組織→腮腺。
【刺灸】直刺0.5～1.0寸，局部酸脹感。可灸。
【主治】耳鳴，耳聾，聤耳，齒痛。

> **耳門**
> 小提示：少陽風熱耳聾、耳鳴配風池、翳風、中渚、俠溪、聽會。熱毒聤耳配足臨泣、大椎、外關、風池、翳風。

耳和髎 (ěrhéliáo, TE22)

【楊甲三取穴技巧】鬢髮後緣，耳郭根的前方，顳淺動脈的後緣。
【解剖】皮膚→皮下組織→耳前肌→顳筋膜→顳肌。
【刺灸】避開動脈，斜刺0.3～0.5寸，局部酸脹。可灸。
【主治】口眼喎斜，頭痛，耳鳴。

> **耳和髎**
> 小提示：牙關緊閉配翳風、頰車、下關、合谷。風熱頷腫配翳風、下關、顴髎、合谷、頰車。風熱鼻腫痛配迎香、上星、商陽、合谷。

第 12 章　手少陽三焦經

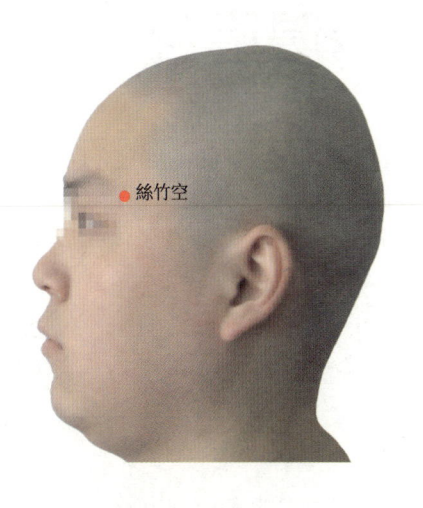

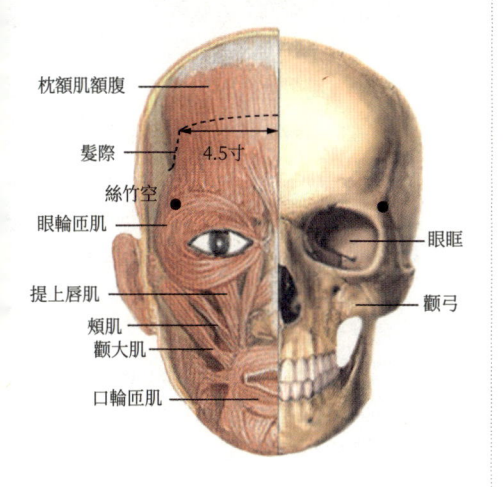

絲竹空（Sīzhúkōng, TE23）

【楊甲三取穴技巧】額骨顴突外緣，眉梢外側凹陷處。

【解剖】皮膚→皮下組織→眼輪匝肌。

【刺灸】平刺0.5～1.0寸；或三稜針點刺出血。不宜灸。

【主治】頭痛，癲癇，目赤腫痛，眼瞼瞤動。

> 絲竹空
> 　小提示：少陽風熱目赤痛配睛明、太衝、太陽、俠溪。少陽頭痛配頭維、太陽、風池、外關。眼瞼瞤動配瞳子髎、太陽、陽白、四白。

枕額肌額腹
髮際　4.5寸
絲竹空
眼輪匝肌
提上唇肌
頰肌
顴大肌
口輪匝肌
眼眶
顴弓

第13章　足少陽膽經

足少陽膽經穴（Gallbladder Meridian of Foot-shaoyang, GB），本經一側44個穴（左、右兩側共88個穴），20個穴分佈頭面部，1個穴分佈在肩部，7個穴分佈在側胸部、腰腹部，16個穴分佈在下肢外側面。首穴瞳子髎，末穴足竅陰。

【經穴速記歌訣】

GB四十四足少陽，起瞳子髎止竅陰，
頭側耳目鼻喉恙，身側神志熱婦良，
外眥五分瞳子髎，聽會耳前珠陷詳，
上關下關上一寸，以下五穴細推商，
頭維胃經連頷厭，懸顱懸厘在下方，
曲鬢角孫前一指，頭維曲鬢串一行，
五穴間隔均相等，率谷入髮寸半量，
天衝率後斜五分，浮白率後一寸鄉，
頭竅陰穴乳突上，完骨乳突後下方，
本神神庭三寸旁，陽白眉上一寸量，
入髮五分頭臨泣，庭維之間取之良，
目窗正營與承靈，相距寸寸寸半量，
腦空池上平腦戶，粗隆上緣外兩旁，

風池耳後髮際陷，顱底筋外有陷凹，
肩井大椎肩峰間，淵腋腋下三寸見，
輒筋腋前橫一寸，日月乳下三肋現，
京門十二肋骨端，帶脈章下平臍看，
五樞髂前上棘前，略下五分維道見，
居髎髂前轉子取，環跳髀樞陷中間，
風市垂手中指盡，其下二寸中瀆陳，
陽關陽陵上三寸，小頭前下陽陵泉，
陽交外丘骨後前，踝上七寸丘在前，
光明踝五陽輔四，懸鐘三寸骨前緣，
外踝前下丘墟尋，臨泣四趾本節捫，
俠溪穴與地五會，跖趾關節前後尋，
四趾外端足竅陰，四十四穴仔細吟。

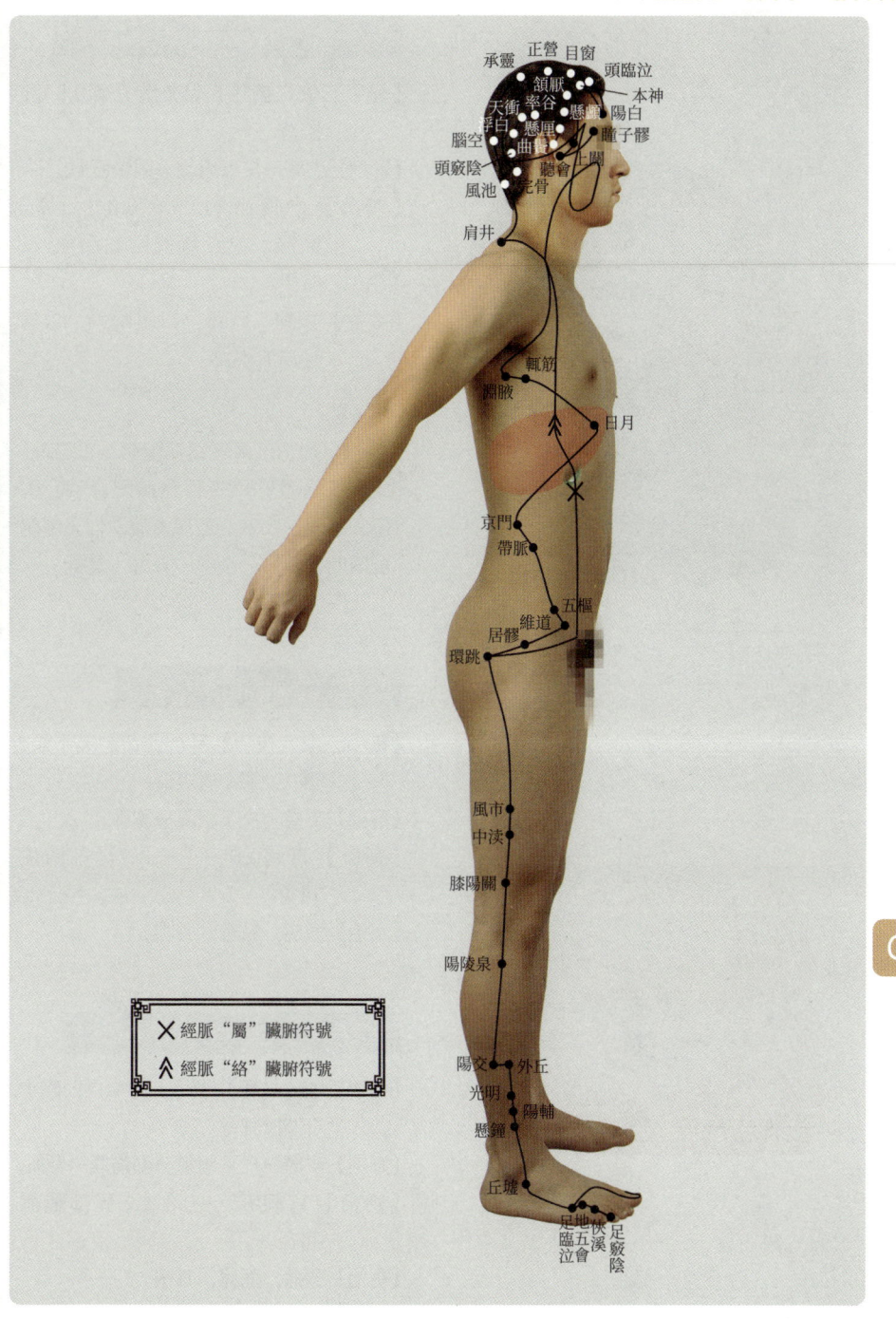

第13章　足少陽膽經

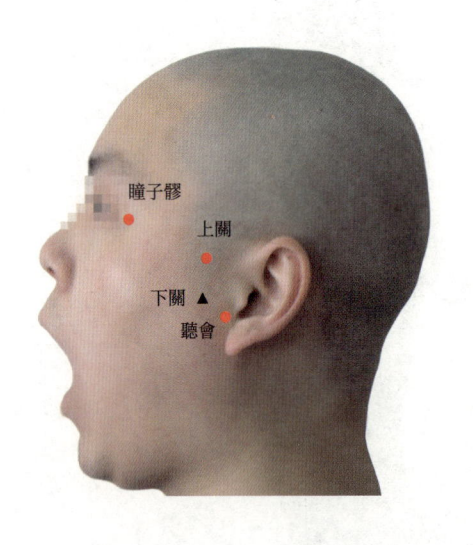

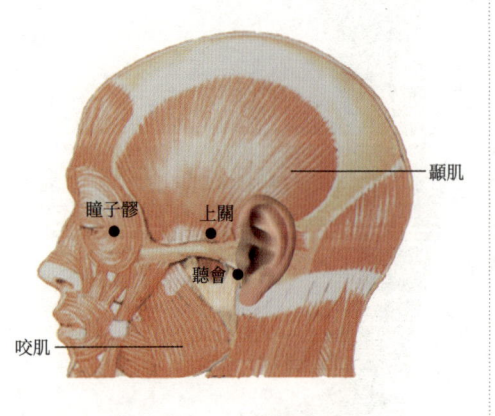

瞳子髎（Tóngzǐliáo, GB1）

【楊甲三取穴技巧】目外眥外側0.5寸凹陷處。
【解剖】皮膚→皮下組織→眼輪匝肌。
【刺灸】向後斜刺0.5～0.8寸，局部酸脹；或三稜針點刺出血。不宜灸。
【主治】頭痛，眩暈，口眼㖞斜，目痛，迎風流淚。

> **瞳子髎**
> 小提示：風熱頭痛配頭維、風池、太陽、合谷。風熱目赤痛配合谷、太陽、睛明、少商。迎風流淚、怕光羞明配睛明、攢竹、合谷、陽白、太衝。

聽會（Tīnghuì, GB2）

【楊甲三取穴技巧】耳屏間切跡與下頜骨髁突之間凹陷處。
【解剖】皮膚→皮下組織→腮腺。
【刺灸】直刺0.5～1.0寸，局部酸脹。可灸。
【主治】頭痛，眩暈，耳鳴。

上關（Shàngguān, GB3）

【楊甲三取穴技巧】顴弓上緣中央凹陷中，下關上1寸。
【解剖】皮膚→皮下組織→顳筋膜→顳肌。
【刺灸】直刺0.5～0.8寸，局部酸脹。可灸。
【主治】頭痛，面痛，耳鳴。

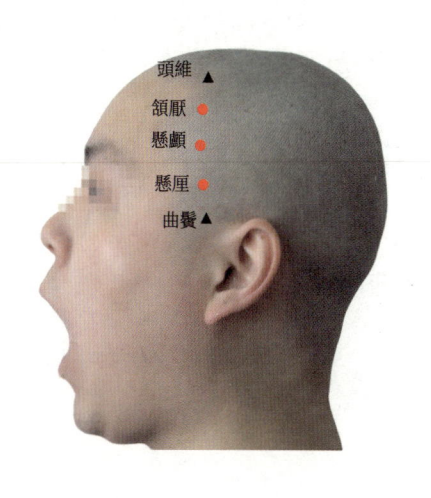

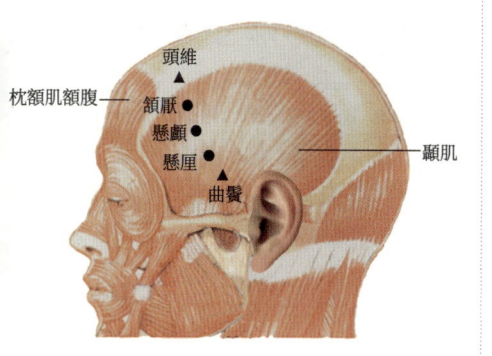

頷厭（Hànyàn, GB4）

【楊甲三取穴技巧】頭維至曲鬢弧形連線的上1/4處。
【解剖】同上關。
【刺灸】平刺0.3～0.5寸，局部酸脹。可灸。
【主治】頭痛，眩暈，耳鳴，耳聾。

懸顱（Xuánlú, GB5）

【楊甲三取穴技巧】頭維至曲鬢弧形連線的中點處。
【解剖】同上關穴。
【刺灸】平刺0.5～0.8寸，局部酸脹。可灸。
【主治】偏頭痛。

懸厘（Xuánlí, GB6）

【楊甲三取穴技巧】頭維至曲鬢弧形連線的下1/4處。
【解剖】同上關穴。
【刺灸】平刺0.5～0.8寸，局部酸脹。可灸。
【主治】頭痛，眩暈，耳鳴，耳聾，聤耳，目痛，目瞖，迎風流淚，目外眥痛，齒痛。

> **懸厘**
> 小提示：少陽風火偏頭痛、目外眥痛配太陽、風池、率谷、瞳子髎、頭維、俠溪。肝膽火旺耳鳴配翳風、聽會、中渚、俠溪、丘墟。少陽風火上齒痛、面腫配外關、風池、頰車、下關、翳風。

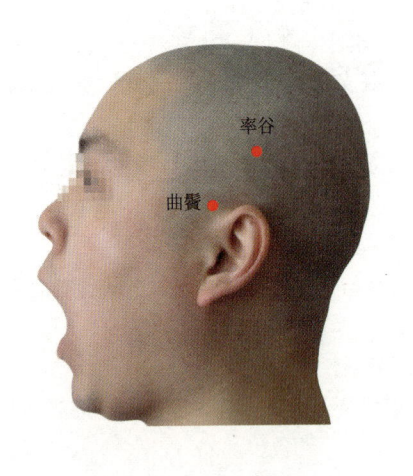

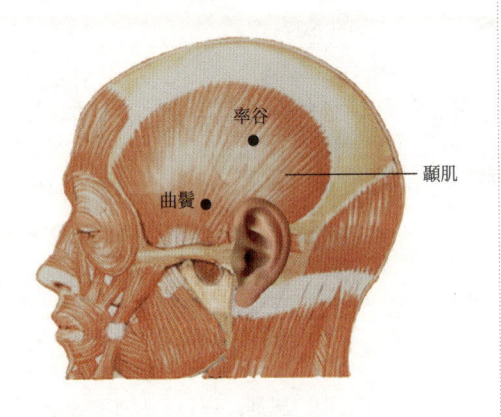

曲鬢 (Qūbìn, GB7)

【楊甲三取穴技巧】在頭部，當耳前鬢角髮際後緣的垂線與耳尖水平線交點處，約角孫前一橫指。

【解剖】同上關穴。

【刺灸】平刺0.5～0.8寸，局部酸脹。可灸。

【主治】頭痛，眩暈，目赤腫痛。

> **曲鬢**
> 小提示：偏頭痛配率谷、太衝、風池、太陽。肝膽火盛目赤腫痛配太衝、太陽、睛明、行間、俠溪。

率谷 (Shuàigǔ, GB8)

【楊甲三取穴技巧】耳尖直上入髮際1.5寸。

【解剖】皮膚→皮下組織→耳上肌→顳筋膜→顳肌。

【刺灸】平刺0.5～0.8寸，局部酸脹，可擴散至顳側頭部。可灸。

【主治】頭痛，眩暈，小兒驚風。

> **率谷**
> 小提示：肝陽上亢頭痛配懸顱、頷厭、太衝、太溪。肝陽上亢眩暈配頭維、行間、水泉、印堂、翳風。小兒驚風配前頂、印堂、神門、涌泉、顖息。

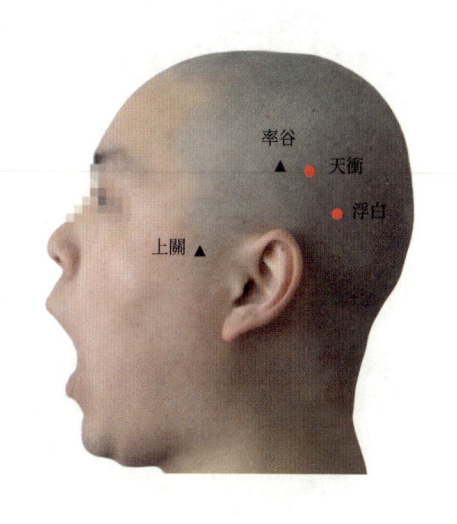

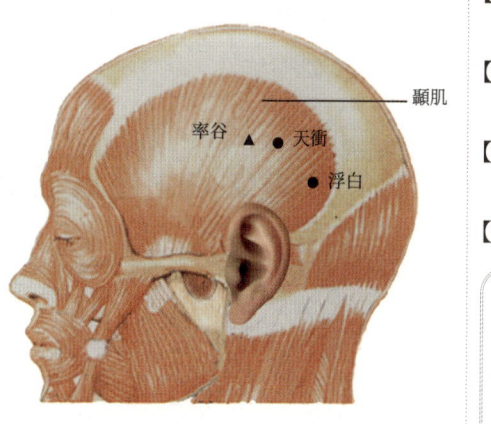

天衝（Tiānchōng, GB9）

【楊甲三取穴技巧】耳根後緣直上，入髮際2寸，率谷後約0.5寸處。

【解剖】皮膚→皮下組織→耳上肌→顳筋膜→顳肌。

【刺灸】平刺0.5～1.0寸，局部酸脹。可灸。

【主治】頭痛，眩暈，齒齦腫痛。

> 天衝
> 　　小提示：頭痛配率谷、太陽、風池、合谷。風火齒齦腫痛配頰車、地倉、翳風、合谷、外關。

浮白（Fúbái, GB10）

【楊甲三取穴技巧】耳後乳突的後上方，天衝與完骨弧形連線的上1/3處。

【解剖】皮膚→皮下組織→耳上肌→顳筋膜→顳肌。

【刺灸】平刺0.5～0.8寸，局部酸脹。可灸。

【主治】頭痛，頸項強痛。

> 浮白
> 　　小提示：少陽風熱頭痛配風池、太陽、率谷、懸顱。頸項強痛配風池、天柱、頸百勞。

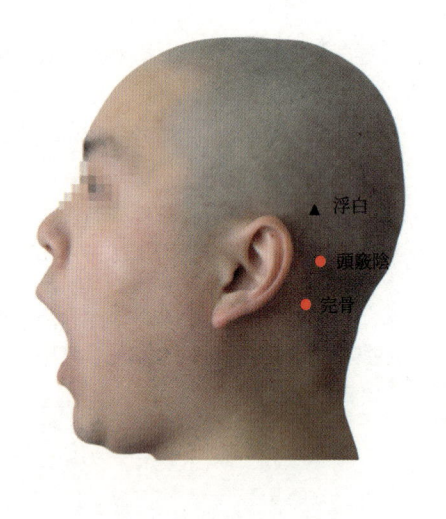

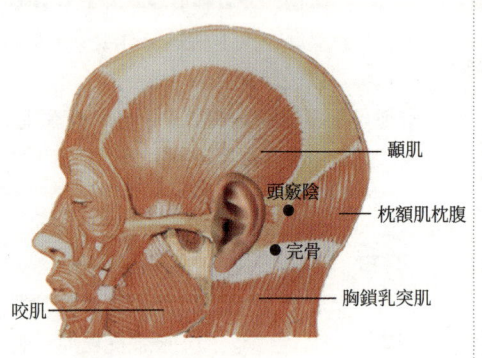

頭竅陰（Tóuqiàoyīn, GB11）

【楊甲三取穴技巧】耳後乳突的後上方，天衝與完骨弧形連線的下1/3處。
【解剖】皮膚→皮下組織→耳後肌→枕額肌。
【刺灸】平刺0.5～0.8寸，局部酸脹，可擴散至頭後側部。可灸。
【主治】頭痛，耳鳴，胸脅痛，口苦。

> **頭竅陰**
> 　　小提示：少陽風熱頭痛、眩暈配風池、率谷、太陽、俠溪、三陽絡。肝鬱胸脅痛配期門、俠溪、膽俞、陽陵泉。肝膽火旺口苦配期門、肝俞、膽俞、太衝、俠溪。

完骨（Wángǔ, GB12）

【楊甲三取穴技巧】耳後乳突的後下方凹陷處。
【解剖】皮膚→皮下組織→枕額肌。
【刺灸】斜刺0.5～0.8寸，局部酸脹，可擴散至頭頂部。可灸。
【主治】頭痛，眩暈，耳鳴，耳聾。

> **完骨**
> 　　小提示：肝陽上亢頭痛配風池、懸顱、率谷、太陽、太衝、太溪。口眼喎斜配太陽、風池、下關、翳風、頰車、地倉。耳鳴、耳聾配翳風、聽宮、風池、中渚、外關。

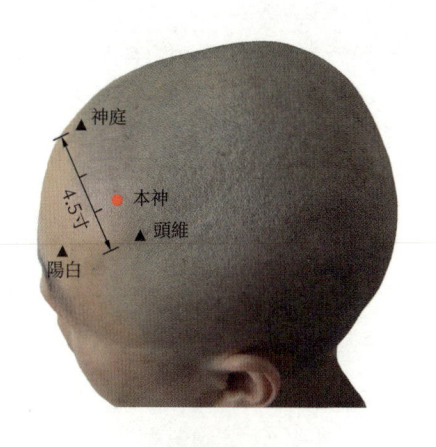

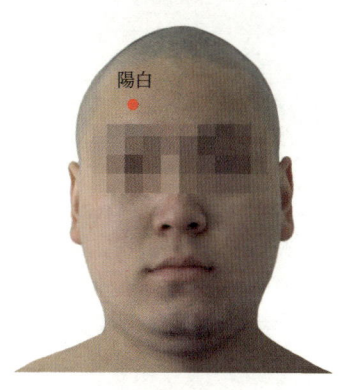

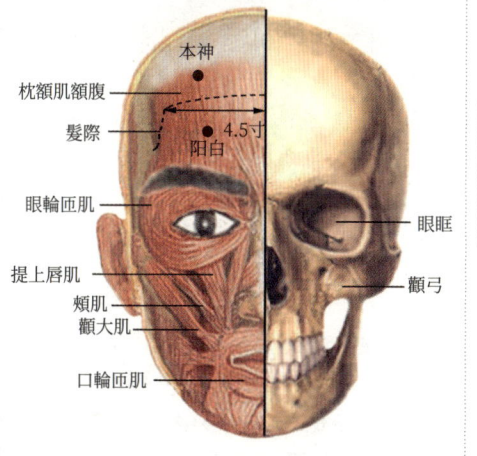

本神（Běnshén, GB13）

【楊甲三取穴技巧】前髮際上0.5寸，頭正中線旁開3寸。

【解剖】皮膚→皮下組織→枕額肌→帽狀腱膜下結締組織。

【刺灸】平刺0.5～0.8寸，局部酸脹。可灸。

【主治】頭痛，眩暈，頸項強急，癲癇。

> **本神**
> 小提示：肝陽上亢眩暈配風池、太陽、行間、水泉、印堂。小兒驚風配水溝、顖息、太衝、豐隆、神門。

陽白（Yángbái, GB14）

【楊甲三取穴技巧】瞳孔直上，眉上1寸。

【解剖】皮膚→皮下組織→枕額肌→帽狀腱膜下結締組織。

【刺灸】平刺0.5～0.8寸，局部酸脹。可灸。

【主治】頭痛，眩暈，眼瞼瞤動，面癱。

> **陽白**
> 小提示：風熱偏頭痛配率谷、太衝、風池、太陽。肝膽火盛目赤腫痛配太衝、太陽、睛明、行間、俠溪。

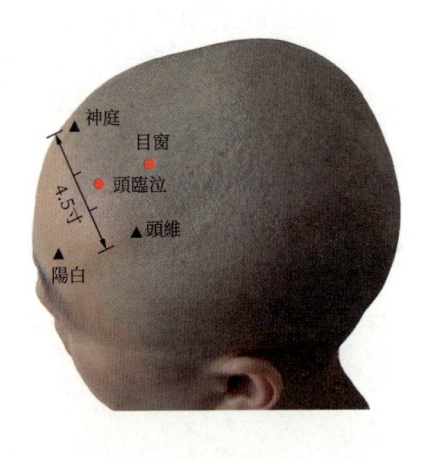

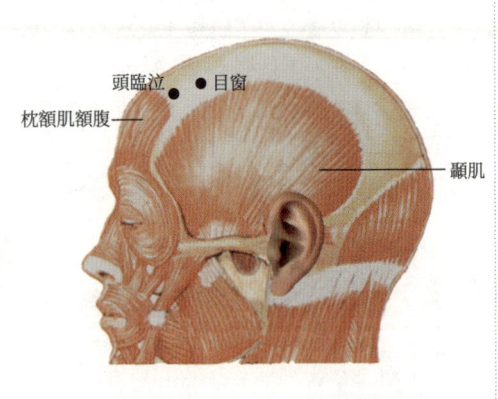

頭臨泣（Tóulínqì, GB15）

【楊甲三取穴技巧】陽白直上，入前髮際上0.5寸，神庭與頭維之間中點。
【解剖】皮膚→皮下組織→枕額肌→腱膜下結締組織。
【刺灸】平刺0.5～0.8寸，局部酸脹。可灸。
【主治】頭痛，目眩，目赤腫痛，耳鳴，口苦。

> **頭臨泣**
> 小提示：風熱頭痛、發熱配太陽、風池、率谷、頭維、合谷。肝膽風火目赤痛配睛明、攢竹、陽白、太衝。肝膽火盛鼻淵配太衝、風池、印堂、上星、迎香。

目窗（Mùchuāng, GB16）

【楊甲三取穴技巧】頭臨泣後1寸，頭臨泣與風池連線上。
【解剖】皮膚→皮下組織→帽狀腱膜→腱膜下結締組織。
【刺灸】平刺0.5～0.8寸，局部酸脹。可灸。
【主治】頭痛，頭暈，目赤腫痛，近視，遠視。

> **目窗**
> 小提示：少陽風熱頭痛、目眩配太陽、風池、三陽絡、頭維、陽白。風火牙齦腫痛配風池、外關、下關、頰車、合谷。肝腎虧虛近視配睛明、攢竹、承泣、光明、肝俞、腎俞。

第13章　足少陽膽經

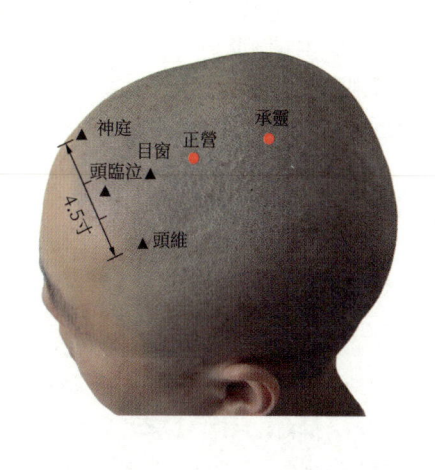

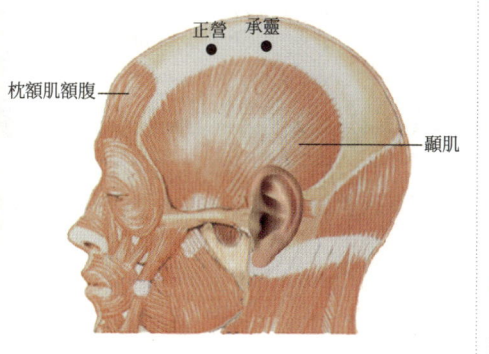

正營（Zhèngyíng, GB17）

【楊甲三取穴技巧】前髮際上2.5寸，目窗後1寸，頭臨泣與風池穴連線上。

【解剖】皮膚→皮下組織→帽狀腱膜→腱膜下結締組織。

【刺灸】平刺0.5～0.8寸，局部酸脹。可灸。

【主治】頭痛，頭暈，面目浮腫，目赤腫痛。

> 正營
> 小提示：肝陽上亢頭暈、目眩配風池、太陽、印堂、太衝、水泉。目赤腫痛配風池、翳風、睛明、陽白、太陽。

承靈（Chénglíng, GB18）

【楊甲三取穴技巧】前髮際上4寸，正營後1.5寸，頭臨泣與風池穴連線上。

【解剖】皮膚→皮下組織→帽狀腱膜→腱膜下結締組織。

【刺灸】平刺0.5～0.8寸，局部酸脹。可灸。

【主治】頭痛，眩暈，鼻塞。

> 承靈
> 小提示：風熱頭痛配頭維、風池、通天、太陽、率谷。風寒流清涕配合谷、迎香、印堂、列缺。

GB

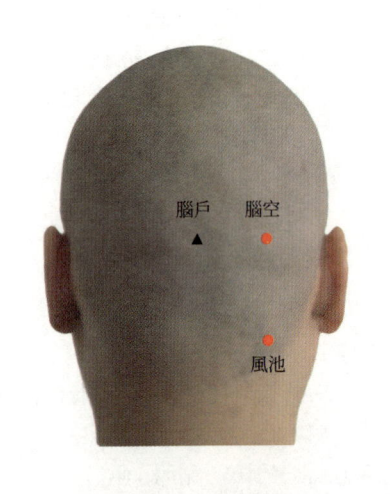

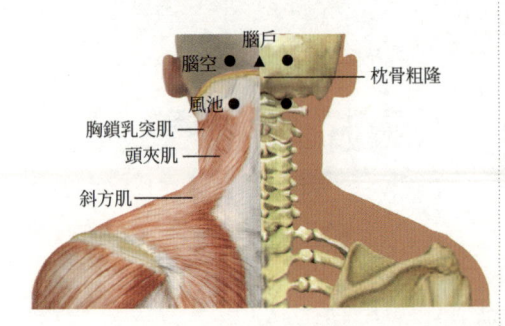

腦空（Nǎokōng，GB19）

【楊甲三取穴技巧】平枕外隆突上緣，風池穴直上。
【解剖】皮膚→皮下組織→枕額肌。
【刺灸】平刺0.5～0.8寸，局部酸脹，可擴散至後頭部。可灸。
【主治】頭痛，癲癇，驚悸。

> 腦空
> 小提示：肝陽頭痛配風池、懸顱、太衝、俠溪、太溪。風痰癲癇配身柱、本神、鳩尾、太衝、豐隆。痰火驚悸配郄門、肺俞、尺澤、豐隆、靈道。頸項強痛配風池、大椎、肩外俞、後溪。

風池（Fēngchí，GB20）

【楊甲三取穴技巧】胸鎖乳突肌上端與斜方肌上端之間的凹陷中，平風府穴。
【解剖】皮膚→皮下組織→項筋膜→頭夾肌→頭半棘肌→頭後大直肌。
【刺灸】向對側眼睛方向斜刺0.5～0.8寸，局部酸脹，可擴散至頭側。可灸。
【主治】頭痛，發熱，頸項強痛，目赤腫痛，鼻衄，耳鳴，失眠，癲癇。
【注意事項】不可過深，以免損傷延髓。

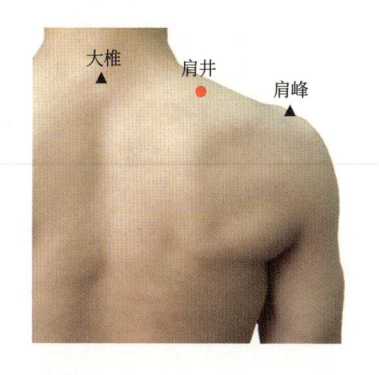

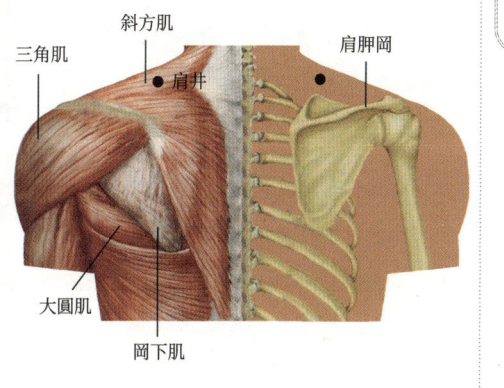

第 13 章 足少陽膽經

肩井（Jiānjǐng, GB21）

【楊甲三取穴技巧】大椎與肩峰外端連線的中點。

【解剖】皮膚→皮下組織→斜方肌筋膜→斜方肌→肩胛提肌。

【刺灸】斜刺 0.5～0.8 寸，局部酸脹，擴散至肩部。可灸。

【主治】肩臂痛，乳腺炎。

【注意事項】不可過深，以免損傷胸膜頂和肺尖。

肩井

　　小提示：肩背痹痛配秉風、曲垣、肩貞。手臂不舉配肩髃、肩貞、臑臑、曲池、外關。氣鬱乳癰配期門、行間、內關、天池。

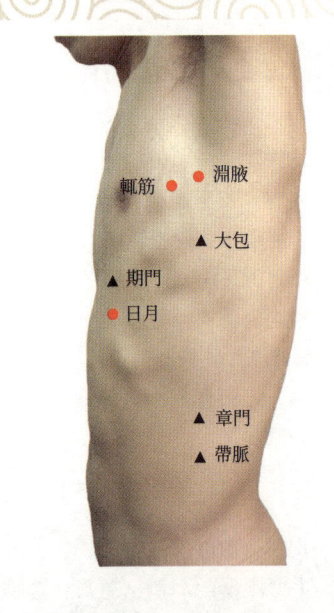

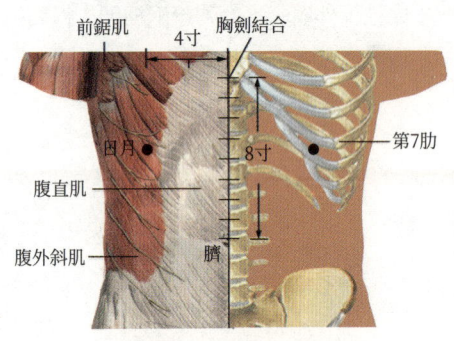

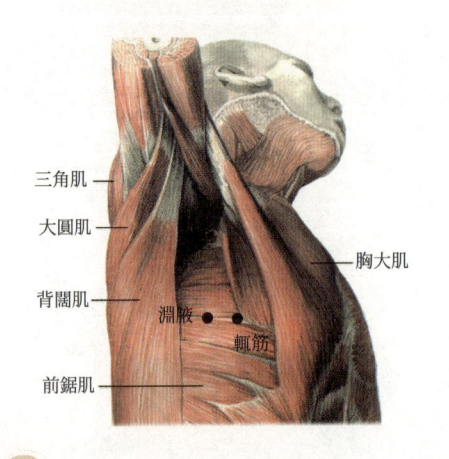

淵腋（Yuānyè，GB22）

【楊甲三取穴技巧】腋中線上，腋窩直下3寸，當第4肋間隙中。
【解剖】皮膚→皮下組織→胸深筋膜→前鋸肌→第4肋間結構。
【刺灸】平刺0.5～0.8寸，局部酸脹，可擴散到胸脅部。可灸。
【主治】胸滿，脅痛，腋下腫，臂痛不舉。
【注意事項】主要應防止刺入胸腔內損傷壁胸膜和肺臟。

輒筋（Zhéjīn，GB23）

【楊甲三取穴技巧】當第4肋間隙中，淵腋前1寸。
【解剖】皮膚→皮下組織→胸深筋膜→前鋸肌→第4肋間結構。
【刺灸】平刺0.5～0.8寸，局部酸脹，可擴散到胸脅部。可灸。
【主治】胸脅痛，腋腫，咳喘，嘔吐。
【注意事項】同淵腋。

日月（Rìyuè，GB24）

【特异性】膽之募穴。
【楊甲三取穴技巧】第7肋間隙，前正中線旁開4寸，乳頭直下。
【解剖】皮膚→皮下組織→腹外斜肌腱膜→腹直肌→第7肋間結構。
【刺灸】平刺0.5～0.8寸，局部酸脹，可擴散到胸脅部。可灸。
【主治】呃逆，反胃吞酸。
【注意事項】同淵腋。

第 13 章　足少陽膽經

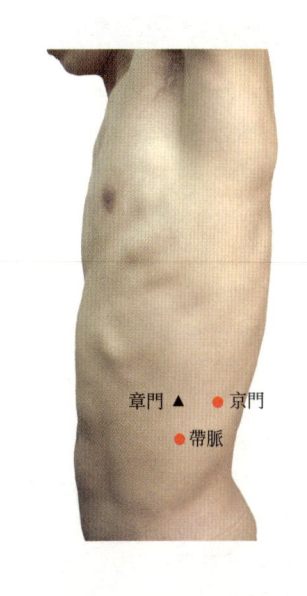

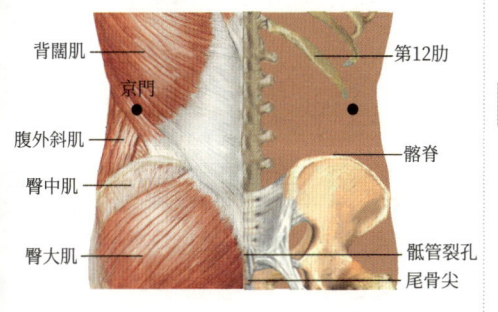

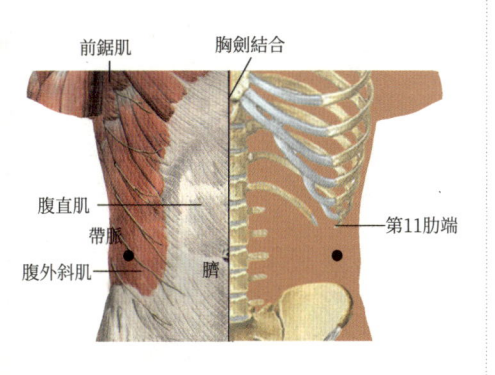

京門（Jīngmén, GB25）

【特異性】腎之募穴。
【楊甲三取穴技巧】第12肋骨游離端下際。
【解剖】皮膚→皮下組織→腹部筋膜→腹外斜肌→腹內斜肌。
【刺灸】斜刺0.5～1.0寸，局部酸脹，可擴散至腰背部。可灸。
【主治】脅肋痛，腹脹，腰脊痛。

京門

小提示：脾腎陽虛小便不利配陰谷、腎俞、三焦俞、脾俞。脾腎陽虛泄瀉配中脘、天樞、足三里、腎俞、脾俞、關元俞。腎虛腰痛配腎俞、命門、腰陽關、委中。

帶脈（Dàimài, GB26）

【楊甲三取穴技巧】第11肋骨游離端直下，與臍相平。
【解剖】皮膚→皮下組織→腹外斜肌→腹內斜肌→腹橫筋膜。
【刺灸】斜刺0.5～1.0寸，局部酸脹，可擴散至側腰部。可灸。
【主治】少腹痛，月經不調，帶下，痛經，不孕。

帶脈

小提示：氣滯血瘀月經不調配中極、四滿、膈俞、太衝。濕熱帶下配中極、陰陵泉、下髎、行間。腎虛帶下配關元、腎俞、次髎、照海。寒濕疝氣配大敦、期門、氣海、陰陵泉。

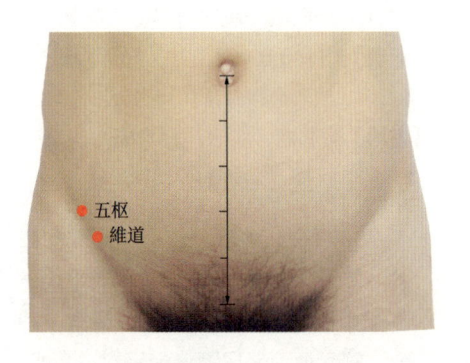

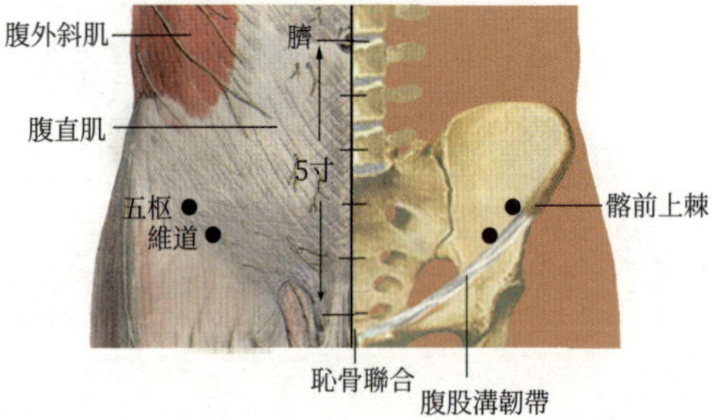

五樞（Wǔshū, GB27）

【楊甲三取穴技巧】仰臥，髂前上棘內側凹陷，約平臍下3寸關元穴。

【解剖】皮膚→皮下組織→腹部深筋膜→腹外斜肌→腹內斜肌→腹橫筋膜。

【刺灸】直刺1.0～1.5寸，局部酸脹，可擴散至腹股溝部。可灸。

【主治】少腹痛，月經不調，赤白帶下。

> **五樞**
>
> 小提示：氣滯少腹痛配陽陵泉、太衝、內關、氣海、三陰交。氣滯血瘀月經不調配三陰交、太衝、期門、肝俞、四滿。濕熱帶下配中極、帶脈、陰陵泉、下髎、行間。

維道（Wéidào, GB28）

【楊甲三取穴技巧】五樞前下0.5寸。

【解剖】同五樞。

【刺灸】向前下斜刺1.0～1.5寸，局部酸脹，可擴散至腹股溝部。可灸。

【主治】月經不調，赤白帶下。

> **維道**
>
> 小提示：血瘀氣滯少腹痛配膈俞、京門、行間、大包。濕熱帶下配帶脈、陰陵泉、下髎、行間。寒濕疝氣配期門、大敦、氣海。

第 13 章　足少陽膽經

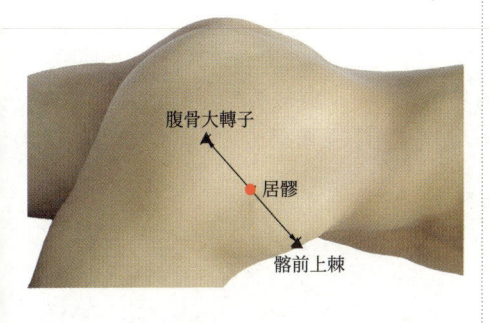

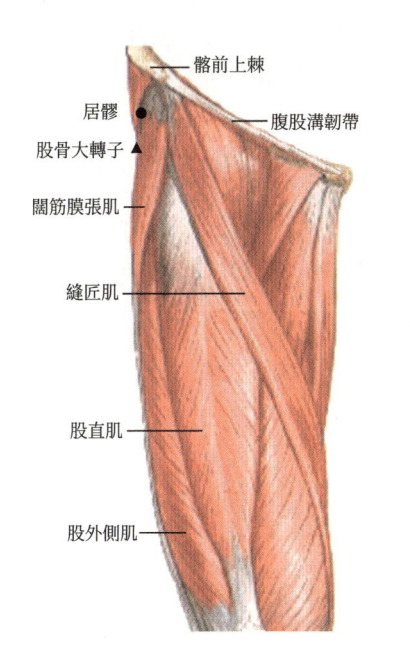

居髎（Jūliáo, GB29）

【楊甲三取穴技巧】髂前上棘與股骨大轉子最高點連線的中點。

【解剖】皮膚→皮下組織→闊筋膜張肌→臀中肌。

【刺灸】直刺或斜刺1.5～2.0寸，局部酸脹可擴散至髖關節、臀部。可灸。

【主治】腰腿痹痛，癱瘓，足痿，疝氣。

> **居髎**
> 小提示：腰腿痹痛、癱瘓配腰陽關、環跳、風市、委中、陽陵泉。足痿配陽陵泉、足三里、懸鐘、丘墟、解溪。寒疝配期門、大敦、氣海。

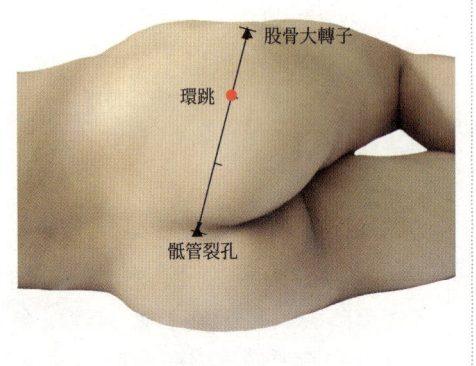

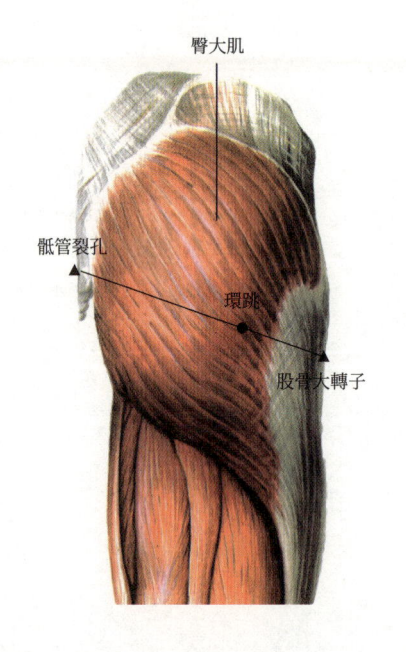

環跳（Huántiào, GB30）

【楊甲三取穴技巧】側臥，于大轉子後方凹陷處，約當股骨大轉子與骶管裂孔連線的外1/3處。

【解剖】皮膚→皮下組織→臀肌筋膜→臀大肌→坐骨神經→閉孔內肌。

【刺灸】直刺2.0～3.0寸，局部酸脹，可向下肢放散。可灸。

【主治】腰胯痛，下肢痿痹，風疹，半身不遂。

> 環跳
>
> 小提示：腰胯痛配腰陽關、大腸俞、委中、秩邊。半身不遂、下肢痿痹配風市、陽陵泉、懸鐘、委中、足三里。膝踝腫痛不能側轉配陽陵泉、犢鼻、丘墟、昆侖。遍身風疹配內關、曲池、血海、陽溪。

第 13 章　足少陽膽經

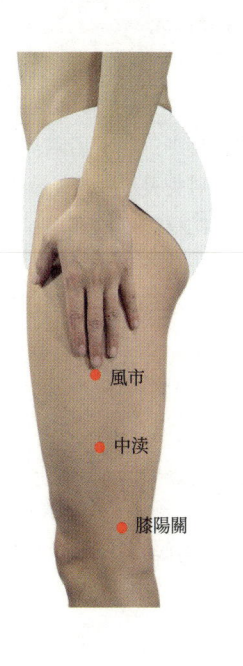

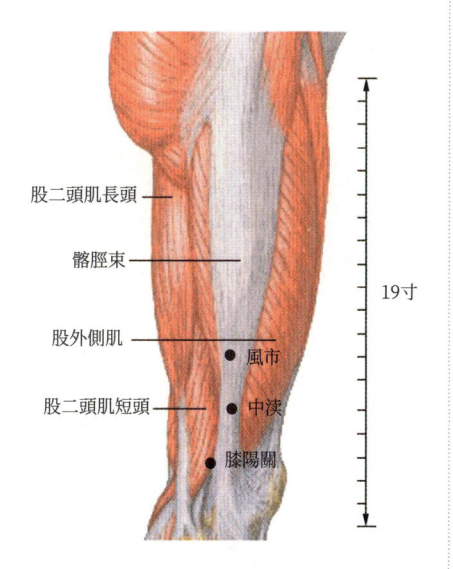

風市（Fēngshì, GB31）

【楊甲三取穴技巧】直立，兩手自然下垂，當中指尖止處取穴；或側臥，于股外側中線，距膕橫紋上7寸處取穴。

【解剖】皮膚→皮下組織→闊筋膜→髂脛束→股外側肌→股中間肌。

【刺灸】直刺1.5～2.5寸，局部酸脹，可向下放散。可灸。

【主治】半身不遂，下肢痿痹，遍身瘙癢。

中瀆（Zhōngdú, GB32）

【楊甲三取穴技巧】側臥，于股外側中線，風市下2寸，膕橫紋上5寸。

【解剖】皮膚→皮下組織→髂脛束→股外側肌→股中間肌。

【刺灸】直刺1.5～2.5寸，局部酸脹，可向下放散。可灸。

【主治】下肢痿痹，半身不遂。

膝陽關（Xīyángguān, GB33）

【楊甲三取穴技巧】股骨外上髁後上緣，股二頭肌腱與髂脛束之間的凹陷處。

【解剖】皮膚→皮下組織→髂脛束→股外側肌。

【刺灸】直刺1.0～2.0寸，局部酸脹，可擴散至膝部和股外側。可灸。

【主治】膝髕腫痛，膕筋攣急，小腿麻木等。

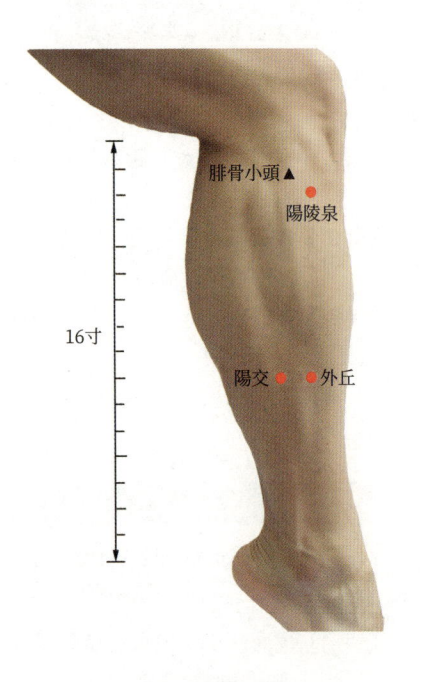

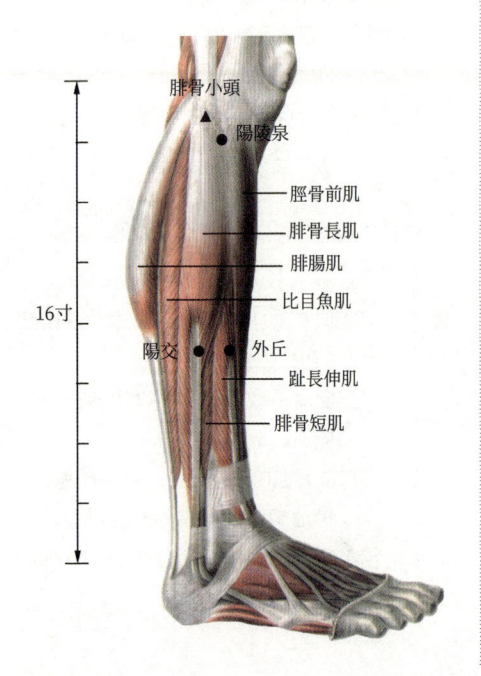

陽陵泉（Yánglíngquán，GB34）

【特异性】膽經合穴；筋之會穴。
【楊甲三取穴技巧】腓骨頭前下方凹陷中。
【解剖】皮膚→皮下組織→小腿深筋膜→腓骨長肌→腓骨短肌。
【刺灸】直刺1.0～1.5寸，局部酸脹，向下肢發散。可灸。
【主治】耳鳴，目痛，胸脅痛，咳喘，嘔酸，黃疸，膝腫痛，下肢痿痹，半身不遂。

陽交（Yángjiāo，GB35）

【特异性】陽維脈郄穴。
【楊甲三取穴技巧】小腿外側，外踝尖上7寸，腓骨後緣。
【解剖】皮膚→皮下組織→腓骨長肌→腓骨短肌→小腿三頭肌→踇長屈肌。
【刺灸】直刺1.0～1.5寸，局部酸脹或向足部放散。可灸。
【主治】膝痛，足脛痿痹。

外丘（Wàiqiū，GB36）

【特异性】膽經郄穴。
【楊甲三取穴技巧】外踝尖上7寸，腓骨前緣。
【解剖】皮膚→皮下組織→腓骨長、短肌→趾長伸肌。
【刺灸】直刺1.0～1.5寸，局部酸脹或向足部放散。可灸。
【主治】下肢疼痛，頸項痛，癲癇。

第 13 章　足少陽膽經

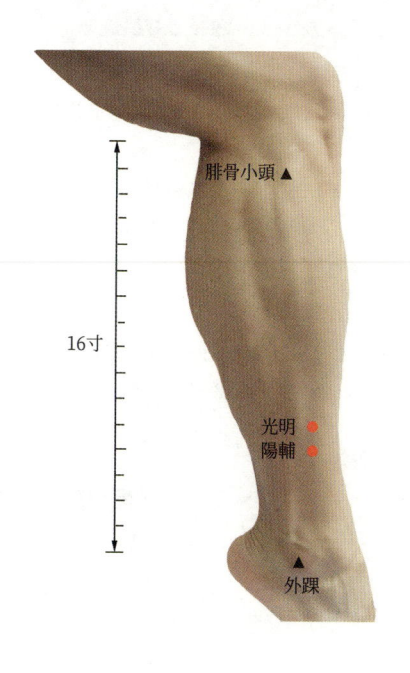

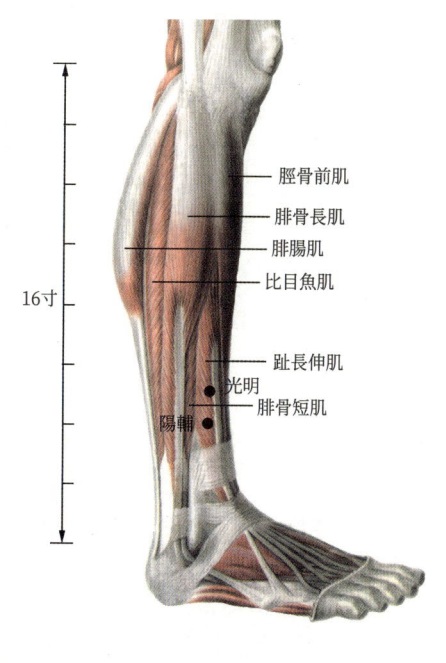

光明（Guāngmíng, GB37）

【特异性】膽經絡穴。
【楊甲三取穴技巧】外踝尖上5寸，腓骨前緣。
【解剖】皮膚→皮下組織→腓骨長、短肌→趾長伸肌→踇長伸肌。
【刺灸】直刺0.8～1.2寸，局部酸脹。可灸。
【主治】目赤腫痛，視物不明。

光明
　　小提示：肝膽火盛目痛配睛明、太衝、太陽、俠溪。下肢痿痹配環跳、風市、陽陵泉、足三里。

陽輔（Yángfǔ, GB38）

【特异性】膽經經穴。
【楊甲三取穴技巧】外踝尖上4寸，腓骨前緣。
【解剖】皮膚→皮下組織→腓骨長、短肌→趾長伸肌→踇長伸肌。
【刺灸】直刺0.8～1.2寸，局部酸脹。可灸。
【主治】胸脅痛，下肢外側痛。

陽輔
　　小提示：膽火上攻偏頭痛配太陽、風池、頭維、懸顱。下肢外側痛、半身不遂配環跳、風市、足三里、委中、懸鐘。

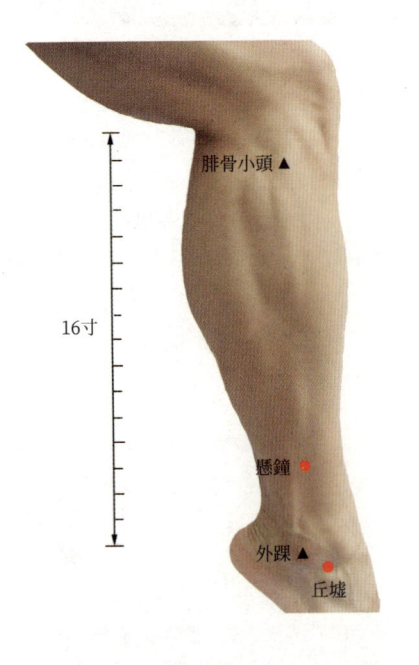

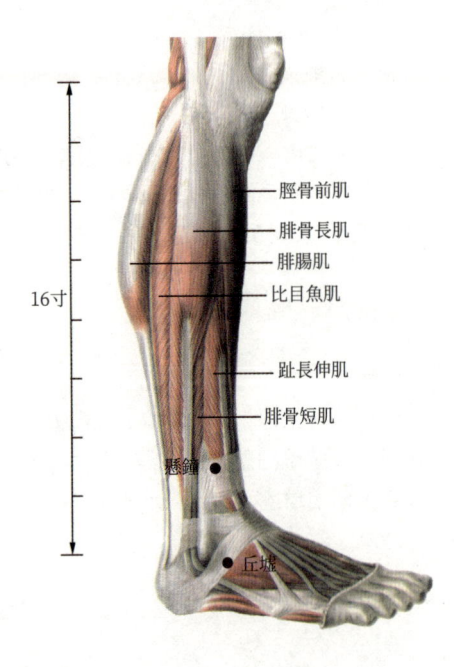

懸鐘（Xuánzhōng, GB39）

【特异性】八會穴之一，髓之會穴。
【楊甲三取穴技巧】外踝尖上3寸，腓骨後緣。
【解剖】皮膚→皮下組織→腓骨長、短肌→趾長伸肌。
【刺灸】直刺0.5～0.8寸，局部酸脹。可灸。
【主治】頸項強，四肢關節酸痛，半身不遂，胸脅痛，耳鳴。

懸鐘

小提示：下肢不遂配環跳、風市、委中、陽陵泉、足三里。頸項強痛配大椎、風池、天柱、後溪。濕熱脅痛、腋下腫配期門、陽陵泉、太衝、日月、天池。

丘墟（Qiūxū, GB40）

【特异性】膽經原穴。
【楊甲三取穴技巧】外踝的前下方，趾長伸肌腱的外側凹陷中。
【解剖】皮膚→皮下組織→足背筋膜→趾短伸肌。
【刺灸】直刺0.5～0.8寸，局部酸脹。可灸。
【主治】胸脅痛，疝氣。

丘墟

小提示：肝鬱氣滯胸脅痛配俠溪、期門、中庭、膻中。下肢痿痹、中風偏癱配環跳、風市、陽陵泉、足三里、懸鐘。外踝腫痛配解溪、申脈、崑崙。

第 13 章　足少陽膽經

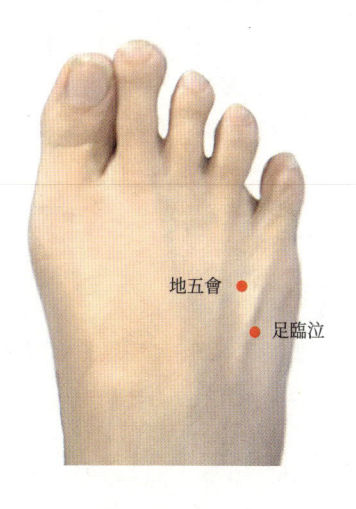

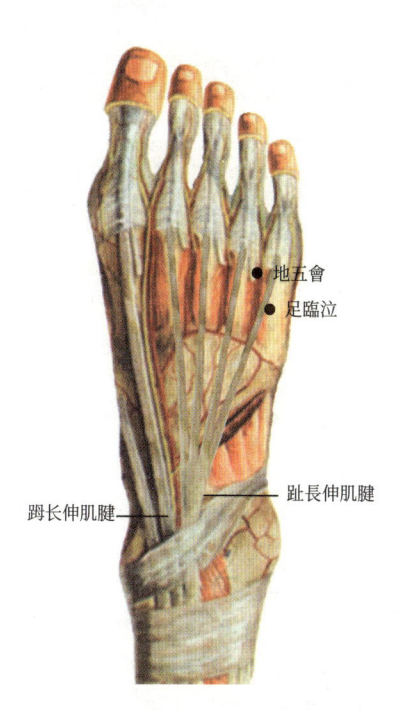

足臨泣（Zúlínqì, GB41）

【特異性】膽經輸穴；八脈交會穴之一，通帶脈。

【楊甲三取穴技巧】第4、5跖骨底結合部的前方，小趾伸肌腱外側。

【解剖】皮膚→皮下組織→趾短伸肌→骨間背側肌。

【刺灸】直刺0.5～0.8寸，局部酸脹，可向足趾端放散。可灸。

【主治】頭痛，目眩，目赤腫痛，咽腫，耳聾，脅肋痛。

> 足臨泣
> 小提示：肝鬱氣滯脅痛配中庭、俠溪、期門。氣郁乳癰配期門、行間、內關、風池、肩井、乳根。下肢中風偏癱、痹痛麻木配環跳、風市、伏兔、陽陵泉、足三里。足跗腫痛配崑崙、丘墟、解溪、太衝、懸鐘。

地五會（Dìwǔhuì, GB42）

【楊甲三取穴技巧】第4、5跖骨間，第4跖趾關節後方凹陷處。

【解剖】皮膚→皮下組織→骨間背側肌。

【刺灸】直刺或向上刺0.5～0.8寸，局部酸脹。古代記載不可灸。

【主治】頭痛，目眩，目赤腫痛，咽腫，耳聾。

> 地五會
> 小提示：少陽風熱頭痛配太陽、風池、懸顱、太衝、頷厭。膽火上攻耳竅耳鳴、耳聾配翳風、聽會、太衝、丘墟、中渚。

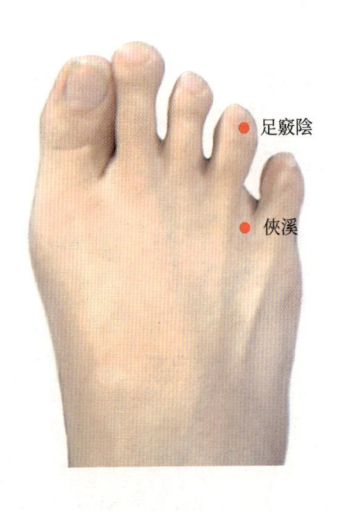

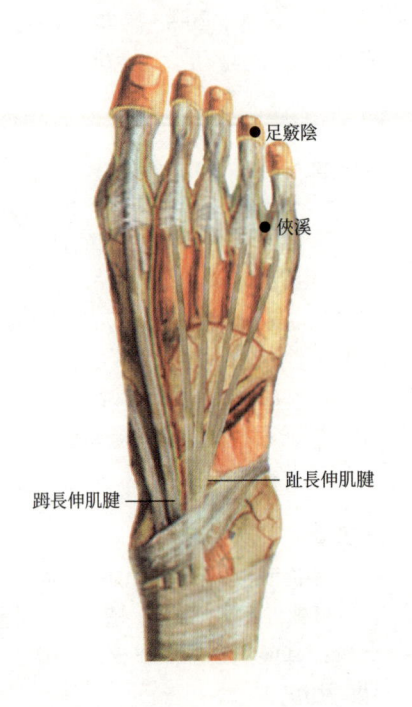

俠溪（Xiáxī, GB43）

【特异性】膽經滎穴。

【楊甲三取穴技巧】第4、5跖骨間，第4跖趾關節前方凹陷處。

【解剖】皮膚→皮下組織→足背筋膜→趾短伸肌→骨間背側肌。

【刺灸】直刺0.5～0.8寸，局部酸脹。可灸。

【主治】頭痛，耳鳴，耳聾，目痛，頰腫。

俠溪

小提示：肝膽火盛頭痛、眩暈配風池、頭維、懸顱、太衝、印堂、行間。肝膽火盛耳鳴、耳聾配翳風、聽會、中渚、太衝、丘墟。肝火上炎目赤腫痛配太衝、睛明、行間、太陽。膽虛驚悸配行間、神門、足竅陰、膽俞。

足竅陰（Zúqiàoyīn, GB44）

【特异性】膽經井穴。

【楊甲三取穴技巧】第4趾爪甲外緣和基底部各做一線，相交處取穴，去趾甲角0.1寸。

【解剖】皮膚→皮下組織→趾背腱膜。

【刺灸】①淺刺0.1～0.2寸，局部酸脹。②三稜針點刺放血。可灸。

【主治】目赤腫痛，耳鳴，耳聾，胸脅痛。

足竅陰

小提示：少陽頭痛配太衝、懸顱、俠溪、太陽、風池。肝膽火盛目赤腫痛配太衝、睛明、太陽、瞳子髎。肝膽風火耳鳴、耳聾配翳風、聽會、中渚、俠溪、太衝。膽火上擾多夢、失眠配行間、風池、神門、中渚。

第14章 足厥陰肝經

足厥陰肝經（Liver Meridian of Foot-jueyin, LR），本經一側14個穴（左、右兩側共28個穴），2個穴在胸脅部，12個穴分佈在下肢內側面。首穴大敦，末穴期門。

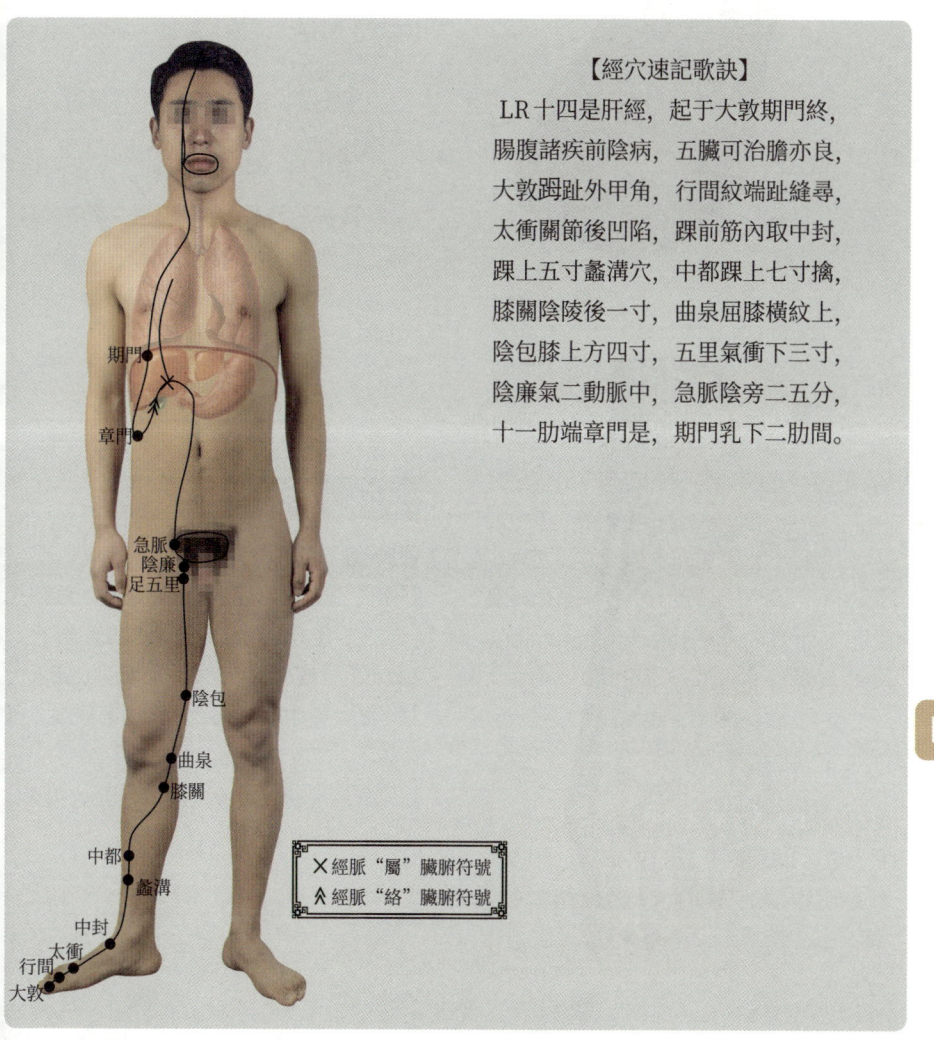

【經穴速記歌訣】

LR十四是肝經，起于大敦期門終，
腸腹諸疾前陰病，五臟可治膽亦良，
大敦踇趾外甲角，行間紋端趾縫尋，
太衝關節後凹陷，踝前筋內取中封，
踝上五寸蠡溝穴，中都踝上七寸擒，
膝關陰陵後一寸，曲泉屈膝橫紋上，
陰包膝上方四寸，五里氣衝下三寸，
陰廉氣二動脈中，急脈陰旁二五分，
十一肋端章門是，期門乳下二肋間。

✕ 經脈"屬"臟腑符號
✦ 經脈"絡"臟腑符號

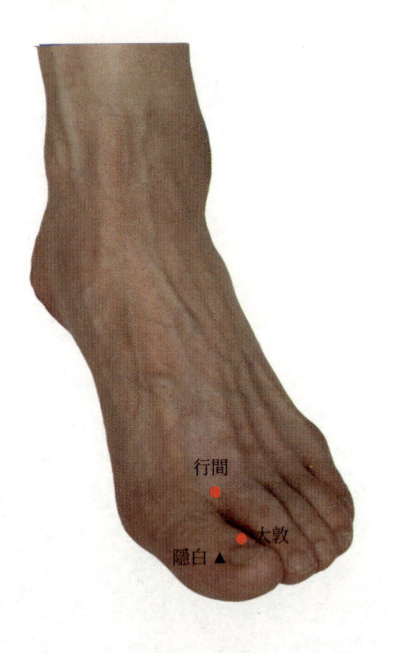

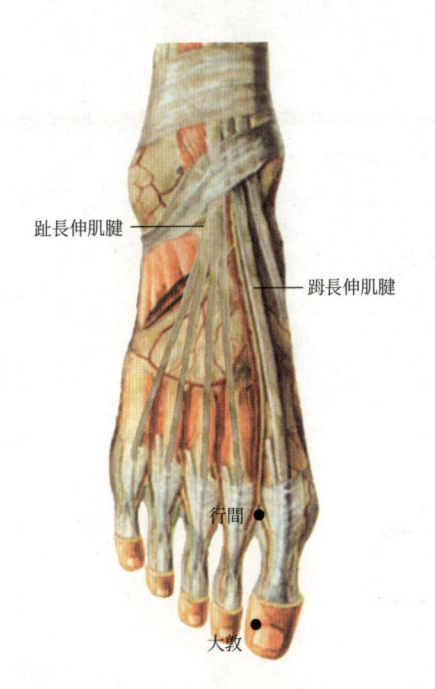

大敦（Dàdūn, LR1）

【特异性】肝經井穴。
【楊甲三取穴技巧】蹞趾爪甲外緣和基底部各做一線，相交處取穴，去趾甲角0.1寸。
【解剖】皮膚→皮下組織→趾背腱膜。
【刺灸】①淺刺0.1～0.2寸，局部酸脹。②三稜針點刺放血。可灸。
【主治】經閉，崩漏，陰挺，疝氣，遺尿，癃閉。

> **大敦**
> 小提示：肝郁血瘀月經不調配膈俞、血海、地機、太衝、三陰交、蠡溝。血熱血崩配氣海、三陰交、隱白、血海、水泉。寒凝陰縮配急脈、中極、蠡溝、三陰交、三焦俞。

行間（Xíngjiān, LR2）

【特异性】肝經滎穴。
【楊甲三取穴技巧】第1、2趾間，趾蹼緣後方，跖趾關節前方凹陷處。
【解剖】皮膚→皮下組織→骨間背側肌。
【刺灸】直刺0.5～0.8寸，局部酸脹，可放散至足背。可灸。
【主治】頭痛，目赤，胸脅脹痛，心煩，咳血，痛經。

第14章 足厥陰肝經

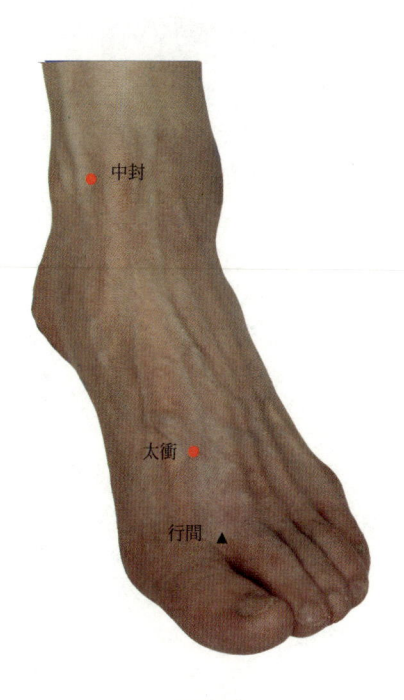

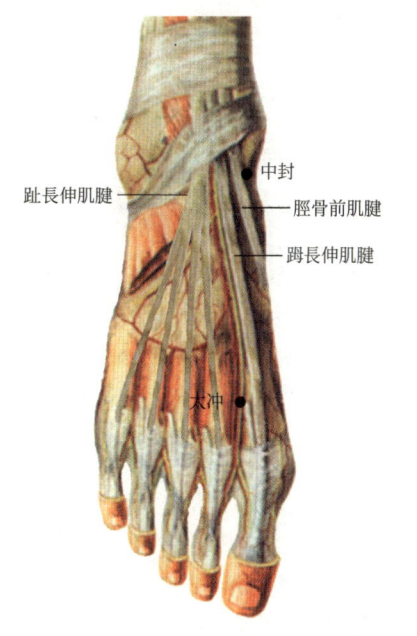

太衝（Tàichōng, LR3）

【特异性】肝經輸穴；肝經原穴。
【楊甲三取穴技巧】第1、2跖骨間，跖骨底結合部前方凹陷中。
【解剖】皮膚→皮下組織→第1骨間背側肌。
【刺灸】直刺0.5～1.0寸，局部酸脹或麻向足底放射。可灸。
【主治】頭痛，咽痛，失眠，疝氣，遺尿，胸脅痛，月經不調，痛經，腿軟無力，驚風，癲癇。

中封（Zhōngfēng, LR4）

【特异性】肝經經穴。
【楊甲三取穴技巧】內踝前下方，脛骨前肌腱內側凹陷處。
【解剖】皮膚→皮下組織→脛骨前肌腱與𧿹長伸肌腱之間。
【刺灸】直刺0.5～0.8寸，局部酸脹，可向足背放散。可灸。
【主治】內踝腫痛，足冷，少腹痛，嗌幹。

中封

小提示：肝膽濕熱黃疸配至陽、腕骨、陽陵泉、太衝。濕熱疝氣配陰陵泉、大敦、照海。濕熱下注陰莖痛配三陰交、陰陵泉、膀胱俞、次髎、蠡溝。內踝腫痛配解溪、太溪、商丘。

LR

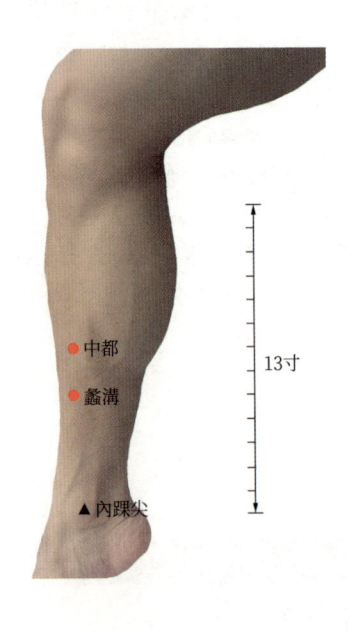

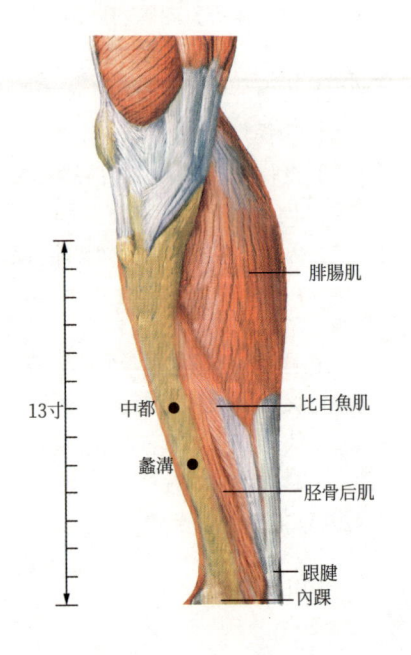

蠡溝（Lígōu, LR5）

【特异性】肝經絡穴。
【楊甲三取穴技巧】內踝尖上5寸，脛骨內側面的中央。
【解剖】皮膚→皮下組織→脛骨骨膜。
【刺灸】平刺0.5～0.8寸，局部酸脹。可灸。
【主治】疝氣，遺尿，陰痛，月經不調，帶下，崩漏。

蠡溝

小提示：氣滯經遲配氣海、氣穴、三陰交。濕熱陰癢配太衝、獨陰、中極、下髎、陰陵泉、血海。睪丸腫痛配三陰交、中封、中極、行間、急脈。濕熱小便不利配三陰交、陰陵泉、膀胱俞、中極。

中都（Zhōngdū, LR6）

【特异性】肝經郄穴。
【楊甲三取穴技巧】內踝尖上7寸，脛骨內側面的中央。
【解剖】皮膚→皮下組織→脛骨骨膜。
【刺灸】平刺0.5～0.8寸，局部酸脹。可灸。
【主治】疝氣，遺精，崩漏，惡露不盡。

中都

小提示：肝郁脅痛配期門、行間、俠溪。血熱惡露不絕配中極、陰谷、血海、氣海。肝郁腹脹、小腹痛配太衝、陽陵泉、內關、氣海。

第 14 章　足厥陰肝經

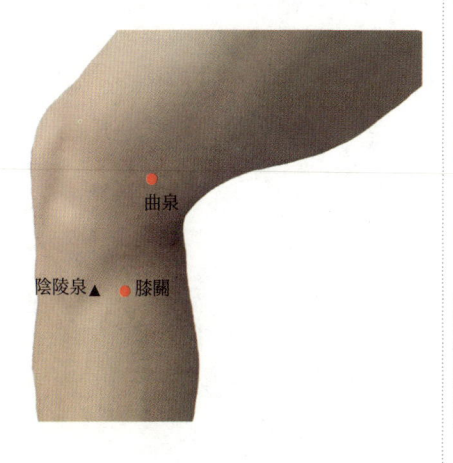

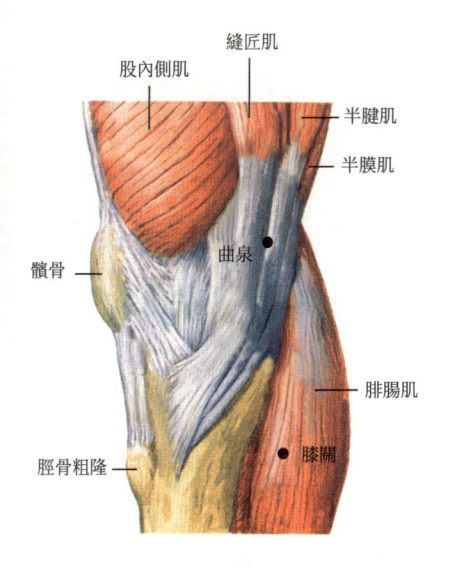

膝關（Xīguān, LR7）

【楊甲三取穴技巧】脛骨內側髁的下方，陰陵泉後1寸。

【解剖】皮膚→皮下組織→縫匠肌腱→半膜肌和半腱肌腱。

【刺灸】直刺0.8～1.0寸，局部酸脹，有麻電感向足底放散。可灸。

【主治】膝髕腫痛，歷節風痛，下肢痿痹。

> 膝關
>
> 小提示：膝髕腫痛配犢鼻、梁丘、膝陽關、陰陵泉。下肢痿痹配陽陵泉、足三里、風市、環跳、三陰交、承山。

曲泉（Qūquán, LR8）

【特異性】肝經合穴。

【楊甲三取穴技巧】屈膝，膕橫紋內側端。

【解剖】皮膚→皮下組織→股內側肌。

【刺灸】直刺1.0～1.5寸，局部酸脹，可擴散至膝關節，並有麻電感向下傳導。可灸。

【主治】陽痿，遺精，小便不利，月經不調。

> 曲泉
>
> 小提示：膀胱濕熱小便不利配三陰交、陰陵泉、行間、中極、膀胱俞。濕熱下注陰癢配中極、下髎、三陰交、蠡溝、血海。肝膽火旺遺精配中封、中極、心俞、三陰交。濕熱下注疝氣配大敦、照海、陰陵泉。肝陽上亢頭痛配懸顱、頷厭、太溪、太衝、太陽。膝髕腫痛配陽陵泉、陰陵泉、血海、足三里、犢鼻。

LR

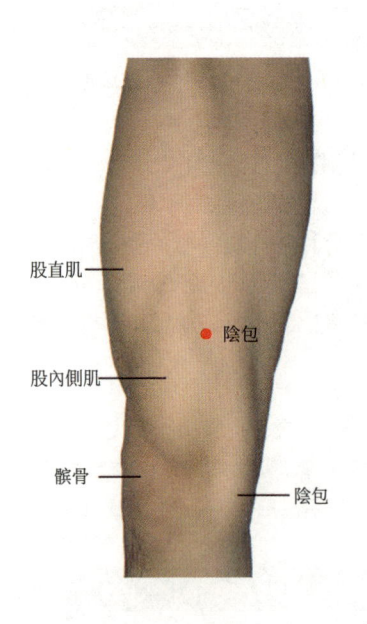

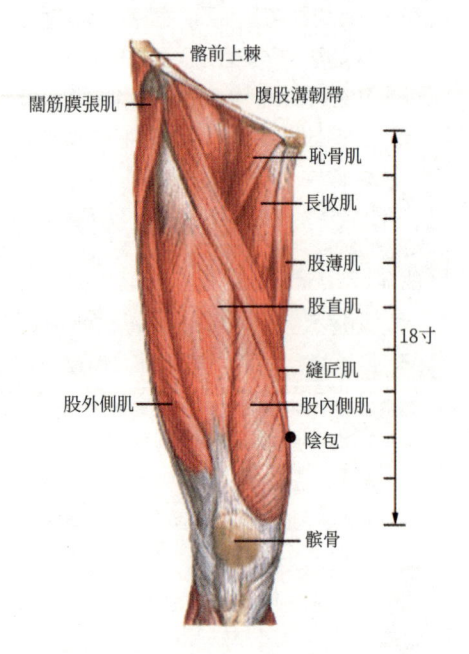

陰包（Yīnbāo, LR9）

【楊甲三取穴技巧】髕底上4寸，股內側肌與縫匠肌之間。

【解剖】皮膚→皮下組織→大收肌。

【刺灸】直刺0.8～1.0寸，局部酸脹。可灸。

【主治】月經不調，腹痛。

> **陰包**
>
> 小提示：血瘀月經不調配膈俞、肝俞、太衝、三陰交、蠡溝。腰骶痛引小腹配次髎、膀胱俞、太衝、中極、三陰交。

第 14 章　足厥陰肝經

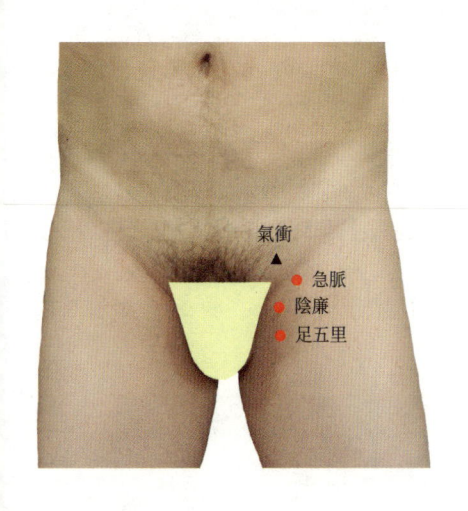

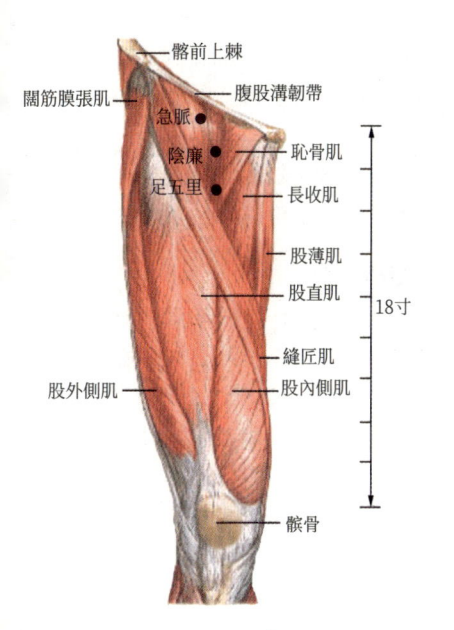

足五里（Zúwǔlǐ, LR10）

【楊甲三取穴技巧】氣衝穴下3寸。
【解剖】皮膚→皮下組織→長收肌→短收肌。
【刺灸】直刺0.5～0.8寸，局部酸脹。可灸。
【主治】小便不利，睪丸腫痛，陰挺。

陰廉（Yīnlián, LR11）

【楊甲三取穴技巧】氣衝穴下2寸。
【解剖】皮膚→皮下組織→長收肌→短收肌。
【刺灸】直刺0.5～0.8寸，局部酸脹。可灸。
【主治】月經不調，赤白帶下，少腹痛。

急脈（Jímài, LR12）

【楊甲三取穴技巧】橫平恥骨聯合下緣，前正中線旁開2.5寸，腹股溝中。
【解剖】皮膚→皮下組織→恥骨肌→短收肌。
【刺灸】直刺0.8～1.0寸，局部酸脹，可擴散至外陰部。可灸。
【主治】少腹痛，疝氣，陰痛。

LR

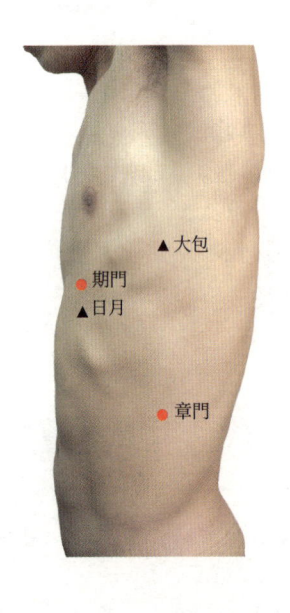

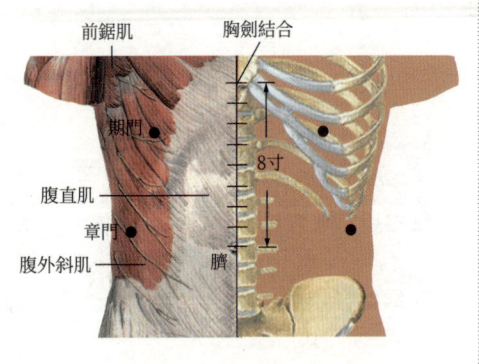

章門（Zhāngmén, LR13）

【特异性】脾之募穴；臟之會穴。

【楊甲三取穴技巧】第11肋游離端的下際。

【解剖】皮膚→皮下組織→腹外斜肌→腹內斜肌→腹橫肌。

【刺灸】斜刺0.5～0.8寸，局部酸脹，可擴散至外陰部。可灸。

【主治】脘腹脹滿，胸脅痛，飲食不下。

期門（Qīmén, LR14）

【特异性】肝之募穴。

【楊甲三取穴技巧】第6肋間隙，乳頭直下，前正中線旁開4寸。

【解剖】皮膚→皮下組織→腹外斜肌→肋間外肌→肋間內肌。

【刺灸】斜刺0.5～0.8寸，局部酸脹。可灸。

【主治】胸脅支滿，嘔吐呃逆。

【注意事項】不可深刺，以免損傷肺臟。

期門

小提示：肝郁胸脅脹滿痛配肝俞、俠溪、中庭。濕熱胸脅痛配日月、支溝、三陰交、太衝。血瘀脅下積聚配章門、石門、陽陵泉、太衝。瘧疾配大椎、後溪、液門、曲池。傷寒熱入血室配章門、肝俞、太衝、俠溪。肝氣犯胃嘔吐配上脘、陰陵泉、太衝、梁門、神門。肝郁胃痛、吞酸配陽陵泉、內關、公孫、行間。飢不欲食配陰陵泉、下脘、梁門、足三里。

第15章 督　　脈

督脈（Governor Vessel, GV），本經共29個穴，分佈在頭、面、項、背、腰、骶部後正中線上。首穴長強，末穴齦交。（2006年9月，中華人民共和國國家標準《腧穴名稱與定位》（GB/T 12346—2006）將印堂穴歸入督脈）

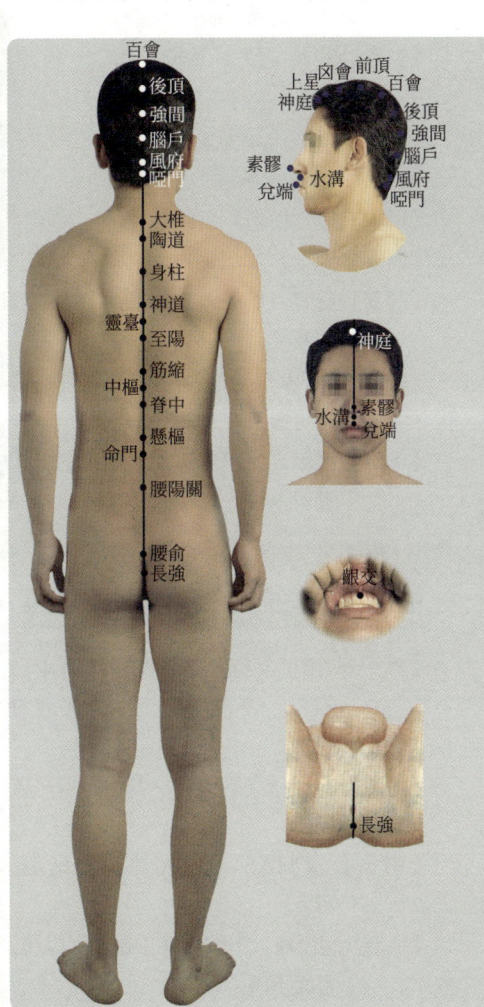

【經穴速記歌訣】

GV督脈二九良，起長強止齦交上，
腦病為主次分段，急救熱病及肛腸。
尾骨之端是長強，骶管裂孔取腰俞，
十六陽關平髖量，命門十四三懸樞，
十一椎下脊中藏，十椎中樞九筋縮，
七椎之下乃至陽，六靈道五神道穴，
三椎之下身柱藏，陶道一椎之下取，
大椎就在一椎上，啞門入髮五分處，
風府一寸宛中當，粗隆上緣尋腦戶，
強間戶上寸半量，後頂再上一寸半，
百會七寸頂中央，前頂囟會俱寸五，
上星入髮一寸量，神庭五分入髮際，
素髎鼻尖準頭鄉，水溝鼻唇溝上取，
兌端唇上尖端藏，齦交繫帶齒齦交，
現又加上印堂穴，穴在眉心正中央。

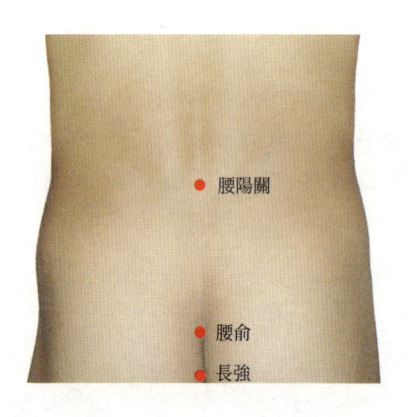

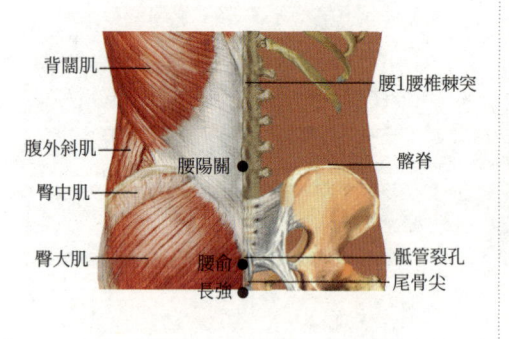

長強（Chángqiáng, GV1）

【特異性】督脈絡穴。
【楊甲三取穴技巧】尾骨下方，尾骨端與肛門連線的中點處。
【解剖】皮膚→皮下組織→肛尾韌帶→尾骨肌→肛提肌。
【刺灸】向上斜刺0.5～1.0寸，貼近尾骨前緣，沿尾骨和直腸之間緩慢刺入，局部酸脹。不宜灸。
【主治】便秘，痔疾，脫肛。

腰俞（Yāoshū, GV2）

【楊甲三取穴技巧】骶管裂孔處，後正中線上。
【解剖】皮膚→皮下組織→骶尾背側韌帶→骶管。
【刺灸】斜刺0.5～1.0寸，局部酸脹，針感可擴散至腰骶部。可灸。
【主治】泄瀉，便秘，痔疾，尾骶痛，尿瀦留。

腰陽關（Yāoyángguān, GV3）

【楊甲三取穴技巧】第4腰椎棘突下凹陷中，後正中線上，約與髂脊相平。
【解剖】皮膚→皮下組織→棘上韌帶→黃韌帶。
【刺灸】直刺0.5～1.0寸，局部酸脹。可灸。
【主治】腰骶痛，下肢痿痹，遺精，陽痿，月經不調。

第15章 督 脈

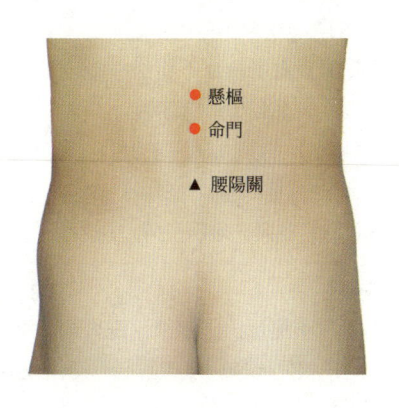

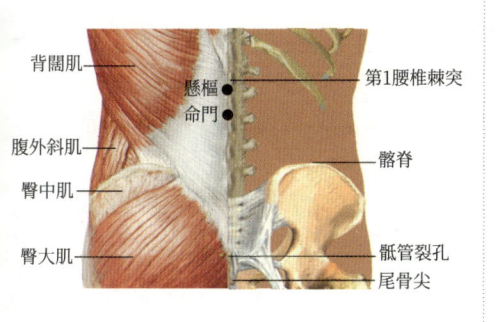

命門（Mìngmén, GV4）

【楊甲三取穴技巧】第2腰椎棘突下凹陷中，後正中線上。
【解剖】皮膚→皮下組織→棘上韌帶→棘間韌帶→黃韌帶。
【刺灸】直刺0.5～1.0寸，局部酸脹。可灸。
【主治】遺精，陽痿，不孕，虛損腰痛，下肢痿痹。

命門

　　小提示：腎虛遺精配腎俞、志室、氣海、三陰交。腎虛遺尿配膀胱俞、關元、中極、腎俞、太溪。腎虛頭暈配腎俞、百會、風池、足三里。腎精虧虛耳鳴配翳風、聽會、腎俞、關元、太溪。腎虛腰痛配腎俞、腰陽關、太溪、委中。

懸樞（Xuánshū, GV5）

【楊甲三取穴技巧】第1腰椎棘突下凹陷中，後正中線上。
【解剖】皮膚→皮下組織→棘上韌帶→棘間韌帶→黃韌帶。
【刺灸】直刺0.5～1.0寸，局部酸脹。可灸。
【主治】腹痛，腹脹，完谷不化，泄瀉，腰脊強痛。

懸樞

　　小提示：脾腎陽虛泄瀉配腎俞、天樞、足三里。陽虛腹痛、腹脹配脾俞、腎俞、章門、關元、足三里。腰脊強痛配腎俞、命門、太溪、委中、陽陵泉。

GV

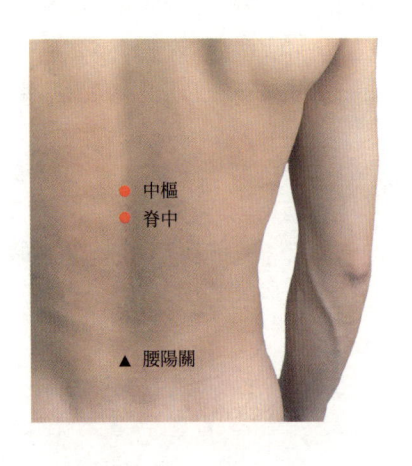

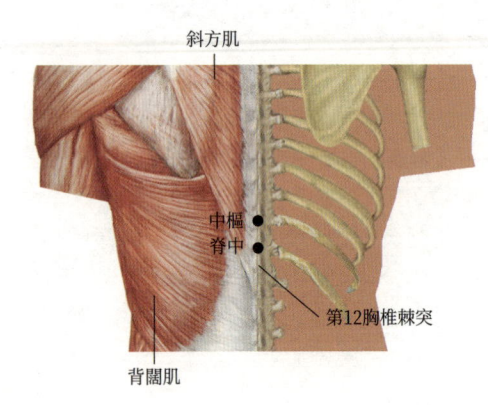

脊中（Jǐzhōng，GV6）

【楊甲三取穴技巧】第11胸椎棘突下凹陷中，後正中線上。

【解剖】皮膚→皮下組織→棘上韌帶→棘間韌帶→黃韌帶。

【刺灸】斜刺0.5～1.0寸，局部酸脹。可灸。

【主治】腹瀉，痢疾，痔。

> **脊中**
> 小提示：虛寒泄瀉配腎俞、命門、足三里、天樞。氣虛脫肛、痔、便血配氣海、長強、百會、承山、大腸俞。

中樞（Zhōngshū，GV7）

【楊甲三取穴技巧】第10胸椎棘突下凹陷中，後正中線上。

【解剖】皮膚→皮下組織→棘上韌帶→棘間韌帶→黃韌帶。

【刺灸】斜刺0.5～1.0寸，局部酸脹。可灸。

【主治】嘔吐，腹滿，食欲不振，腰背痛。

> **中樞**
> 小提示：脾虛陰黃配脾俞、腎俞、足三里、膽俞、陽陵泉、三陰交。虛寒胃痛配脾俞、胃俞、中脘、足三里、腎俞。腹滿、食欲不振配下脘、梁門、天樞、曲池。

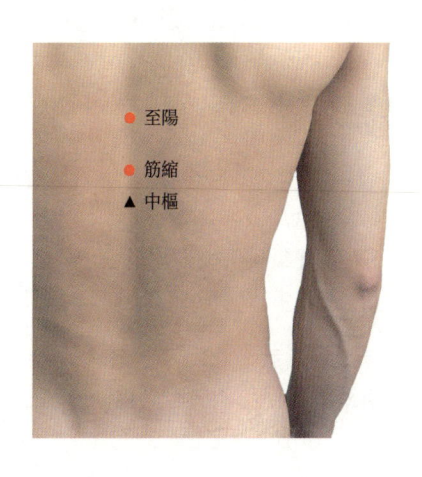

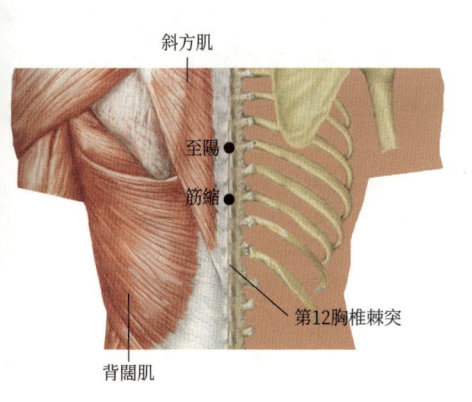

筋縮（Jīnsuō, GV8）

【楊甲三取穴技巧】第9胸椎棘突下凹陷中，後正中線上。

【解剖】皮膚→皮下組織→棘上韌帶→棘間韌帶→黃韌帶。

【刺灸】斜刺0.5～1.0寸，局部酸脹。可灸。

【主治】筋攣拘急，癲癇。

> 筋縮
>
> 小提示：脊強、筋攣拘急配百會、風府、大椎、大杼、陽陵泉。痰濁蒙心癲證配神門、大椎、印堂、膻中、豐隆、三陰交。風痰蒙心驚癇配通裡、豐隆、腎俞、陽陵泉、三陰交。

至陽（Zhìyáng, GV9）

【楊甲三取穴技巧】第7胸椎棘突下凹陷中，後正中線上。

【解剖】皮膚→皮下組織→棘上韌帶→棘間韌帶→黃韌帶。

【刺灸】斜刺0.5～1.0寸，局部酸脹。可灸。

【主治】胸脅脹痛，黃疸，腰痛，脊強。

> 至陽
>
> 小提示：肝鬱氣滯胸脅脹痛配期門、膻中、俠溪、中庭。濕熱黃疸配腕骨、陽陵泉、太衝。

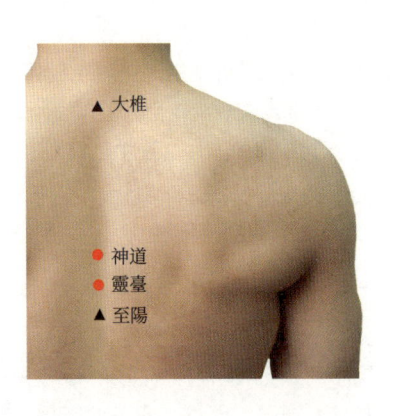

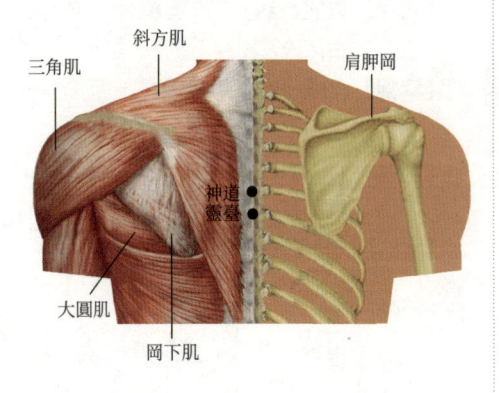

靈臺 (Língtái, GV10)

【楊甲三取穴技巧】第6胸椎棘突下凹陷中，後正中線上。

【解剖】皮膚→皮下組織→棘上韌帶→棘間韌帶→黃韌帶。

【刺灸】斜刺0.5～1.0寸，局部酸脹。可灸。

【主治】疔瘡，咳喘，項強，背痛。

> 靈臺
>
> 小提示：面部疔瘡配身柱、合谷、商陽、曲池。背痛配大椎、風門、肩井、肩中俞、天宗。

神道 (Shéndào, GV11)

【楊甲三取穴技巧】第5胸椎棘突下凹陷中，後正中線上。

【解剖】皮膚→皮下組織→棘上韌帶→棘間韌帶→黃韌帶。

【刺灸】斜刺0.5～1.0寸，局部酸脹。可灸。

【主治】失眠健忘，肩背痛。

> 神道
>
> 小提示：心痛、心悸配心俞、厥陰俞、內關、通裡。心脾兩虛失眠健忘配脾俞、心俞、神門、三陰交。

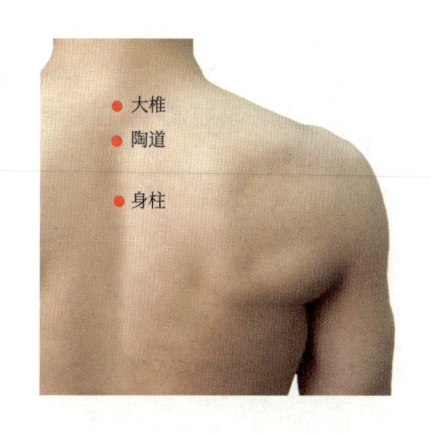

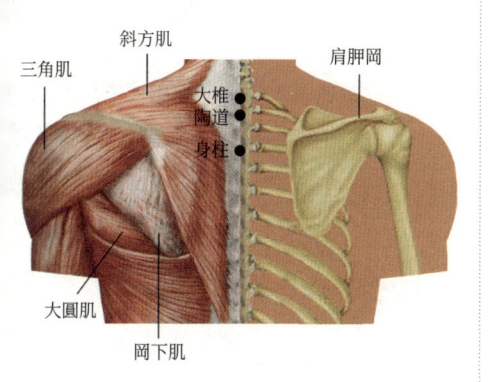

身柱（Shēnzhù, GV12）

【楊甲三取穴技巧】第3胸椎棘突下凹陷中，後正中線上。

【解剖】皮膚→皮下組織→棘上韌帶→棘間韌帶→黃韌帶。

【刺灸】斜刺0.5～1.0寸，局部酸脹。可灸。

【主治】咳嗽，氣喘，疔瘡。

陶道（Táodào, GV13）

【楊甲三取穴技巧】第1胸椎棘突下凹陷中，後正中線上。

【解剖】皮膚→皮下組織→棘上韌帶→棘間韌帶→黃韌帶。

【刺灸】斜刺0.5～1.0寸，局部酸脹。可灸。

【主治】瘧疾、惡寒發熱、骨蒸潮熱。

大椎（Dàzhuī, GV14）

【楊甲三取穴技巧】第7頸椎棘突下凹陷中，後正中線上。

【解剖】皮膚→皮下組織→棘上韌帶→棘間韌帶→黃韌帶。

【刺灸】斜刺0.5～1.0寸，局部酸脹。三稜針點刺放血。可灸。

【主治】惡寒發熱，頭項強痛，肩背痛，風疹，咳喘，癲狂。

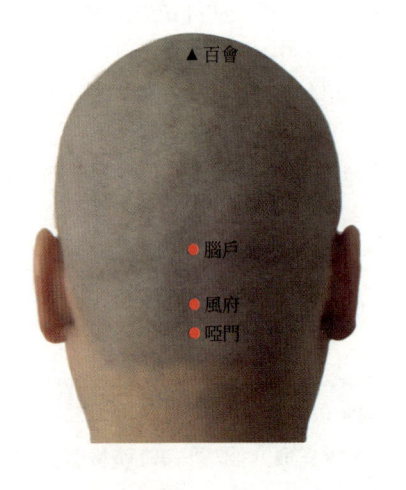

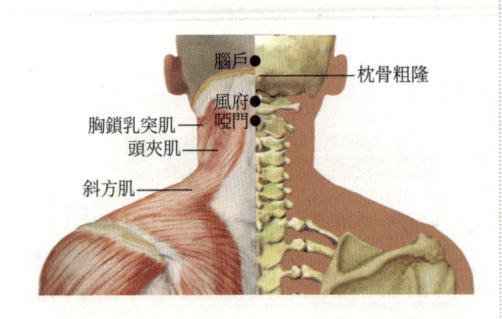

啞門（Yǎmén，GV15）

【楊甲三取穴技巧】後正中線上，入髮際0.5寸。

【解剖】皮膚→皮下組織→左、右斜方肌之間→項韌帶→棘間韌帶→黃韌帶。

【刺灸】伏案正坐位，頭微前傾，使頸部肌肉放鬆，針尖向下頜方向緩慢刺入0.5～1.0寸。不宜灸。

【主治】舌緩不語，頭痛。

【注意事項】進針勿向鼻的方向，不可過深，以免損傷延髓。

風府（Fēngfǔ，GV16）

【楊甲三取穴技巧】後正中線上，入髮際1寸。

【解剖】皮膚→皮下組織→左、右斜方肌之間→項韌帶→環枕後膜。

【刺灸】伏案正坐位，頭微前傾，使頸部肌肉放鬆，針尖向下頜方向緩慢刺入0.5～1.0寸。不宜灸。

【主治】頭項強痛，目眩，鼻塞，中風，癲癇。

【注意事項】同啞門。

腦戶（Nǎohù，GV17）

【楊甲三取穴技巧】枕骨粗隆上緣凹陷中。

【解剖】皮膚→皮下組織→枕額肌→腱膜下結締組織。

【刺灸】平刺0.5～0.8寸，局部脹痛。

【主治】眩暈，頭痛，項強。

第15章 督　脈

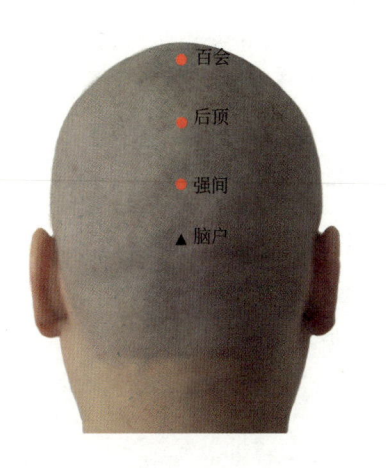

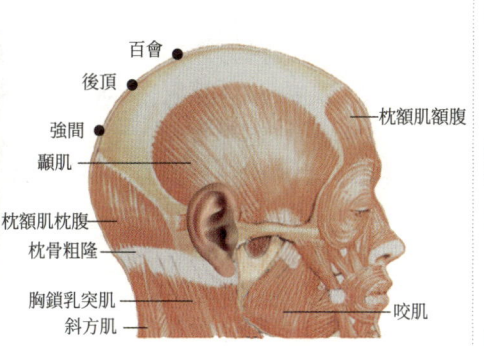

強間（Qiángjiān, GV18）

【楊甲三取穴技巧】正中線上，腦戶上1.5寸，後髮際直上4寸。
【解剖】皮膚→皮下組織→帽狀腱膜→腱膜下結締組織。
【刺灸】平刺0.5～0.8寸，局部脹痛。可灸。
【主治】頭痛，目眩，癇證。

後頂（Hòudǐng, GV19）

【楊甲三取穴技巧】正中線上，強間上1.5寸，後髮際直上5.5寸。
【解剖】皮膚→皮下組織→帽狀腱膜→腱膜下結締組織。
【刺灸】平刺0.5～0.8寸，局部脹痛。可灸。
【主治】項強，頭痛，眩暈，失眠。

百會（Bǎihuì, GV20）

【楊甲三取穴技巧】正中線上，後頂上1.5寸，後髮際直上7寸。或兩耳尖連線與頭正中線交點。
【解剖】皮膚→皮下組織→帽狀腱膜→腱膜下結締組織。
【刺灸】平刺0.5～0.8寸，局部脹痛。可灸。
【主治】昏迷，中風，癲癇，眩暈，頭痛，脫肛，痔疾，陰挺。

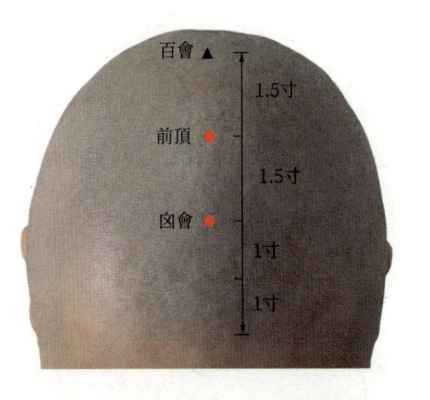

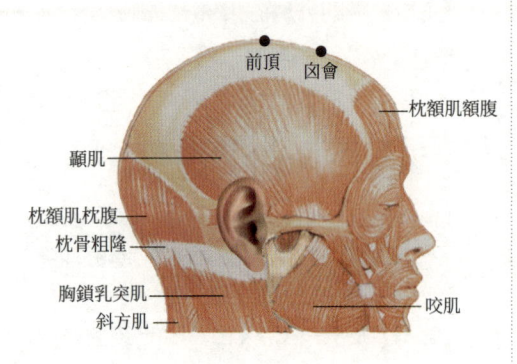

前頂（Qiándǐng, GV21）

【楊甲三取穴技巧】正中線上，百會前1.5寸，前髮際直上3.5寸。
【解剖】皮膚→皮下組織→帽狀腱膜→腱膜下結締組織。
【刺灸】平刺0.3～0.5寸，局部沉脹。可灸。
【主治】癲癇，小兒驚風，頭痛，頭暈。
【注意事項】小兒囟門未閉者禁刺。

前頂
　　小提示：風熱頭痛配風池、通天、合谷、三陽絡、頭維、百會。頭暈、目眩配百會、風池、申脈、太衝。風熱鼻淵配迎香、印堂、風池、合谷。

囟會（Xìnhuì, GV22）

【楊甲三取穴技巧】正中線上，前頂前1.5寸，前髮際直上2寸。
【解剖】皮膚→皮下組織→帽狀腱膜→腱膜下結締組織。
【刺灸】平刺0.3～0.5寸，局部沉脹。可灸。
【主治】癲癇，小兒驚風，頭痛，頭暈。
【注意事項】同前頂。

囟會
　　小提示：頭痛配風池、頭維、上星、太陽。鼻淵配印堂、迎香、列缺、合谷。

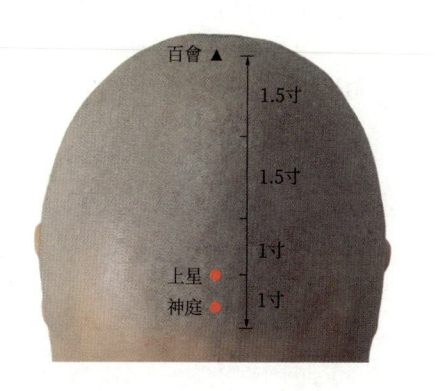

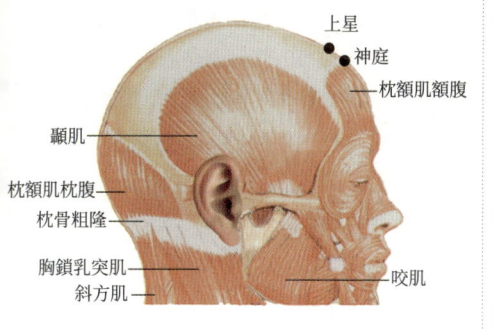

上星（Shàngxīng, GV23）

【楊甲三取穴技巧】正中線上，前髮際直上1寸。
【解剖】皮膚→皮下組織→帽狀腱膜→腱膜下結締組織。
【刺灸】平刺0.3～0.5寸，局部沉脹。可灸。
【主治】頭痛，眩暈，鼻衄。

上星

小提示：頭痛配風池、頭維、合谷、通天、陽白。目赤腫痛配合谷、太陽、睛明、少商。迎風流淚配睛明、攢竹、合谷、陽白。肝膽火盛鼻塞、鼻淵配太衝、風池、印堂。胃火鼻衄配內庭、二間。

神庭（Shéntíng, GV24）

【楊甲三取穴技巧】正中線上，前髮際直上0.5寸。
【解剖】皮膚→皮下組織→枕額肌。
【刺灸】平刺0.3～0.5寸，局部沉脹。可灸。
【主治】癲癇，驚悸，失眠，頭痛，目眩，鼻淵。

神庭

小提示：風痰癲癇配身柱、本神、鳩尾、太衝、豐隆、三陰交。肝陽上亢眩暈配印堂、水泉、行間、太衝、太溪。痰濁頭痛配中脘、豐隆、百會、印堂。

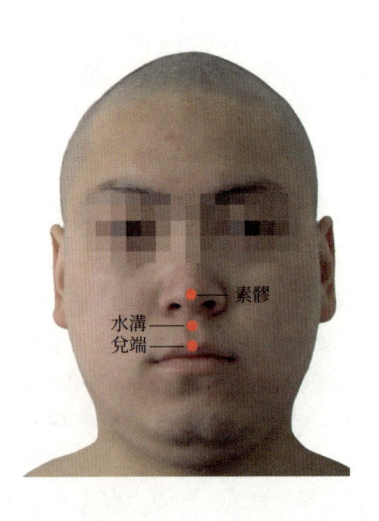

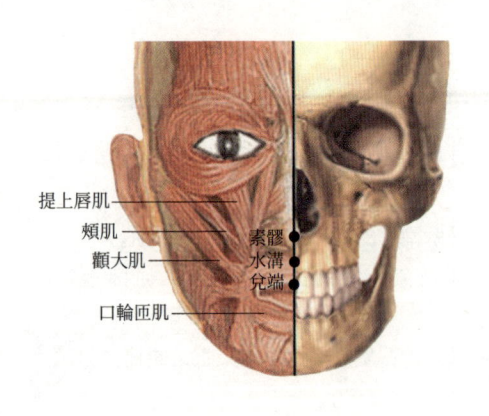

素髎（Sùliáo, GV25）

【楊甲三取穴技巧】在面部，鼻尖的正中央。
【解剖】皮膚→皮下組織→鼻軟骨。
【刺灸】向上斜刺0.3～0.5寸，局部脹痛；用三稜針點刺擠壓出血。不宜灸。
【主治】驚厥，昏迷，新生兒窒息，鼻塞。

水溝（Shuǐgōu, GV26）

【楊甲三取穴技巧】水溝的上1/3與中1/3交點處。
【解剖】皮膚→皮下組織→口輪匝肌。
【刺灸】向上斜刺0.2～0.3寸，局部以痛感為主；或指甲掐按。不宜灸。
【主治】昏迷，癲癇，挫閃腰痛，驚風，口眼喎斜。

兌端（Duìduān, GV27）

【楊甲三取穴技巧】上唇的中點，皮膚與黏膜的移行交點處。
【解剖】皮膚→皮下組織→口輪匝肌。
【刺灸】斜刺0.2～0.3寸，局部脹痛。不宜灸。
【主治】昏迷，鼻塞。

兌端

小提示：痰厥配內關、豐隆、巨闕、十二井穴。氣厥、血厥配水溝、涌泉、太衝、行間。癔症昏迷配水溝、內關、太衝、氣海。胃火口臭穢、齒痛配內庭、合谷、下關、勞宮、三陰交。

第15章 督　　脈

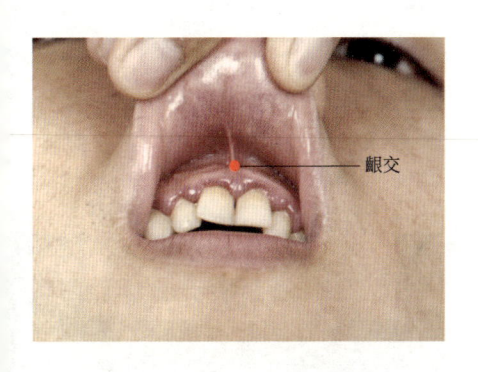

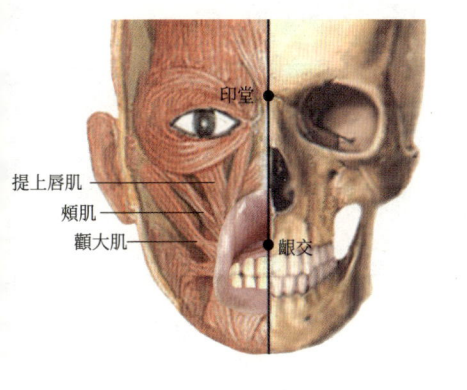

齦交（Yínjiāo, GV28）

【楊甲三取穴技巧】唇內，上唇繫帶的根部，上唇繫帶與上齒齦交點。
【解剖】黏膜→黏膜下層。
【刺灸】向上斜刺0.2～0.3寸，局部脹痛；或三稜針點刺放血。禁灸。
【主治】癲狂，癔症，痔。

> 齦交
> 　　小提示：火盛齒齦腫痛、齒衄配合谷、內庭、頰車、下關、上星。陽明火盛面赤頰腫、兩腮生瘡、面部瘡癬配內庭、合谷、承漿、商陽、頰車、下關、翳風。口噤不開、唇吻強急配下關、地倉、頰車、合谷、內庭。

印堂（Yìntáng, GV29）

【楊甲三取穴技巧】兩眉毛內側端中間凹陷處。
【解剖】皮膚→皮下組織→降眉間肌→皺眉肌。
【刺灸】提捏進針，向下平刺0.3～0.5寸，局部脹痛。可灸。
【主治】失眠，癲癇，鼻衄。

> 印堂
> 　　小提示：風寒頭痛配風池、頭維、合谷、三陽絡。少陽風熱眩暈配風池、頭維、太陽、率谷、中渚。鼻淵配列缺、合谷、迎香。風熱目赤痛配合谷、太陽、少商、睛明。痰濁頭痛配中脘、豐隆、百會。肝陽上亢眩暈配行間、水泉、陽陵泉。熱盛驚風配大椎、合谷、太衝、十二井穴。

GV

第16章 任 脈

任脈（Conception Vessel, CV），本經共24個穴，分佈在面、頸、胸、腹前正中線上。首穴會陰，末穴承漿。

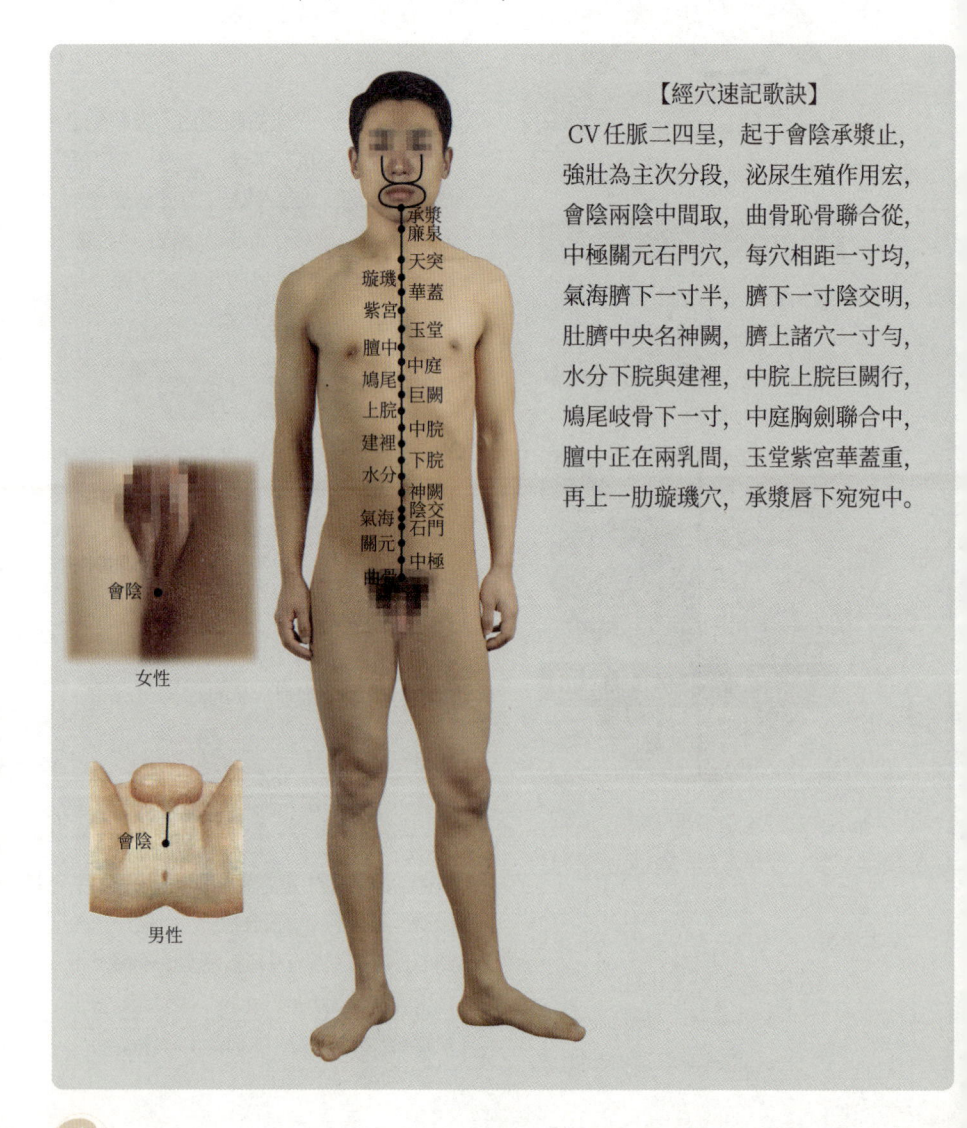

【經穴速記歌訣】

CV任脈二四呈，起于會陰承漿止，
強壯為主次分段，泌尿生殖作用宏，
會陰兩陰中間取，曲骨恥骨聯合從，
中極關元石門穴，每穴相距一寸均，
氣海臍下一寸半，臍下一寸陰交明，
肚臍中央名神闕，臍上諸穴一寸勻，
水分下脘與建裡，中脘上脘巨闕行，
鳩尾岐骨下一寸，中庭胸劍聯合中，
膻中正在兩乳間，玉堂紫宮華蓋重，
再上一肋璇璣穴，承漿唇下宛宛中。

承漿
廉泉
天突
璇璣　華蓋
紫宮　玉堂
膻中　中庭
鳩尾　巨闕
上脘　中脘
建裡　下脘
水分　神闕
氣海　陰交
關元　石門
曲骨　中極

會陰
女性

會陰
男性

第 16 章 任 脈

會陰（Huìyīn, CV1）

【楊甲三取穴技巧】男性在陰囊根部與肛門連線的中點，女性在大陰唇後聯合與肛門連線的中點。

【解剖】皮膚→皮下組織→會陰中心腱。

【刺灸】直刺0.5～1.0寸，局部脹痛。可灸。

【主治】陰癢，陰腫，溺水窒息。

【注意事項】孕婦禁用。

會陰

小提示：濕熱陰癢、陰部汗濕配中極、下髎、血海、三陰交、蠡溝。氣郁昏厥配內關、水溝、氣海、太衝。溺水窒息配素髎、水溝、涌泉。中氣不足脫肛配百會、長強、大腸俞、承山、足三里、氣海。

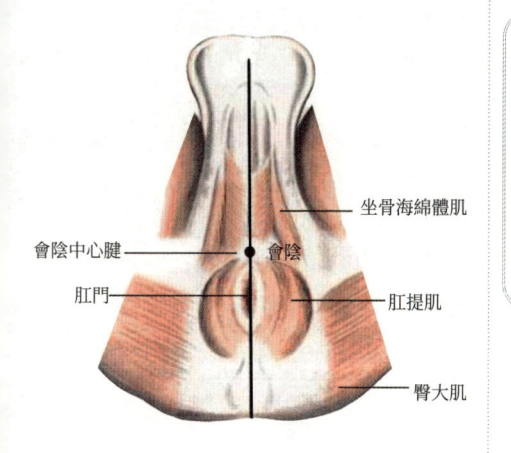

坐骨海綿體肌
會陰中心腱
會陰
肛門
肛提肌
臀大肌

CV

171

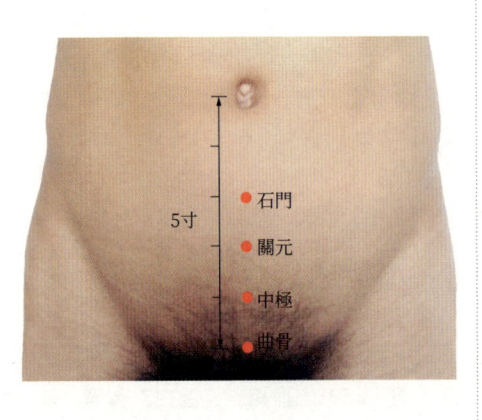

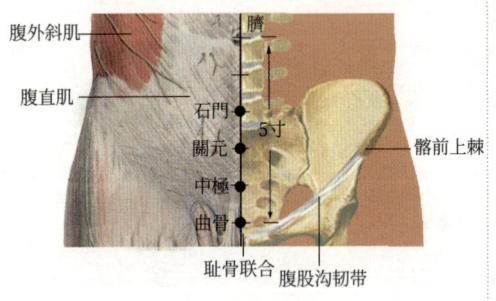

曲骨（Qūgǔ, CV2）

【楊甲三取穴技巧】前正中線上，恥骨聯合上緣凹陷處。
【解剖】皮膚→皮下組織→腹白線。
【刺灸】直刺0.5～1.0寸，局部酸脹。可灸。
【主治】遺精，陽痿，月經不調，遺尿。
【注意事項】孕婦禁針；針刺前要排尿。

中極（Zhōngjí, CV3）

【特異性】膀胱募穴。
【楊甲三取穴技巧】前正中線上，臍下4寸。
【解剖】皮膚→皮下組織→腹白線→腹內筋膜→腹膜下筋膜。
【刺灸】直刺0.5～1.0寸，局部酸脹。可灸。
【主治】疝氣偏墜，遺精，小便不利。
【注意事項】同曲骨。

關元（Guānyuán, CV4）

【特異性】小腸募穴。
【楊甲三取穴技巧】前正中線上，臍下3寸。
【解剖】皮膚→皮下組織→腹白線→腹橫筋膜→腹膜外脂肪。
【刺灸】直刺0.5～1.0寸，局部酸脹。可灸。
【主治】腹痛，陽痿，閉經，不孕，虛勞。
【注意事項】同曲骨。

石門（Shímén, CV5）

【特異性】三焦募穴。
【楊甲三取穴技巧】前正中線上，臍下2寸。
【解剖】皮膚→皮下組織→腹白線。
【刺灸】直刺0.5～1.0寸，局部酸脹。可灸。
【主治】閉經，帶下。

第 16 章 任　脈

氣海（Qìhǎi, CV6）

【特异性】肓之原。
【楊甲三取穴技巧】前正中線上，臍下1.5寸。
【解剖】皮膚→皮下組織→腹白線。
【刺灸】直刺0.5～1.0寸，局部酸脹。可灸。
【主治】小腹疾病，婦人疾病，腸胃疾病，虛證。

陰交（Yīnjiāo, CV7）

【楊甲三取穴技巧】前正中線上，臍下1寸。
【解剖】皮膚→皮下組織→腹白線。
【刺灸】直刺0.5～1.0寸，局部酸脹。可灸。
【主治】血崩，帶下。

神闕（Shénquè, CV8）

【楊甲三取穴技巧】臍中央。
【解剖】皮膚→皮下組織→臍纖維環。
【刺灸】禁針。可灸。
【主治】虛寒厥逆，腹痛，月經不調，崩漏，遺精，遺尿，不孕。

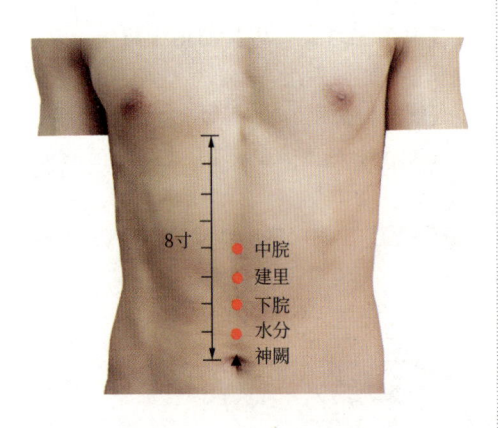

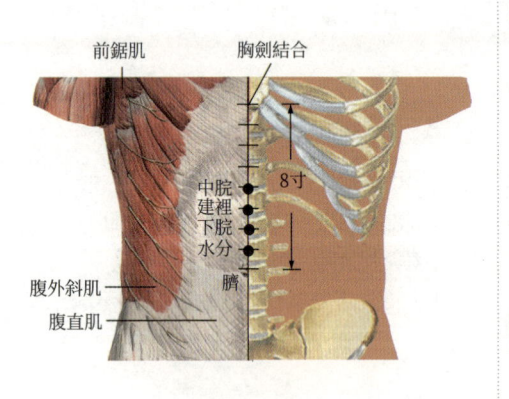

水分（Shuǐfēn, CV9）

【楊甲三取穴技巧】前正中線上，臍上1寸。
【解剖】皮膚→皮下組織→腹白線。
【刺灸】直刺0.5～1.0寸，局部酸脹。可灸。
【主治】水腫，泄瀉，腹痛。

下脘（Xiàwǎn, CV10）

【楊甲三取穴技巧】前正中線上，臍上2寸。
【解剖】同水分。
【刺灸】同水分。
【主治】腹痛，腹脹，嘔吐，呃逆。

建裡（Jiànlǐ, CV11）

【楊甲三取穴技巧】前正中線上，臍上3寸。
【解剖】同水分。
【刺灸】同水分。
【主治】腹痛，嘔吐。

中脘（Zhōngwǎn, CV12）

【特异性】腑之會穴；胃之募穴。
【楊甲三取穴技巧】前正中線上，臍上4寸。
【解剖】同水分。
【刺灸】同水分。
【主治】消化系統疾病，癲狂，月經不調。

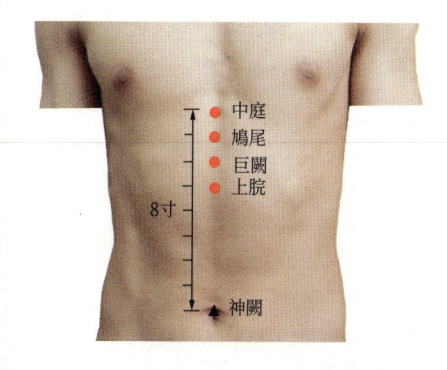

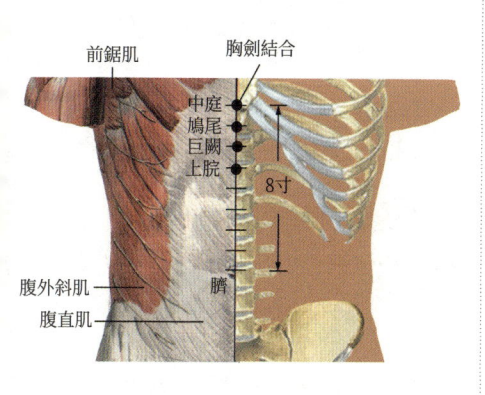

上脘（Shàngwǎn, CV13）

【楊甲三取穴技巧】前正中線上，臍上5寸。
【解剖】同水分。
【刺灸】同水分。
【主治】胃脘痛，嘔吐，呃逆，納呆。
【注意事項】不宜深刺，以免損傷內臟。

巨闕（Jùquè, CV14）

【特异性】心之募穴。
【楊甲三取穴技巧】前正中線上，臍上6寸。
【解剖】同水分。
【刺灸】同水分。
【主治】胃脘痛，嘔吐，呃逆，納呆。
【注意事項】同上脘。

鳩尾（Jiūwěi, CV15）

【特异性】膏之原，任脈絡穴
【楊甲三取穴技巧】前正中線上，劍胸結合處下1寸。
【解剖】同水分。
【刺灸】向下斜刺0.5～1.0寸，局部酸脹。可灸。
【主治】胃脘痛，嘔吐，呃逆，納呆。
【注意事項】同上脘。

中庭（Zhōngtíng, CV16）

【楊甲三取穴技巧】前正中線上，劍胸結合處。
【解剖】皮膚→皮下組織→胸骨體。
【刺灸】平刺0.3～0.5寸，局部酸脹。可灸。
【主治】胸滿，噎膈，嘔吐。

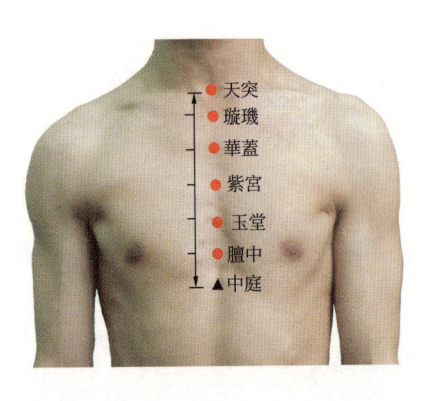

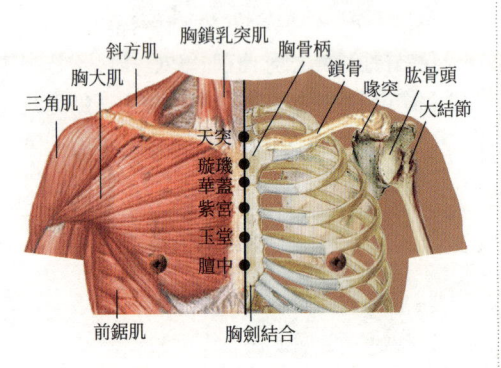

膻中（Dànzhōng, CV17）

【特异性】气之会穴；心包募穴。
【杨甲三取穴技巧】前正中线上，平第4肋间隙。
【解剖】皮肤→皮下组织→胸骨。
【刺灸】平刺0.3～0.5寸，局部酸胀。可灸。
【主治】胸闷，心悸，咳喘，产妇乳少。

玉堂（Yùtáng, CV18）

【杨甲三取穴技巧】前正中线上，平第3肋间隙。
【解剖】【刺灸】同膻中。
【主治】咳嗽，气短。

紫宫（Zǐgōng, CV19）

【杨甲三取穴技巧】前正中线上，平第2肋间隙。
【解剖】【刺灸】同膻中。
【主治】咳喘，心悸。

华盖（Huágài, CV20）

【杨甲三取穴技巧】前正中线上，平第1肋间隙。
【解剖】【刺灸】同膻中。
【主治】咳喘，胸痛。

璇玑（Xuánjī, CV21）

【杨甲三取穴技巧】前正中线上，天突下1寸。
【解剖】【刺灸】同膻中。
【主治】胸痛；咽痛。

天突（Tiāntū, CV22）

【杨甲三取穴技巧】前正中线上，胸骨上窝中。
【解剖】皮肤→皮下组织→气管前间隙。
【刺灸】先直刺进针0.2～0.3寸，然后沿胸骨柄后缘、气管前缘缓慢刺入0.5～1.0寸，局部酸胀。可灸。
【主治】哮喘，咳嗽，咽痛。

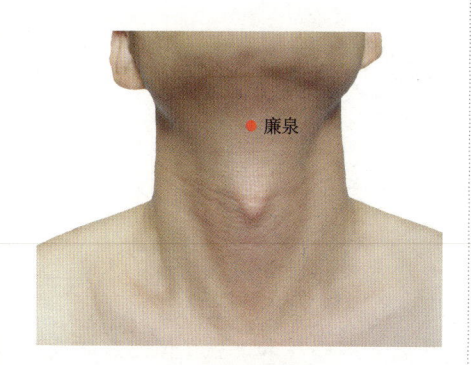

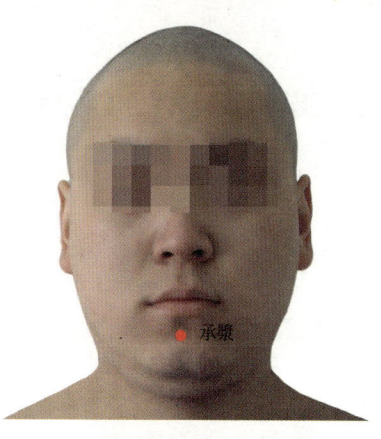

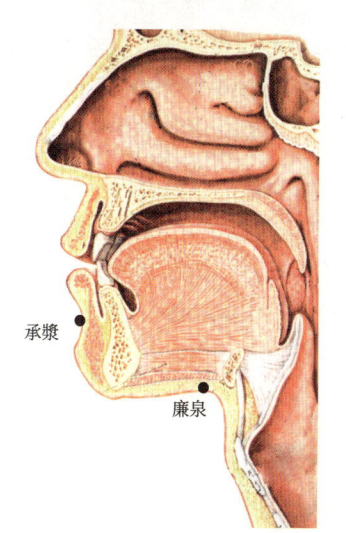

廉泉（Liánquán, CV23）

【楊甲三取穴技巧】前正中線上，喉結與下頜之間，舌骨上緣凹陷中。

【解剖】皮膚→皮下組織→甲狀腺舌骨正中韌帶。

【刺灸】直刺0.5～0.8寸，局部酸脹，不留針。可灸。

【主治】舌腫痛，舌強不語，口舌生瘡。

廉泉

小提示：舌根急縮、舌強，舌縱涎出配翳風、太衝、十二井穴、啞門、金津、玉液。風熱舌下腫痛，口舌生瘡配翳風、曲池、中衝、少府、合谷。風熱咽喉腫痛，口舌乾燥配扶突、曲池、尺澤、少商、合谷。

承漿（Chéngjiāng, CV24）

【楊甲三取穴技巧】前正中線上，頦唇溝的正中凹陷處。

【解剖】皮膚→皮下組織→口輪匝肌→降下唇肌→頦肌。

【刺灸】斜刺0.3～0.5寸，局部酸脹，可擴散至口唇。可灸。

【主治】中風昏迷，癲癇，口眼㖞斜，流涎。

承漿

小提示：口眼㖞斜配翳風、頰車、下關、地倉、四白、合谷。胃火齒痛、齦腫配合谷、內庭、翳風、頰車。流涎配地倉、廉泉。心脾積熱口舌生瘡配少府、公孫、地倉、金津、玉液。

第 17 章　經外奇穴

　　經外奇穴（Extra points, EX）是指既有一定的名稱，又有明確的位置，但尚未歸入或不便歸入十四經脈系統的腧穴。經外奇穴數量眾多，歷代記述不一，且在近現代經外奇穴的數量迅猛增加，本書主要介紹中華人民共和國國家標準《腧穴名稱與定位》（GB/T 12346—2006）中的 46 個經外奇穴（有標準英文編碼）和其他 7 個臨床常用的經外奇穴（無標準英文編碼）。

一、頭頸部經外奇穴（Extra points of Head and Neck，EX-HN）

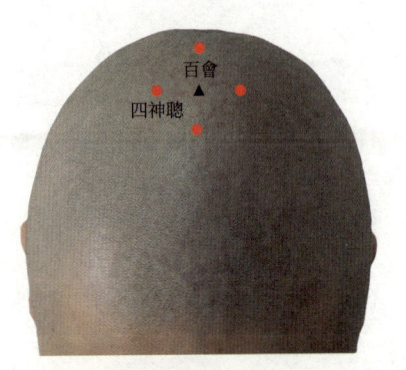

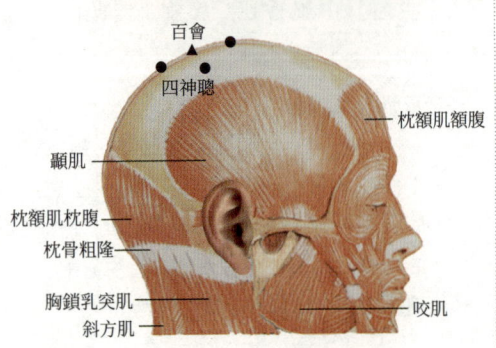

四神聰（Sìshéncōng，EX-HN1）

【楊甲三取穴技巧】在頭部，百會穴前、後、左、右各旁開 1 寸，共 4 穴。

【解剖】皮膚→皮下組織→帽狀腱膜→腱膜下疏鬆結締組織。

【刺灸】平刺，針尖向百會方向；進針 0.5～0.8 寸，局部酸脹。可灸。

【主治】失眠，癲癇，頭痛，眩暈。

四神聰

　　小提示：心脾兩虛失眠配脾俞、心俞、神門、大陵。健忘配百會、通裡、神堂。痰濁頭痛、眩暈配中脘、豐隆、印堂。

第 17 章　經外奇穴

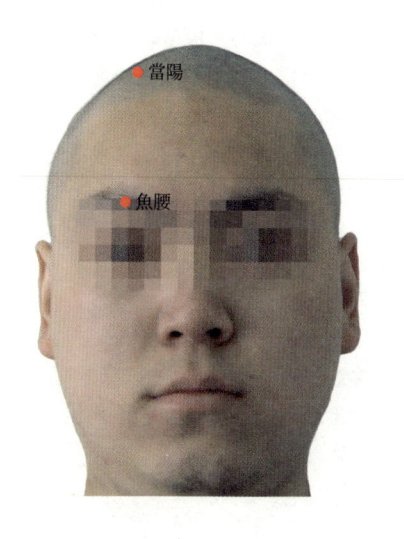

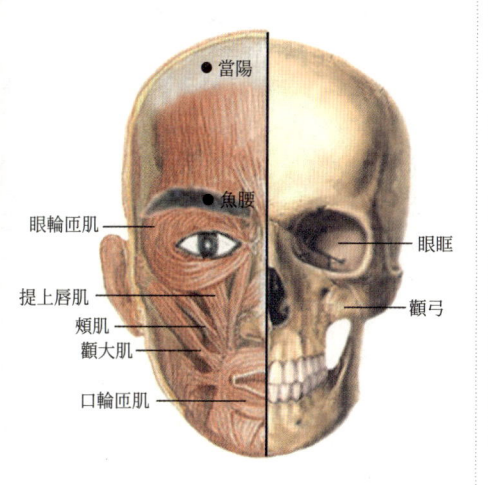

當陽（dāngyáng, EX-HN2）

【楊甲三取穴技巧】陽白直上，入前髮際上1寸，神庭與頭維之間中點。
【解剖】皮膚→皮下組織→枕額肌→腱膜下結締組織。
【刺灸】平刺0.5～0.8寸，局部酸脹。可灸。
【主治】偏、正頭痛，神經性頭痛，眩暈，目赤腫痛，鼻炎。

> 當陽
> 　　小提示：偏頭痛配天柱、風池、完骨、率谷、太陽、列缺。目赤腫痛配睛明、瞳子髎、四白、太陽。

魚腰（Yúyāo, EX-HN4）

【楊甲三取穴技巧】瞳孔直上，眉毛中。
【解剖】皮膚→皮下組織→眼輪匝肌。
【刺灸】向左右平刺0.5～1.0寸，局部脹痛。不宜灸。
【主治】眼瞼下垂，三叉神經痛。

> 魚腰
> 　　小提示：肝膽火盛目赤腫痛配睛明、太衝、俠溪、行間、太衝。風邪傷絡眼瞼下垂配攢竹、絲竹空、陽白、風池、合谷。

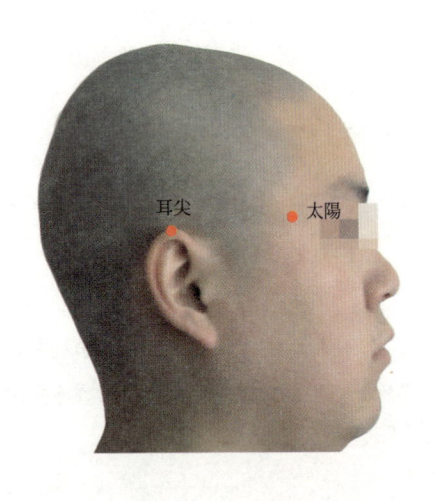

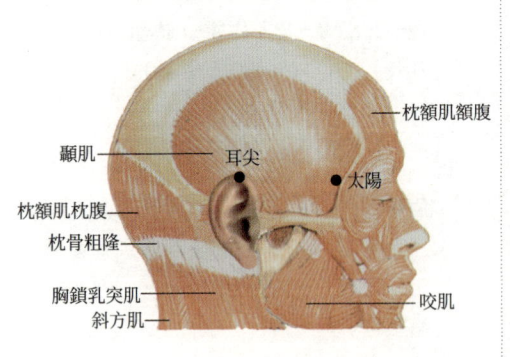

太陽（Tàiyáng, EX-HN5）

【楊甲三取穴技巧】眉梢與目外眥之間，向後約一橫指的凹陷中。

【解剖】皮膚→皮下組織→眼輪匝肌→顳筋膜→顳肌。

【刺灸】斜刺0.3～0.5寸，局部酸脹；三稜針點刺出血。可灸。

【主治】失眠，頭痛，眩暈。

> **太陽**
>
> 小提示：風熱頭痛配風池、懸顱、頷厭、三陽絡、合谷。偏頭痛配風池、太衝、角孫、懸顱、頷厭、頭維。風熱目赤痛配合谷、太陽、睛明、少商。面癱配合谷、頰車、地倉、陽白、迎香。

耳尖（Ěrjiān, EX-HN6）

【楊甲三取穴技巧】折耳向前，耳郭的最高點。

【解剖】皮膚→皮下組織→耳郭軟骨。

【刺灸】直刺0.1～0.2寸，局部疼痛；三稜針點刺出血。可灸。

【主治】急性結膜炎，發熱，咽痛。

> **耳尖**
>
> 小提示：目赤腫痛、瞼腺炎（麥粒腫）配少商、睛明、太陽、合谷、承泣。風熱咽喉腫痛配少商、尺澤、合谷、風池。

第 17 章　經外奇穴

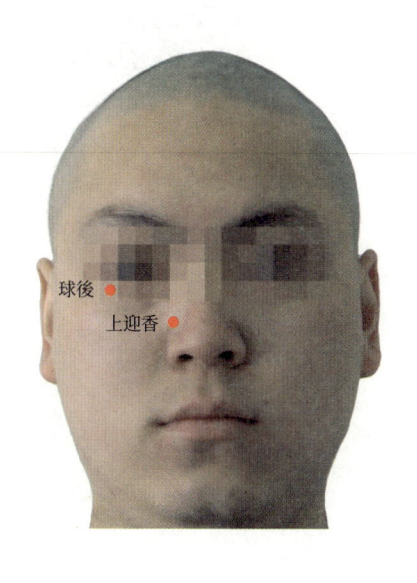

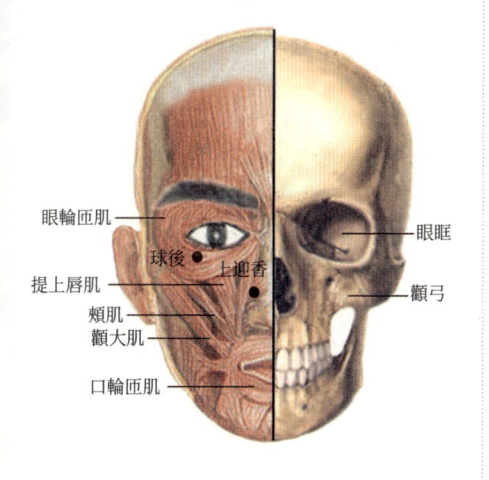

球後（Qiúhòu, EX-HN7）

【楊甲三取穴技巧】眶下緣外1/4與內3/4交界處。
【解剖】皮膚→皮下組織→眼輪匝肌→下瞼板肌→下斜肌。
【刺灸】醫者左手向上推動眼球固定，右手持針沿眶下緣略向內上方朝視神經方向緩慢刺入0.5～1.5寸。禁灸。
【主治】視神經炎，青光眼，近視。

> 球後
> 　　小提示：肝腎陰虧視神經萎縮、視神經炎配承泣、睛明、肝俞、腎俞、光明。近視配睛明、攢竹、承泣、風池、肝俞、腎俞。

上迎香（Shàngyíngxiāng, EX-HN8）

【楊甲三取穴技巧】鼻翼軟骨與鼻甲的交界處，鼻唇溝上端。
【解剖】皮膚→皮下組織→提上唇肌、鼻翼肌。
【刺灸】向內上方斜刺0.5～0.8寸，局部酸脹，可擴散至鼻額。可灸。
【主治】鼻炎。

> 上迎香
> 　　小提示：鼻塞不通配迎香、印堂、合谷、列缺。

181

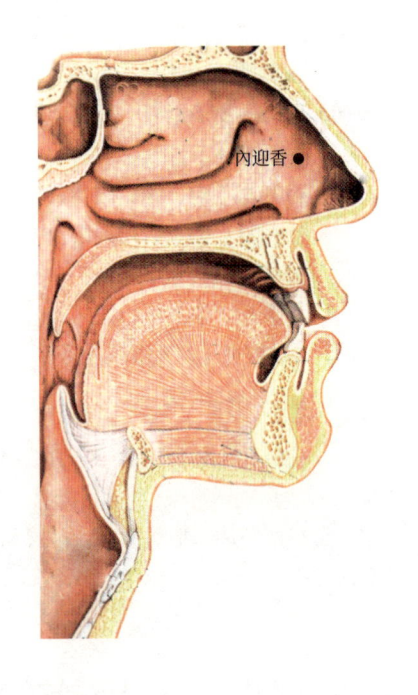

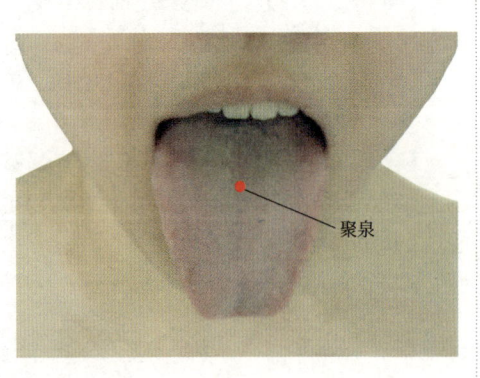

內迎香（Nèiyíngxiāng, EX-HN9）

【楊甲三取穴技巧】在鼻孔內，當鼻翼軟骨與鼻甲交界的黏膜處。

【解剖】鼻黏膜→黏膜下疏松組織。

【刺灸】直刺0.1～0.2寸，或用三稜針點刺出血。禁灸。

【主治】鼻炎，頭痛，眩暈，急驚風，咽喉炎。

內迎香

小提示：鼻炎配迎香、印堂、合谷、風池。風熱咽痛配少商、合谷、曲池、尺澤。

聚泉（Jùquán, EX-HN10）

【楊甲三取穴技巧】在口腔內，舌背正中縫的中點處。

【解剖】舌背黏膜→黏膜下結締組織→舌肌。

【刺灸】直刺0.1～0.2寸。

【主治】咳嗽，哮喘，腦血管意外後遺症語言障礙。

聚泉

小提示：腦血管意外後遺症語言障礙配廉泉、金津、玉液、天柱、腦戶。

第 17 章　經外奇穴

海泉（Hǎiquán, EX-HN11）

【楊甲三取穴技巧】在口腔內，舌下繫帶中點處。

【解剖】黏膜→黏膜下組織→舌肌。

【刺灸】直刺0.1～0.2寸，或用三稜針點刺出血，禁灸。

【主治】口舌生瘡，高熱神昏，咽喉炎，腦血管意外後遺症語言障礙，糖尿病等。

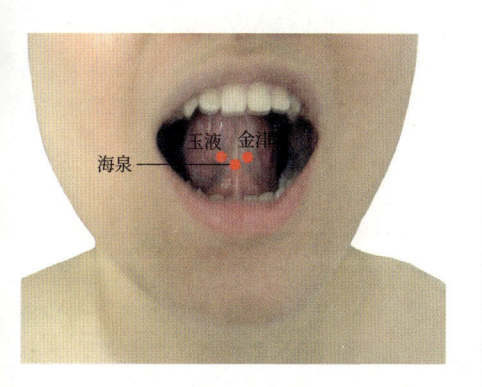

金津（Jīnjīn, EX-HN12）

【楊甲三取穴技巧】在口腔內，舌下繫帶左側的靜脈上。

【解剖】黏膜→黏膜下組織→舌深靜脈。

【刺灸】點刺出血。

【主治】口腔炎，咽喉炎，扁桃體炎，腦血管病後遺症語言障礙，嘔吐，腹瀉等。

玉液（Yùyè, EX-HN13）

【楊甲三取穴技巧】在口腔內，舌下繫帶右側的靜脈上。

【解剖】黏膜→黏膜下組織→舌深靜脈。

【刺灸】點刺出血。

【主治】口腔炎，咽喉炎，扁桃體炎，腦血管病後遺症語言障礙，嘔吐，腹瀉等。

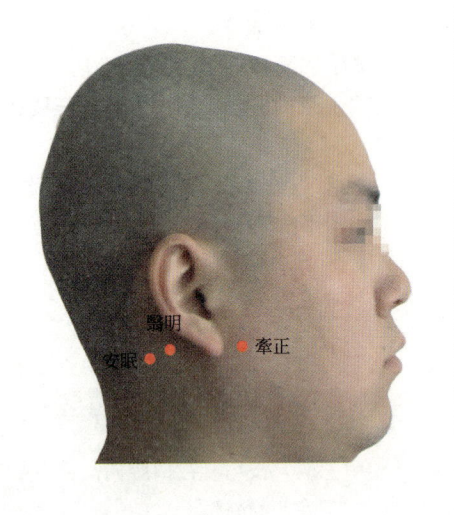

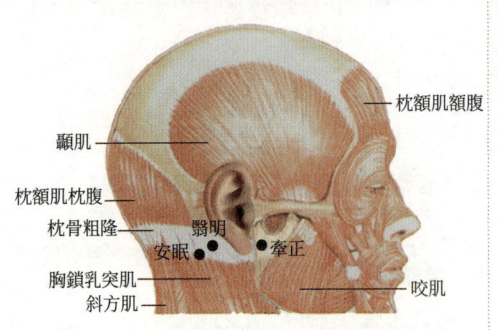

翳明（Yìmíng, EX-HN14）

【楊甲三取穴技巧】在項部，翳風（TE17）後1寸。

【解剖】皮膚→皮下組織→胸鎖乳突肌→頭夾肌→頭最長肌。

【刺灸】直刺0.5～1.5寸，可灸。

【主治】遠視，近視，夜盲症，青光眼，視神經萎縮，耳鳴，頭痛，眩暈，失眠，精神病。

牽正（Qiānzhèng）

【楊甲三取穴技巧】耳垂前方0.5寸，與耳垂中點相平。

【解剖】皮膚→皮下組織→腮腺→咬肌。

【刺灸】直刺0.5～1.0寸，局部痠脹，可擴散至面頰。可灸。

【主治】口眼喎斜。

安眠（Ānmián）

【楊甲三取穴技巧】翳風和風池連線的中點。

【解剖】皮膚→皮下組織→頸闊肌→頭夾肌。

【刺灸】直刺0.5～1.0寸，局部痠脹。可灸。

【主治】失眠。

安眠

小提示：胃腑不和失眠、煩躁配中脘、豐隆、厲兌、神門、隱白。肝火上擾失眠配行間、足竅陰、風池、神門、中渚。

第17章 經外奇穴

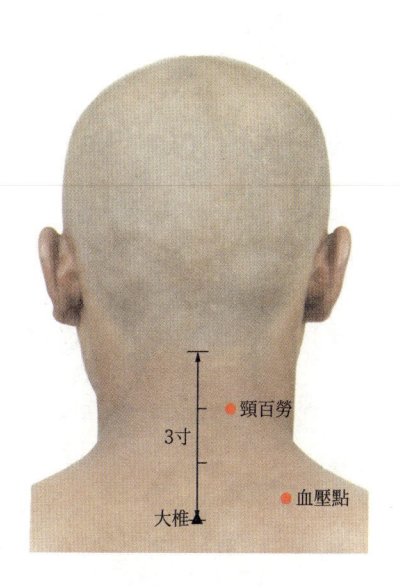

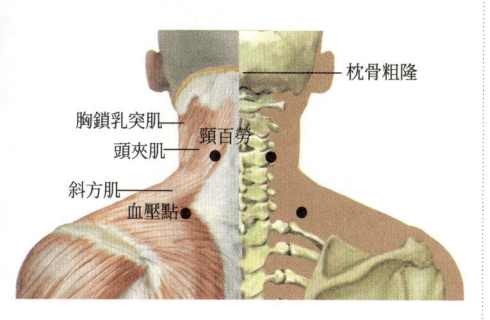

頸百勞（Jǐngbǎiláo, EX-HN15）

【楊甲三取穴技巧】第7頸椎棘突直上2寸，後正中線旁開1寸。

【解剖】皮膚→皮下組織→斜方肌→頭頸夾肌→頭半棘肌。

【刺灸】直刺0.5～1.0寸，局部酸脹。可灸。

【主治】哮喘，肺結核，頸椎病。

頸百勞
小提示：哮喘配肺俞、膏肓、天突、膻中。頸椎病配天柱、風池、大椎、肩井。

血壓點（Xuèyādiǎn）

【楊甲三取穴技巧】平第6～7頸椎棘突之間，後正中線旁開2寸。

【解剖】皮膚→皮下組織→斜方肌→肩胛提肌→頭夾肌。

【刺灸】直刺0.5～1.0寸，局部酸脹，可擴散到肩胛部。可灸。

【主治】高血壓，低血壓，頸椎病，落枕。

血壓點
小提示：高血壓配風池、合谷、太衝、太溪。

二、胸腹部經外奇穴（Extra points of Chest and Abdomen，EX-CA）

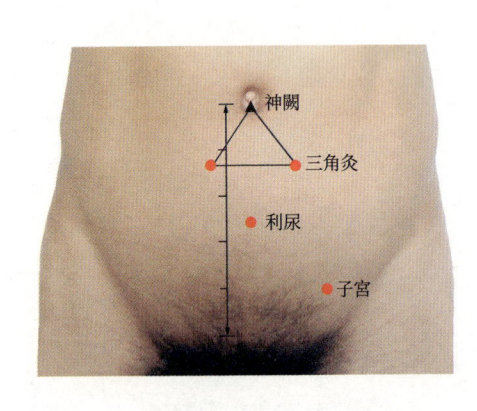

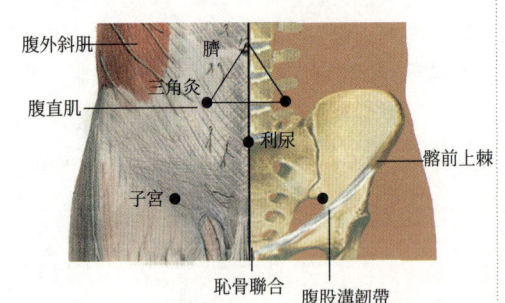

子宮（Zǐgōng，EX-CA1）

【楊甲三取穴技巧】中極旁開3寸。
【解剖】皮膚→皮下組織→腹外斜肌→腹橫肌。
【刺灸】直刺0.8～1.2寸，局部酸脹，可向外生殖器放散。可灸。
【主治】月經不調，崩漏，不孕症。

三角灸（Sānjiǎojiǔ）

【楊甲三取穴技巧】在腹部，以患者兩口角的長度為一邊，做一等邊三角形，將頂角置於患者臍心，底邊呈水平線，于兩底角處。
【解剖】皮膚→皮下組織→腹部深筋膜→腹直肌鞘及腹直肌。
【刺灸】灸炷灸5～10壯，艾條灸20～30分鐘。
【主治】疝氣，奔豚，繞臍痛。

利尿（Lìniào）

【楊甲三取穴技巧】神闕穴與恥骨聯合上緣連線的中點。
【解剖】皮膚→皮下組織→腹白線。
【刺灸】直刺0.5～1.0寸，局部麻脹。可灸。
【主治】尿瀦留，泌尿系感染，遺尿。

三、背部經外奇穴（Extra points of Back，EX-B）

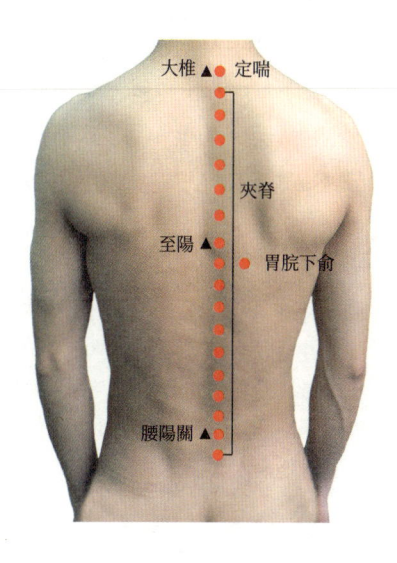

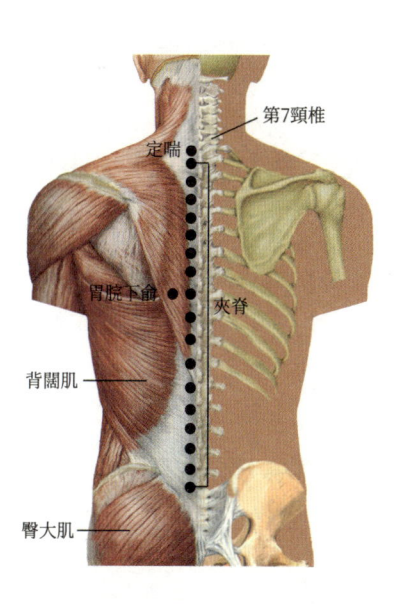

定喘（Dìngchuǎn，EX-B1）

【楊甲三取穴技巧】大椎旁開0.5寸。
【解剖】皮膚→皮下組織→斜方肌→菱形肌。
【刺灸】直刺或針尖向內斜刺0.5～1.0寸，局部酸脹。可灸。
【主治】咳嗽，哮喘。

夾脊（Jiájǐ，EX-B2）

【楊甲三取穴技巧】在背腰部，當第1胸椎至第5腰椎棘突下兩側，後正中線旁開0.5寸，一側17個穴。
【解剖】因各穴位位置不同，所涉及的肌肉、血管、神經也不盡相同。一般的結構為：皮膚→皮下組織→淺層肌（斜方肌，背闊肌，菱形肌，上後鋸肌、下後鋸肌）→深層肌（豎脊肌、橫突棘肌）。
【刺灸】直刺0.3～0.5寸；或梅花針叩刺。可灸。
【主治】腰背痛，上、下肢疼痛麻木。

胃脘下俞（Wèiwǎnxiàshū，EX-B3）

【楊甲三取穴技巧】在背部，橫平第8胸椎棘突下，後正中線旁開1.5寸。
【解剖】皮膚→皮下組織→斜方肌→背闊肌→最長肌→橫突棘肌。
【刺灸】向內斜刺0.3～0.5寸，可灸。

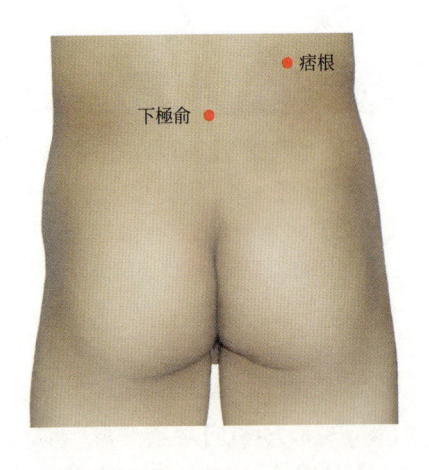

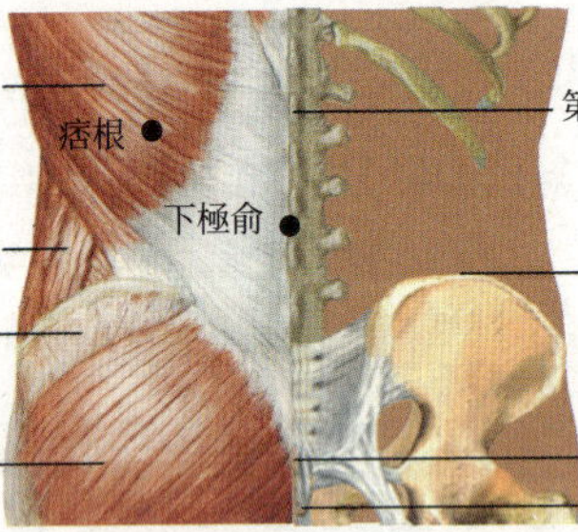

【主治】胃炎，糖尿病，胰腺炎，肋間胸膜炎，肋間神經痛等。

痞根（Pǐgēn, EX-B4）

【楊甲三取穴技巧】平第1腰椎棘突下，後正中線旁開3.5寸。
【解剖】皮膚→皮下組織→背闊肌→豎脊肌→腰方肌。
【刺灸】直刺0.5～1.0寸，局部酸脹，可放射至腰臀部。可灸。
【主治】肝脾大，腰肌勞損。

> 痞根
> 小提示：血瘀腹部痞塊配膈俞、中脘、氣海、石門、三陰交。氣滯血瘀肝脾大配期門、章門、石門、肝俞、三陰交、陽陵泉、太衝。

下極俞（Xiàjíshū, EX-B5）

【楊甲三取穴技巧】在腰部，第3腰椎棘突下，後正中線上。
【解剖】皮膚→皮下組織→棘上韌帶→棘間韌帶。
【刺灸】直刺0.5～1.0寸。可灸。
【主治】腎炎，遺尿，腸炎，腰肌勞損。

> 下極俞
> 小提示：遺尿配腎俞、小腸俞、次髎、關元。腰肌勞損配腎俞、大腸俞、腰眼、環跳、委中。

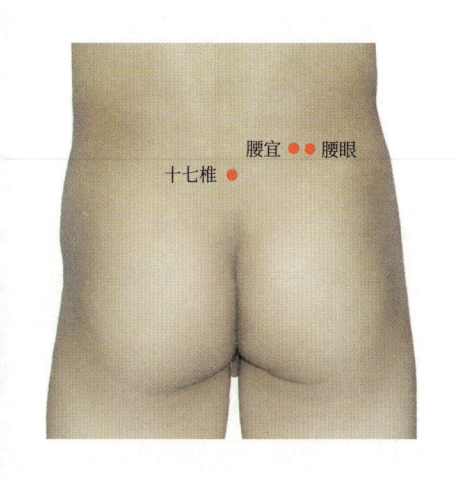

腰宜（Yāoyí, EX-B6）

【楊甲三取穴技巧】在腰部，橫平第4腰椎棘突下，後正中線旁開約3寸。
【解剖】皮膚→皮下組織→背闊肌→豎脊肌。
【刺灸】直刺0.5～1.0寸。可灸。
【主治】腰痛，急性腰扭傷，月經不調，崩漏。

腰眼（Yāoyǎn, EX-B7）

【楊甲三取穴技巧】在腰部，橫平第4腰椎棘突下，後正中線旁開約3.5寸凹陷中。
【解剖】皮膚→皮下組織→背闊肌→豎脊肌。
【刺灸】直刺0.5～1寸。可灸。
【主治】睪丸炎，遺尿，腎炎，腰肌勞損。

十七椎（Shíqīzhuī, EX-B8）

【楊甲三取穴技巧】後正中線上，第5腰椎棘突下凹陷中。
【解剖】皮膚→皮下組織→棘上韌帶→棘間韌帶→黃韌帶。
【刺灸】直刺0.5～1.0寸，局部酸脹。可灸。
【主治】腰骶痛，腿痛，遺尿。

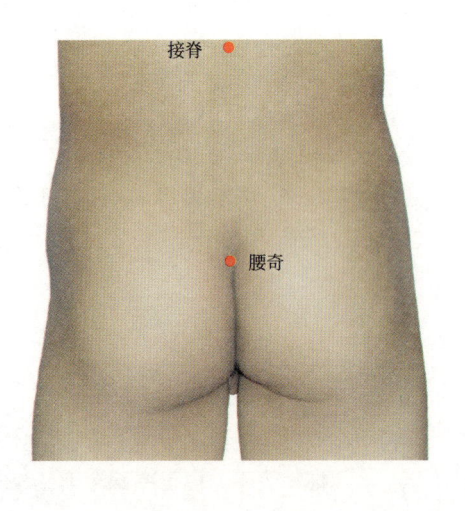

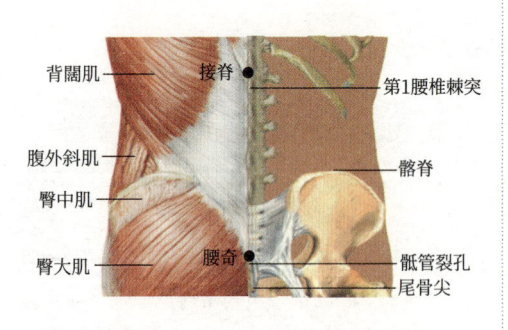

腰奇（Yāoqí, EX-B9）

【楊甲三取穴技巧】在骶部，當尾骨尖端直上2寸。

【解剖】皮膚→皮下組織→骶尾後韌帶。

【刺灸】針尖向上平刺1.0～2.0寸，局部酸脹。可灸。

【主治】腰痛，尿頻，虛勞，婦科疾病。

腰奇

小提示：腎虛腰痛配腰陽關、命門、腎俞、太溪、委中。腎虛不固尿頻配膀胱俞、委陽、腎俞、關元、太溪。腎虛月經不調配關元、三陰交、腎俞、太溪、水泉。

接脊（Jiējǐ）

【楊甲三取穴技巧】當第12胸椎棘突下凹陷中。

【解剖】皮膚→皮下組織→棘上韌帶→棘間韌帶→黃韌帶。

【刺灸】斜刺0.5～1.0寸，局部酸脹。可灸。

【主治】腹痛，脫肛，癲癇。

接脊

小提示：腹痛配中脘、天樞、足三里、三陰交。脫肛配長強、會陽、承山、百會。

四、上肢部經外奇穴（Extra points of Upper Extremities，EX-UE）

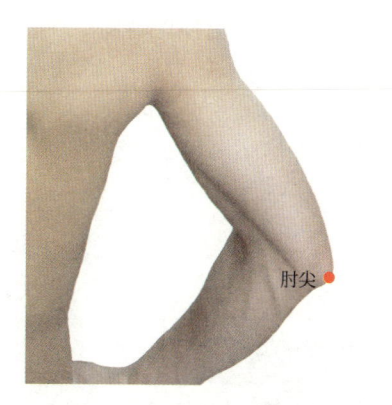

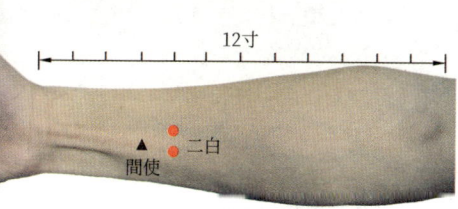

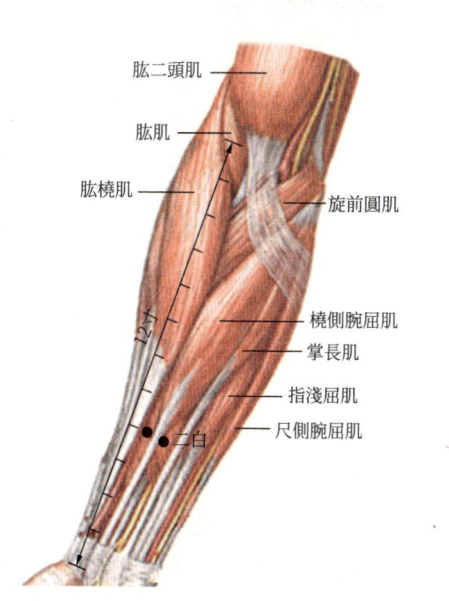

肘尖（Zhǒujiān, EX-UE1）

【楊甲三取穴技巧】屈肘，在尺骨鷹嘴的尖端。

【解剖】皮膚→皮下組織→鷹嘴皮下囊→尺骨鷹嘴。

【刺灸】淺刺0.1～0.3寸，或艾炷灸3～5壯，艾條灸或溫針灸5～10分鐘。

【主治】頸淋巴結結核，癰疔瘡瘍。

> **肘尖**
> 小提示：疔瘡配委中、身柱、靈臺、合谷。肝鬱氣滯瘰癧配章門、天井、足臨泣、內關。

二白（Èrbái, EX-UE2）

【楊甲三取穴技巧】前臂掌側，腕橫紋上4寸，橈側腕屈肌腱的兩側，一側2穴。

【解剖】內側穴：皮膚→皮下組織→掌長肌腱與橈側腕屈肌之間→指淺屈肌→正中神經→拇長屈肌。外側穴：皮膚→皮下組織→橈側腕屈肌與肱橈肌腱之間→指淺屈肌→拇長屈肌。

【刺灸】直刺0.5～0.8寸，局部痠脹，可向指端放散。可灸。

【主治】脫肛，痔。

> **二白**
> 小提示：脫肛、痔配長強、會陽、承山。

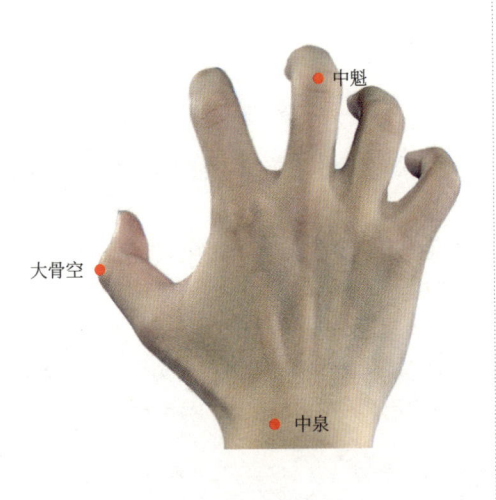

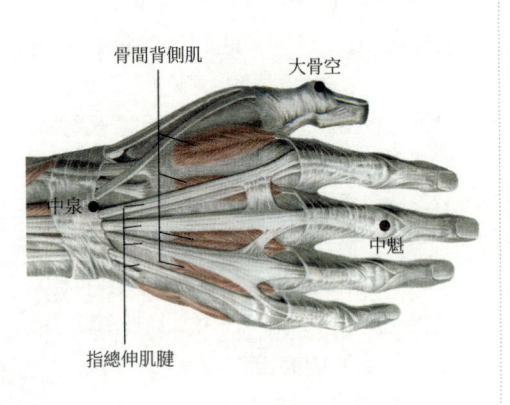

中泉（Zhōngquán, EX-UE3）

【楊甲三取穴技巧】腕背側橫紋中，指伸肌腱橈側的凹陷處。

【解剖】皮膚→皮下組織→指伸肌腱與橈側腕短伸肌腱之間。

【刺灸】直刺0.3～0.5寸，局部酸脹，可有麻電感向指端及肘部放散。可灸。

【主治】胸脅脹滿，胃脘痛，咳喘。

> 中泉
>
> 　　小提示：胸脅脹滿配膻中、期門、章門。

中魁（Zhōngkuí, EX-UE4）

【楊甲三取穴技巧】手中指背側，近端指節橫紋之中點。

【解剖】皮膚→皮下組織→指背腱膜→指伸肌腱。

【刺灸】灸法。

【主治】胃痛，嘔吐，呃逆。

> 中魁
>
> 　　小提示：胃痛、嘔吐配中脘、內關、足三里。

大骨空（Dàgǔkōng, EX-UE5）

【楊甲三取穴技巧】拇指背側指間關節的中點處。

【解剖】皮膚→皮下組織→拇長伸肌腱。

【刺灸】灸法。

【主治】結膜炎，白內障，鼻衄。

> 大骨空
>
> 　　小提示：結膜炎流淚不止配睛明、四白。鼻衄配素髎、迎香。

第 17 章 經外奇穴

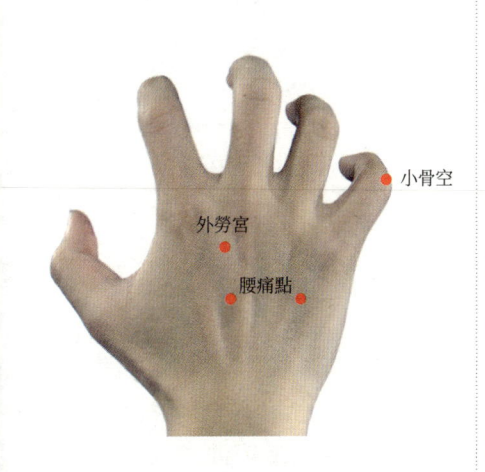

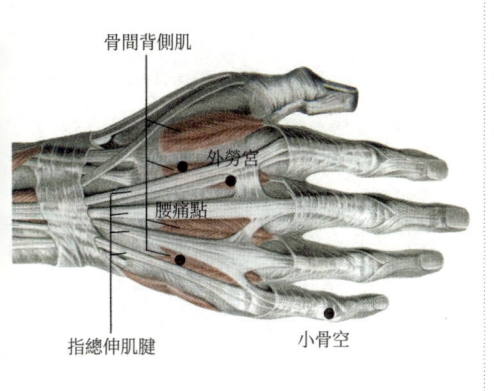

小骨空（Xiǎogǔkōng, EX-UE6）

【楊甲三取穴技巧】在小指背側，近側指間關節的中點處。
【解剖】皮膚→皮下組織→指背腱膜→小指伸肌腱。
【刺灸】灸法。
【主治】目赤腫痛，咽痛。

腰痛點（Yāotòngdiǎn, EX-UE7）

【楊甲三取穴技巧】在手背側，當第2、3掌骨及第4、5掌骨之間，腕橫紋與掌指關節中點處，一側2個穴。
【解剖】皮膚→皮下組織→指伸肌腱。
【刺灸】直刺0.3～0.5寸，局部酸脹可放散至指尖。可灸。
【主治】急性腰扭傷。

> **腰痛點**
> 小提示：急性腰扭傷配水溝、委中。

外勞宮（Wàiláogōng, EX-UE8）

【楊甲三取穴技巧】手背側，第2、3掌骨之間，掌指關節後0.5寸。
【解剖】皮膚→皮下組織→第2骨間背側肌。
【刺灸】直刺0.3～0.5寸，局部酸脹，可有麻電感向指端放散。可灸。
【主治】頸椎病，落枕。

> **外勞宮**
> 小提示：落枕配後溪、列缺、大杼、阿是穴。頸椎病配天柱、風池、大椎、後溪、肩外俞。

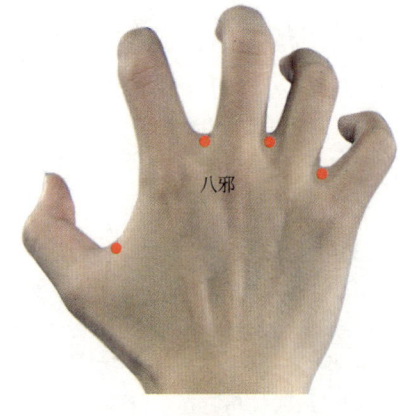

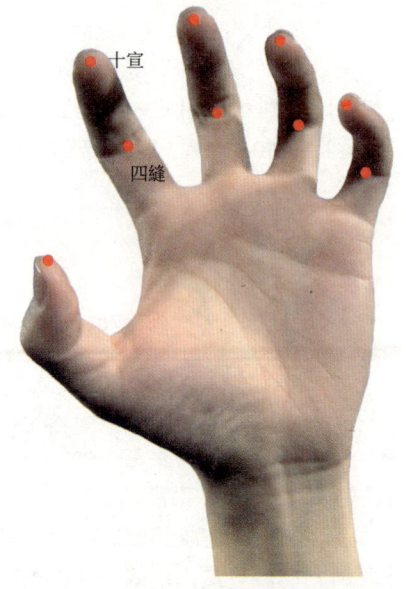

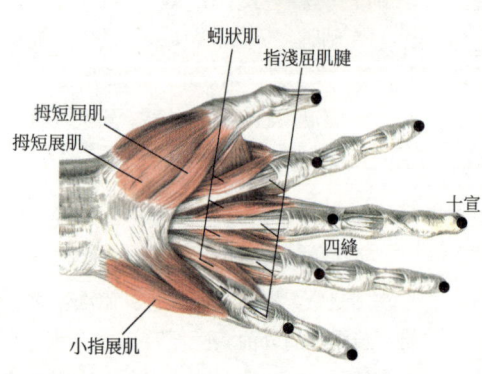

八邪（Bāxié, EX-UE9）

【楊甲三取穴技巧】在手背側，第1至第5指蹼緣後方赤白肉際處，左右共8個穴。
【解剖】皮膚→皮下組織→骨間肌。
【刺灸】斜刺0.5～0.8寸，局部脹痛，有時有麻感向指端擴散；三稜針點刺出血。可灸。
【主治】手指麻木，頭痛，咽痛。

四縫（Sìfèng, EX-UE10）

【楊甲三取穴技巧】在第2～5指掌側，近端指關節的中央，一側4個穴，左、右共8個穴。
【解剖】皮膚→皮下組織→指深層肌腱。
【刺灸】點刺0.1～0.2寸，擠出少量黃白色透明狀黏液或出血，局部脹痛。不宜灸。
【主治】疳積，小兒消化不良。

十宣（Shíxuān, EX-UE11）

【楊甲三取穴技巧】在手十指尖端，距指甲游離緣0.1寸，左、右共10個穴。
【解剖】皮膚→皮下組織。
【刺灸】直刺0.1～0.2寸，局部脹痛；三稜針點刺放血。可灸。
【主治】昏迷，急性扁桃體炎，高血壓。

十宣

小提示：熱盛昏厥配大椎、曲池、曲澤。中風昏迷配百會、水溝、太衝、豐隆。風熱咽喉腫痛配合谷、曲池、少商。

五、下肢部經外奇穴（Extra points of Lower Extremities，EX-LE）

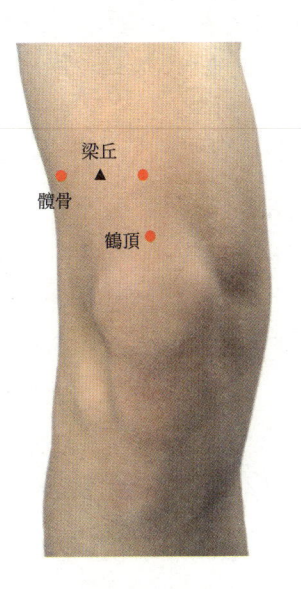

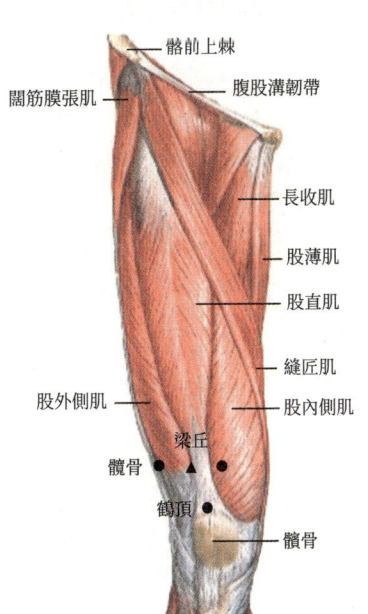

髖骨（Kuāngǔ，EX-LE1）

【楊甲三取穴技巧】在股前區，當梁丘（ST34）兩旁各1.5寸，一側2個穴。
【解剖】皮膚→皮下組織→股外側肌。
【刺灸】直刺0.5～1.0寸，可灸。
【主治】膝關節痛，膝骨關節炎。

> **髖骨**
> 　　小提示：膝關節痛配鶴頂、內膝眼、犢鼻、陽陵泉、陰陵泉。

鶴頂（Hèdǐng，EX-LE2）

【楊甲三取穴技巧】膝上部，髕底的中點上方凹陷處。
【解剖】皮膚→皮下組織→股四頭肌腱。
【刺灸】直刺0.5～0.8寸，局部酸脹。可灸。
【主治】膝關節痛，腿軟無力。

> **鶴頂**
> 　　小提示：膝關節酸痛配內膝眼、犢鼻、足三里、陽陵泉。下肢癱瘓、麻木無力配陽陵泉、足三里、豐隆、承山、懸鐘、崑崙。

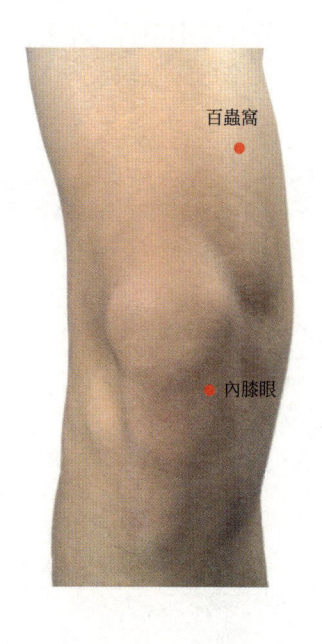

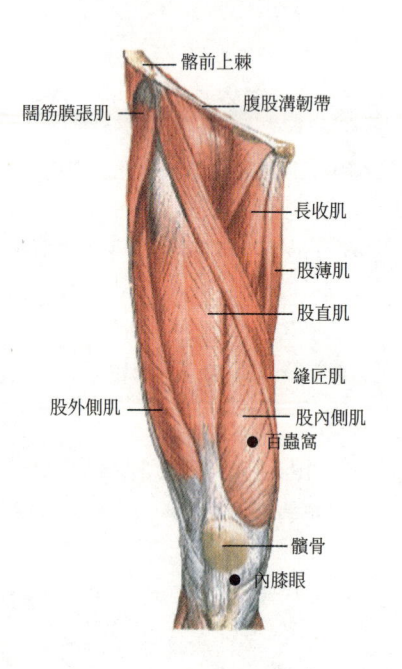

百蟲窩（Bǎichóngwō, EX-LE3）

【楊甲三取穴技巧】大腿內側，髕底內側端上3寸，即血海上1寸。
【解剖】皮膚→皮下組織→股內側肌。
【刺灸】直刺0.8～1.2寸，局部酸脹。可灸。
【主治】蕁麻疹，皮膚瘙癢症，蛔蟲病。

> **百蟲窩**
> 小提示：風疹配曲池、足三里、血海、列缺。蟲積配三陰交、血海、中極、蠡溝。

內膝眼（Nèixīyǎn, EX-LE4）

【楊甲三取穴技巧】在髕韌帶兩側凹陷處，在內側的稱內膝眼，在外側的稱外膝眼（即犢鼻）。
【解剖】內膝眼：皮膚→皮下組織→髕韌帶與髕內側支持帶之間→膝關節囊。外膝眼參看犢鼻穴。
【刺灸】斜刺0.5～1.0寸，或兩膝眼對刺，局部酸脹。可灸。
【主治】膝關節痛。

> **內膝眼**
> 小提示：膝關節酸痛配犢鼻、鶴頂、陽陵泉、足三里。

第 17 章　經外奇穴

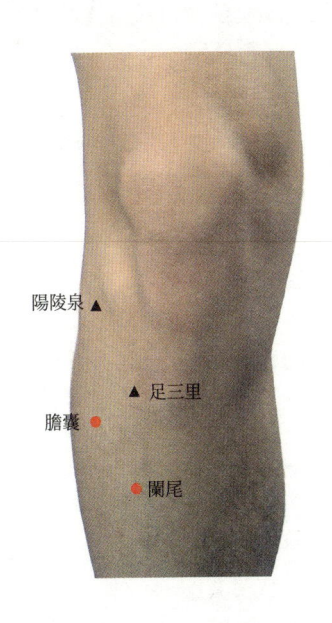

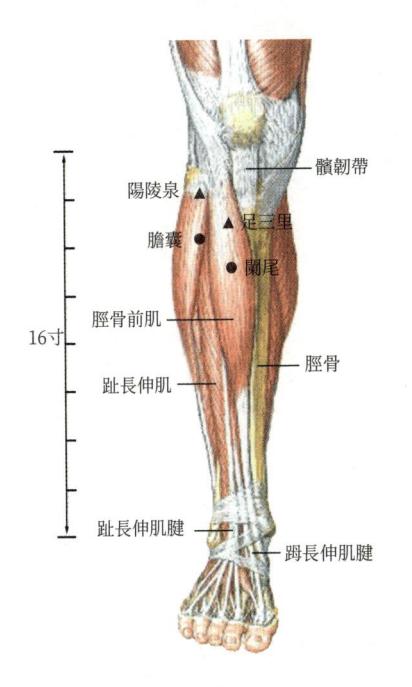

膽囊（Dǎnnáng, EX-LE6）

【楊甲三取穴技巧】陽陵泉直下2寸。
【解剖】皮膚→皮下組織→腓骨長肌。
【刺灸】直刺1.0～1.5寸，局部酸脹，可向下擴散。可灸。
【主治】慢性膽囊炎，膽石症，膽絞痛。

> **膽囊**
> 　　小提示：急性膽囊炎配期門、大椎、俠溪、支溝、陽陵泉、太衝。肝郁脅痛配膽俞、陽陵泉、太衝、期門、日月、丘墟。

闌尾（Lánwěi, EX-LE7）

【楊甲三取穴技巧】足三里與上巨虛兩穴之間壓痛最明顯處，約在足三里穴下2寸。
【解剖】皮膚→皮下組織→脛骨前肌。
【刺灸】直刺0.5～1.0寸，局部酸麻重脹，可擴散至足背。可灸。
【主治】闌尾炎，胃炎，消化不良。

> **闌尾**
> 　　小提示：急性闌尾炎配上巨虛、天樞、地機、腹結、內庭、曲池。脾虛消化不良配中脘、梁門、建裡、三陰交、脾俞。

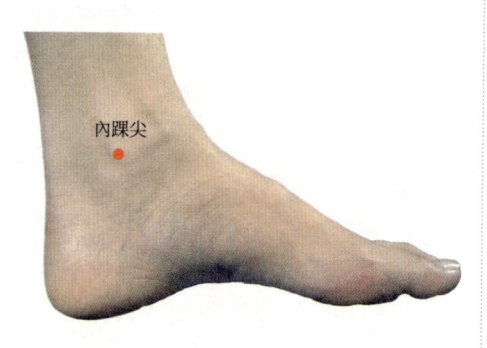

內踝尖（Nèihuáijiān, EX-LE8）

【楊甲三取穴技巧】在踝區，內踝尖的最凸起處。
【解剖】皮膚→皮下組織→內踝。
【刺灸】三稜針點刺出血，可灸。
【主治】下牙痛，腓腸肌痙攣。

> 內踝尖
> 　　小提示：下牙痛配下關、合谷、二間。腓腸肌痙攣配承山、飛揚、崑崙。

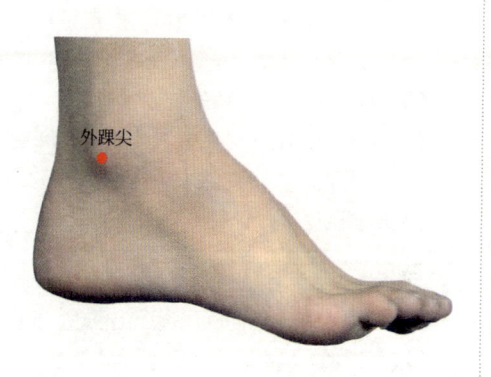

外踝尖（Wàihuáijiān, EX-LE9）

【楊甲三取穴技巧】在踝區，外踝的最凸起處。
【解剖】皮膚→皮下組織→外踝。
【刺灸】三稜針點刺出血，可灸。
【主治】淋證。

> 外踝尖
> 　　小提示：淋證配中極、次髎、足五里、蠡溝。

第 17 章　經外奇穴

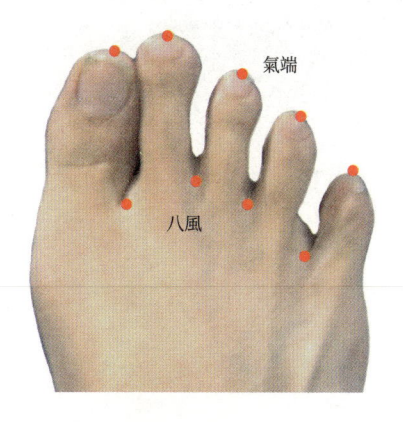

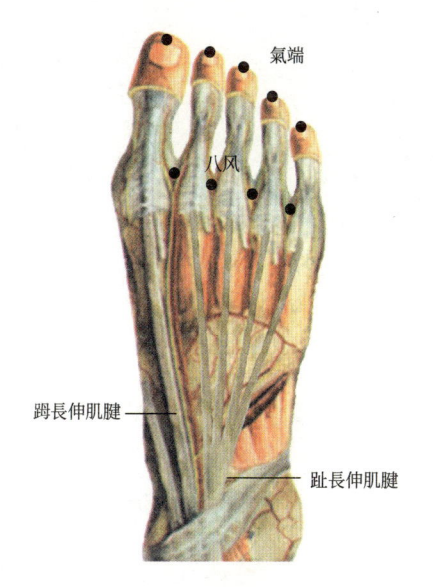

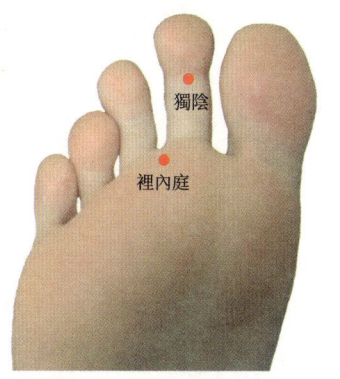

八風（Bāfēng，EX-LE10）

【楊甲三取穴技巧】足背側，第1至第5趾間，趾蹼緣後方赤白肉際處，一側4個穴，左、右共8個穴。
【解剖】皮膚→皮下組織→趾伸肌腱。
【刺灸】斜刺0.5～0.8寸，局部酸脹，可擴散至足背；三稜針點刺出血。可灸。
【主治】頭痛，牙痛，胃痛，月經不調，足趾麻木。

獨陰（Dúyīn，EX-LE11）

【楊甲三取穴技巧】第2趾的跖側，遠端趾間關節橫紋的中點。
【解剖】皮膚→皮下組織→趾屈肌腱。
【刺灸】直刺0.1～0.2寸，局部脹痛。可灸。
【主治】心絞痛，月經不調。

氣端（Qìduān，EX-LE12）

【楊甲三取穴技巧】足十趾尖端，距趾甲游離緣0.1寸，左、右共10個穴。
【解剖】皮膚→皮下組織。
【刺灸】直刺0.1～0.2寸，或點刺出血，局部脹痛。可灸。
【主治】足趾麻木，昏迷休克。

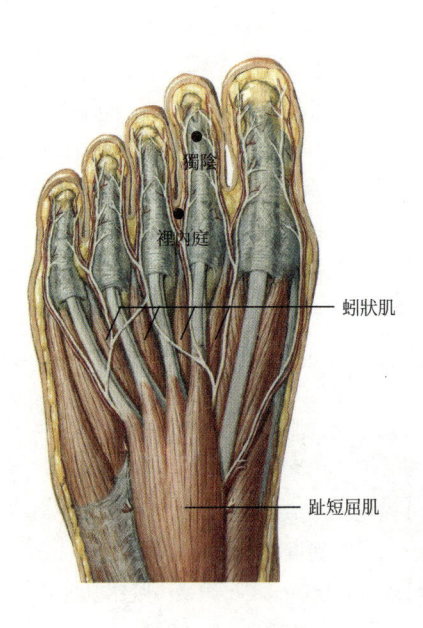

裡內庭（Lǐnèitíng）

【楊甲三取穴技巧】足掌面，第2、3跖趾關節前方凹陷中，與內庭相對應。

【解剖】皮膚→皮下組織→骨間肌。

【刺灸】直刺0.3～0.5寸，局部脹痛。可灸。

【主治】癲癇，驚風，胃痛，足趾麻木。